한국신경근육
물리치료학회
TONA
교재인증

NEUROLOGICAL REHABILITATION

Theories Into Practice

신경계 재활

과제지향치료접근법 〈이론편〉

지은이 Kathryn Refshauge · Louise Ada · Elizabeth Ellis

옮긴이 오덕원 · 김종만 · 이문규 · 최경욱

사이플러스
Science plus

옮긴이 소개

- **오덕원** 청주대학교 물리치료학과 교수
- **김종만** 한국신경근육물리치료학회 명예회장
- **이문규** 이상한움직임연구소 소장
- **최경욱** 세브란스 재활병원 물리치료 팀장

옮긴이 머리말

우리는 학부생 시절, Marion Current 교수님(한국명: 구애련)으로부터 Janet Carr와 Roberta Shepherd가 공동 저술한 책과 논문들을 처음 접하게 되었습니다. 당시 교수님께서는 해당 저작들을 '과제지향적 치료 접근법Task-Oriented Approach' 혹은 '과제-특이적 훈련Task-Specific Training'이라는 용어로 소개해 주셨습니다. 학부 과정과 임상 현장에서 이러한 접근법은 매우 생소하게 느껴졌으며, 당시 주류를 이루던 치료 접근법들과는 뚜렷한 차이를 보였습니다. 그러나 오늘날에는 대부분의 치료사들이 "특정 과제를 다시 배우는 가장 좋은 방법은 그 과제를 다시 훈련하는 것이다"라는 원리를 당연하게 받아들이고 있습니다. Janet Carr와 Roberta Shepherd 두 교수님의 학문적 성과는 신경계 질환을 가진 아동 및 성인 환자 치료에 지대한 영향을 미쳤다고 해도 과언이 아닙니다.

'패러다임'이란 특정 집단이나 공동체가 공유하는 규칙과 법칙, 그리고 무의식적으로 받아들인 이론적 틀을 의미합니다. 모든 학문 분야는 이러한 패러다임의 전환 필요성을 인식하고 있으며, 실천적인 행동을 통해 전환을 시도하고 있습니다.

물리치료 분야 역시 이러한 변화의 흐름에서 예외일 수 없습니다. 특히 신경계 물리치료 분야에서는 관련 과학의 발전과 더불어 20세기 동안 이어져 온 많은 임상 실기와 이를 뒷받침해 온 이론들이 변화하고 있는 추세입니다. 과거의 신경계 물리치료는 신경생리학, 고전물리학, 그리고 동물 실험에 기반한 행동주의 심리학적 관점에 뿌리를 두고 있었습니다. 그러나 오늘날에는 인간의 움직임과 행동 그 자체를 이해하고, 움직임을 수행하는 인간과 환경과의 상호작용을 분석하고 이해하려는 관점으로 이행되고 있습니다.

이와 같은 과학 분야의 발전은 측정 도구와 결과 평가 도구의 정교화로 이어졌으며, 더욱 높은 수준의 근거에 기반한 물리치료 중재 전략들이 빠르게 개발되고 있습니다. 또한 이와 병행하여 보다 엄격한 연구 설계를 통해 그 효과성을 검증하려는 시도도 활발히 이루어지고 있습니다. 이러한 변화의 선봉에는 호주 시드니대학교 물리치료학과의 Janet Carr 교수와 Roberta Shepherd 교수의 학문적 업적이 자리하고 있습니다. 현재 임상에서 일반적으로 받아들여지고 있는 과제지향적 치료접근법은 바로 이 두 학자의 과학적 연구와 저서에서 비롯된 것입니다.

이 책은 Janet Carr와 Roberta Shepherd 교수의 공로에 감사하는 마음을 담아, 그들의 사상과 업적에 영향을 받은 연구자들이 다양한 분야에 대한 견해를 모아 엮은 것입니다. 본서의 저자들은 공통적으로, 동시대의 관련 과학 분야 및 물리치료학 연구에 기반을 둔 임상 실기의 중요성을 강조하고 있습니다. 번역자들은 이 책이 신경계 재활 분야에서 활동하는 치료사들에게 최신 연구 경향과 과학적 근거에 기반한 중재 전략을 제시하는 데 도움이 될 것이라 판단하여 번역 작업을 시작하게 되었습니다.

번역판 출간에 앞서, 원저자들의 본래 의도를 정확히 전달했는지에 대한 우려가 앞서는 것도 사실입니다. 그러나 새로운 패러다임의 전환을 공감하고 이를 위해 끊임없이 노력하는 치료사들에게는 본서가 값진 참고자료가 될 것이라 확신합니다. 끝으로, 이 책의 번역과 출판이 이루어지기까지 물심양면으로 도움을 주신 출판사 대표님께 깊은 감사를 드립니다.

2025년 8월 20일

옮긴이 적음

지은이 머리말

지난 30년간, 물리 치료는 중요한 과제에 직면해 있으며 물리 치료사의 역할도 과거와는 다르게 변하게 되었다. 특히, 이 시기는 물리치료사들이 독립적인 추론과정과 전문적인 실기 방법을 개발하던 시기에 해당된다. 전 세계적으로, 또 호주에서는 처음으로 물리치료사들이 임상 경력뿐만 아니라 학위 경력을 쌓고 있었다.

점차적으로 대학에 입학 프로그램이 개설되기 시작했고 그로 인해 대학 진로가 가능해졌으며 더 높은 학위과정과 물리치료 분야의 연구가 급증하게 되었다. 1970년대 중반에 우리는 학생이었으며 1980년도 초에 대학경력을 시작했기 때문에 이 시기는 특히 우리에게 중요한 때였다.

병원-기반 교육에서 대학-기반 교육으로 바뀌면서 물리치료는 기술에서 과학으로 변화하게 되었다. 문헌 특히 관련 과학분야의 문헌에서 임상적 중요성을 도출하고 인간 기능에 대한 연구의 중요성에 대한 강한 인식이 있었다. 더욱이 최근에는 더 폭넓고 더 견고한 이론적 기초, 신뢰할만한 측정 도구들의 발달, 강력한 결과측정에 기반을 둔 중재방안들이 빠르게 발달하고 있다.

Janet Carr 교수와 Roberta Shepherd 교수는 지난 20~30년 동안 이러한 변화들의 중심에 있었다. 이러한 변화의 추진력은 그들의 학문적 업적과 학문 지도에서 명백하게 볼 수 있다. 그 두 사람의 영향 중 초기 단계의 교두보는 바로 1980년 초에 처음으로 국제적으로 출간된 교과서인 'A Motor Relearning Programme for Stroke'이었다. 이 교과서는 그들의 주장을 지지하기 위해 널리 인용되고 있으며 사실, 아직도 최근에 출간된 몇몇 책들과는 대조적이다. 특히 이 책이 출간된 그 당시에는 매우 낯선 책이었다.

이 책은 학문적 업적과 전문적인 지도자 역할을 통해 임상 실기에 수많은 기여를 한 Carr 교수와 Shepherd 교수에게 오랜 존경을 표하고자 계획되었다. 또한 두 사람은 물리치료 분야와 물리치료와 다른 전문직 사이의 생각의 발달과 열정적인 논쟁을 자극하였다. 그들은 자신들의 연구와 학문 작업들을 함과 동시에 젊은 연구자들에게 조언을 해주고 용기를 복돋아 주었다. Janet과 Roberta는 대학시절 우리들 각자에게 매우 중요한 영향을 주었기 때문에 우리는 특히 물리치료에 영향을 준 그들의 기여에 존경을 표하고 싶으며, 두 사람은 아직도 우리들의 소중한 친구로 남아 있다.

또한 이 책은 여러 공헌자들에게 요청하여 그 분들이 진행한 재활의 다양한 견해에 관한 연구들을 모은 책이다. 참여한 저자들은 Carr 교수와 Shepherd 교수의 동료이고, 자신들의 영역에서 많은 공헌을 하였으며, 학문에 대한 열정을 공유하고 있기 때문에 동참하였다. 저자들은 물리치료 분야의 동료들이며 그 중 몇 분들은 동료 교원으로, 실험실 학생으로써 Carr와 Shepherd에게 조언과 도움을 받고 있으며, 다른 몇 분들은 협력자들이다. 또한 이 책의 저자들은 이론을 실기로 전환하자는 견해를 공유한다.

이 책은 국제적인 견해에서 재활 분야의 지식의 진보를 다루고 있다. 이 책은 현재 물리치료 분야에 식견을 제공하는 연구들을 모았다. 의도하지 않았지만 저자들의 작업들이 평가에서부터 손상의 특성과 기여, 장애disability와 장해handicap까지 논리적 방식으로 전개되었다. Science-based Rehabilitation; Theories in to Practice는 관련 과학을 다루고 있을 뿐만 아니라 물리치료사들의 연구 결과들도 반영하고 있다. 이 책은 우리가 현재 서 있는 지점과 우리가 지나왔던 지점을 명확하게 설명하고 있다.

Kathryn Refshauge
Louise Ada
Elizabeth Ellis
March 2004

차례

제1장

이론과 실기 사이의 간격 좁히기

BRIDGING THE GAP BETWEEN THEORY AND PRACTICE

물리치료 실기practice의 역사를 이해하면 임상 실기의 발달과 변화의 개념을 깊게 생각해 볼 수 있으며, 새로운 과학적 지식이 출현함에 따라 임상 실기가 매우 자연스럽게 반응하고 그에 맞추어 바뀌어 간다는 사실을 보다 편안하게 받아들일 수 있게 된다. 신경계 물리치료의 역사는 그러한 변화 과정의 좋은 예이다. 20세기 초 치료사들은 협력근으로 작용하는 다른 근육들의 역할을 고려한 교정운동과 근재교육(개별 근육을 위한 운동) 형태를 사용하였다. 이는 임상 치료사들이 운동의 원리와 해부학적 구조에 기반하여 실기를 구성하고 적용하였음을 나타낸다. 대부분의 환자들은 소아마비로 인한 근육 약화와 마비를 가진 사람들이었다.

1950년대, 신경생리학적 접근법, 혹은 '촉진' 접근법'facilitation' approach이 만들어짐에 따라 신경계 물리치료 분야의 주요 개념이 전환되기 시작하였다. 초점은 근육에서 비-근육성 요소로 옮겨갔다. 이 접근법들은 신경계를 자극함으로써 움직임이 촉진된다는 개념을 가지고 주로 신경계에 초점을 맞추었다. 주요 접근법은 보바스 치료 혹은 신경발달치료NDT라 부르는 보바스 접근법(Bobath 1965, 1970), 그리고 Kabat(1961), Knott, Voss가 만든 접근법인 고유수용성신경근촉진법PNF이었다. 이 시기에 Rood(1956), Ayres(1977), Brunnstrom(1970)과 같은 다른 치료사들도 자신들의 치료 개념을 만들었다.

이들 치료 접근법의 명칭은 흔히 처음 만든 사람 이후에 이름이 붙여졌기 때문에 만든 사람의 이름과 같다. 이러한 방법들은 그 시대의 신경생리학적 문헌의 해석에 크게 기초하고 있다. 이 방법의 대부분은 동물 모형의 기반 아래 자극-반응 기전의 신경생리학적 실험 패러다임을 가진 20세기 전반부의 과학적 지식에 맞춰졌다. 이때 만들어진 많은 치료 방법은 근육과 관절의 고유감각수용기나 촉각수용기와 같은 감각수용기를 자극하여 움직임을 촉진하는데 중점을 두었다.

이 치료 접근법들은(특히 보바스나 PNF) 20세기 후반부에 보편화되었으며 현재까지도 많은 나라에서 사용되고 있다. 그러나 이 시기에 물리치료사와 같은 여러 전문가가 새로운 과학적 연구 결과를 임상 실기로 전환하려는 과학적 문헌을 접하게 됨에 따라 더욱 큰 발전이 이루어졌다. 이러한 발전은 인간이 움직임이나 운동학습을 통해 어떻게 기술skill을 획득하는지에 중점을 둔 연구(Carr와 Shepherd 1980, 1987, 2000), 혹은 근육 생물학biology과 근육 적응성adaptability(Gossman 등 1982, Rose와 Rothstein 1982) 및 심리학(Anderson과 Lough 1986)에 중점을 둔 실험 연구에 기반하고 있다. 이런 새로운 발전으로 인해 물리치료사들은 대학원 과정에 진학하여 연구 능력을 높이고 특정 분야를 집중적으로 연구할 수 있게 되었다. 당연히, 물리치료사들은 임상적 관련성clinical implications을 발견할 수 있었다.

이러한 새로운 발전의 바탕을 이루는 임상적 사고clinical thinking는 신경계 치료 접근법이 귀납적inductively으로 개발된 치료로 변화하는 것을 반영한다; 즉 어떤 관심사에 대한 임상적인 결과를 근거로 하여 이론적인 설명theoretical explanation을 이끌어낸다(Gordon 2000). 기능적 움직임을 개선하는 치료법을 개발하기 위해 초기에는 주로 귀납적인 방법을 사용하였는데, 이는 임상적인 의미를 끌어낼 수 있을 만큼 인간 움직임에 관한 과학적 지식이 부분적으로 충분하지 않았기 때문이다. 그러나 지난 몇십 년에 걸쳐, 기술이 발전됨에 따라 능숙한 움직임을 만들어 내기 위해 인간의 신경계가 어떻게 작용하는지에 대한 개념이 바뀌면서 임상 실기와 관련이 깊은 움직임에 대한 연구가 많이 이뤄지고 있다. 실험 패러다임experimental paradigm은 예를 들어, 동물 모형을 사용한 신장반사 기전에 중점을 둔 환원주의reductionist 접근법에서부터 생리학적 기전의 관점뿐만 아니라 수행력에 대한 관점에 기반하여 인간의 움직임 조절 기전을 탐구하는 것으로 이동하였다. EMG와 동작 분석 분야의 기술이 발달함에 따라 걷기, 서기, 물건 집기와 잡기와 같은 동작과 균형에 대한 생체역학 연구가 가능해졌다. 최근에는 새로운 뇌 영상기법이 개발됨에 따라 뇌 자체에서 발생하는 조직적 변화를 검사하는 것이 가능해지고 있다.

움직임과 관련된 연구 결과의 증가로 연역적deductive 절차—즉, 이론적 과학 기초에서 얻어낸 임상적 의미—에 의한 움직임 재활이 가능해졌다. 예를 들어, 앉은 자세에서 일어서기(Carr 등 2002, Shepherd와 Koh 1996) 동작의 경우, 이제 합리적인 생체역학적 배경 지식를 바탕으로 이 동작을 훈련시키기 위한 표준화된 지침(Carr와 Shepherd 1998, 2003)을 만들 수 있게 되었다.

운동 조절 과정과 운동 수행력에 관한 과학 지식수준이 높아지면서, 우리는 병변의 영향과 회복 절차에 대한 임상 이론theorizing과 현재 실기의 기초를 이루는 추측(가정)에 의문을 품게 되었다(Gordon 2000). 이론적 가정을 심층 연구하면 오래된 실기 방법에서 동시대적 과학 지식에 더 가까운 방법으로 전환하는 것이 가능하다. 더욱이 임상 연구를 통해 중재의 효과를 검사하는 것이 가능해졌다.

이런 변화 과정을 쉽게 수용하기 어려워 치료사들은 새로운 방법과 이미 사용 중인 방법들을 통합하려고 시도한다. 이전부터, 새로운 방법과 오래된 것을 통합하려는 시도는 항상 있었다(Abernethy와 Sparrow 1992). 어떤 영역에서는 이러한 통합mixing을 이종결합hybridization이라고 한다. Abernethy와 Sparrow(1992)가 "경쟁하고 있는 패러다임들을 통합하는 것이 표면적으로는 매력적이다"라고 지적한 것처럼, 이종결합으로의 전환은 어쩔 수 없는 것일 수도 있다. 또한 이종결합 또는 절충eclecticism은 물리치료사들에게 매력적일 수도 있다. 친숙한 치료법을 버리고 다른 것으로 바꾸는 것을 망설일 수도 있다.

그러나 경쟁하는 패러다임들은 신체 시스템이 어떻게 구성되는가에 대해 혹은 병변 후 손상의 특성에 대해 다른 관점을 가지기 때문에 철학적 차이와 개념적 차이를 가질 수 있다(Abernethy와 Sparrow 1992). 새로운 방법이 상반되는 이론적 가정에 기반을 둔 치료 접근법에 추가될 때 이종결합은 문제가 될 수 있는데, 특히 근거가 부족할 때 더욱 그렇다. 지난 몇 년간 위운동신경세포병변으로 인한 기능 손상을 바라보는 관점을 변화시키는 많은 연구가 진행되었고, 이런 연구에 바탕을 둔 새로운 지식의 영향으로 실기practice를 바꾸어야 할 필요성은 더욱 크게 대두되고 있다.

근육 약화나 뻣뻣함stiffness 증가와 같은 적응성 변화, 그리고 강직spasticity의 상대적 기여도가 재평가되면서 임상 실기 분야에도 변화의 필요성이 크게 제기되고 있다. 강직이 운동기능 장애를 일으키는 주요 요인이라는 견해를 바탕으로 정상적인 움직임을 촉진하기 위해 강직을 감소시키고 억제해야 한다는 기본 전제가 만들어졌고, 이에 기초한 치료 방법이 개발되었다(Bobath 1965, 1990). 이러한 견해는 지난 몇십 년 동안 매우 영향력이 있었다. 강직spasticity이 근육 약화와 장애의 원인이라고 생각했기 때문에, 근육 약화는 물리치료에서 주요 초점이 아니었다. 이 견해에 맞추어, 치료사들은 신체 활동과 노력이 강직을 증가시키는 것으로 생각했기 때문에 격

렬한 활동과 노력이 필요한 운동을 피했다. 그러므로 중재 방안을 계획할 때 운동 시스템 병변(위운동신경세포병변) 후 발생하는 마비와 약화(근육 힘 발생의 소실이나 감소) 및 기민성dexterity 소실이 기능 수행을 어렵게 만들 수 있다는 현대의 연구 결과를 고려할 필요가 있다. 이에 더하여, 병변 후 무활동과 무사용으로 인한 연부조직 적응 현상 및 근육 약화는 기능을 회복하는데 필요한 잠재 능력에 부정적인 영향을 준다. 이러한 적응 현상에는 근육 뻣뻣함stiffness(연부조직 길이의 감소와 비수축성 근육에 가해지는 부하에 대한 역학적 반응으로 규정한다)과 구조적·기능적 재구성(Sinkja와 Magnussen 1994) 등이 포함된다.

운동기능을 되찾는데 있어 강직spasticity(속도 의존성 신장반사의 과다한 활동–Lance 1980)의 중요성은 아직도 분명하지 않다. 반사 과활동reflex hyperactivity이 운동기능 장애를 일으키는 중요한 기여 요인이라는 것을 뒷받침하는 연구는 매우 적다. 어떤 보고서는 병변 후 얼마 동안은 신장반사 과활동이 발생할 수 있다고 보고하고 있으며, 이는 비-기능적이고, 수축된, 뻣뻣한 근육에 대한 적응 반응일 수도 있다는 것을 나타낸다(Gracies 등 1997). 임상 실기에서는 수동 움직임에 대한 저항감 증가를 전형적인 강직spasticity이라고 간주하고 있지만, 사실상 근육의 역학적·기능적 변화가 저항감의 주요 기여 요인인 것으로 보인다. 임상연구에서 흔히 사용하는 애쉬워쓰 척도Ashworth scale 같은 임상검사로는 반사 과활동과 근육의 뻣뻣함stiffness증가의 상대적 기여도를 구별할 수 없다. 우리의 협력적인 이론 및 조사 연구는 인간 움직임에 관한 연구에 기초하여 수년 동안 폭넓게 발달되어 왔으며, 과학 분야의 새로운 발전과 더불어 중재intervention 효과에 대한 근거가 임상 연구에서 문헌으로 반영되면서 지속적으로 업데이트되고 있다. 우리 연구를 이끄는 원리연구principle research 영역은 운동조절 기전, 근육 조직학, 생체역학, 기술 습득skill acquisition, 운동과학(Carr와 Shepherd 1987, 1998, 2000, 2003)이다. 한 가지 흥미로운 점은 물리치료보다는 다른 분야의 자료와 이론의 도입에 중점을 둔다는 것이다. 이것은 응용 임상 과학으로써의 물리치료의 특성을 나타낸다.

다른 분야의 과학적 연구와 임상 실기clinical practice 사이의 차이를 어떻게 연결할 것인가를 보여주려는 연구를 통해 임상 실기와 관련된 가설을 세우고 검증하는 작업을 이끌어 왔다. 임상 실기에서 객관적 자료를 체계적으로 수집하는 일은 가장 좋은 실기를 만들어 내는 단계일 뿐만 아니라 더욱 효과적인 훈련 방법이 개발되고 검증됨에 따라 실기를 바꿔나가는 측면에서도 중요하다.

이론적 근거와 임상적 근거에 따라, 운동 기술motor skill을 학습하고 기능적 운동 수행 능력functional motor performance을 회복하여 환자의 역량을 향상시키기 위한 중재 방법은 점차적으로 근력과 체력훈련과 함께 과제지향적 운동 및 운동 훈련에 중점을 두고 있다. 뇌병변이 있는 사람들에게 있어 과제지향적 훈련과 근력 훈련이 근력과 기능 수행 능력에 미치는 긍정적 영향을 보여주는 연구가 많이 발표되고 있다(예, Brown과 Kautz 1998, Butefisch 등 1995, Dean 등 2000, Dean과 shepherd 1997, Sharp와 Brouwer 1997, Teixeira-salmera 등 1999, 2001, Vinstin 등 1998). 근력 훈련이 수동적 움직임에 대한 저항감hypertonus이나 반사 항진spasticity을 증가시키는 것 같지는 않다. 적당한 정도의 집중적인 훈련은 심혈관성 훈련 효과를 만들어 낼 수 있다(Macko 등 1997). 신경지배가 손상된 근육 활동을 자극하는 방법도 개발되고 있으며, 여기에는 근전도EMG—유발 전기 자극법과 컴퓨터—보조 훈련이 해당된다.

감각-운동 겉질 손상 후 운동기능 회복을 일으키는 기전에 대한 중요한 관점이 나오기 시작했다. 동물을 대상으로 한 신경생리학적 연구와 신경해부학적 연구, 그리고 인간을 대상으로 한 신경영상기법neuroimaging과 다른 비침습적 매핑기법이 성인의 대뇌겉질에 상당한 기능적 재구성을 일으킬 수 있다는 많은 근거를 제공하고 있다(예, Barbro 2000, Nudo 등 2001). 이러한 연구는 손상 부위 주변의 손상되지 않은 겉질 조직과 좀 더 떨어져 있는 겉질 부위의 해부학과 기능적 겉질 지형도에서 가역성이 발생했음을 입증하였다. 재활에서 중요한 점은 경험과 학습, 그리고 환측 사지의 능동적 사용이 겉질 손상 후 필연적으로 발생하는 적응적 재구성을 조절하는 것이다. 현재 연구의 결과를 보면, 물리치료와 작업치료가 기능회복과 신경 재구성을 일으키는데 효과적이기 위해서는 집중적이고 반복적인 과제-지향 훈련을 활용한 운동학습에 더 많은 중점을 두어야 할 필요가 있다는 것을 알 수 있다(예, Liepert 등 2001, Nelles 등 2001, Nudo와 Friel 1999).

물리치료사로서 우리는 점차 환자들을 수동적 참여자보다는 능동적 참여자로 인식하고 있다. 이것은 부분적으로 어떻게 사람들이 운동 기술을 학습하고 재학습하는가에 대한 우리의 지식이 폭넓어졌기 때문이다. 물리치료사들은 운동학습 연구를 통해 임상 실기를 안내해 주는 풍부한 과학적 정보를 얻을 수 있다는 생각을 수십 년 동안 해왔다. 우리가 가진 교과서는 운동학습 연구와 물리치료의 관련성을 설명하고 있다. 1980년대, 우리는 건강한 사람들의 운동기술 향상과 관련이 있는 훈련 방법이 훨체어 이동처럼 새로운 기술을 습득해야 하거나 일상생활 동작 기술을 재획득해야 하는 장애를 가진 사람에게도 효과적일 것이라고 생각했었다.

훈련과 노력을 통해 특정 목표를 지속적으로 달성하는데 효과적인 동작 수행 능력을 기술적skilled이라고 말한다. 우리는 연습practice과 운동exercise을 통한 기술 습득skill acquisition이나 학습이 운동학습motor learning을 구성하고 있는 내적 과정의 특징이라고 가정하였다. 운동학습 그 자체는 직접 관찰할 수 없다. 운동 학습은 지속적인 동작 수행 능력의 향상, 즉 동작 연습의 결과로 나타나는 상대적으로 안정적인 운동 행동motor behavior의 변화로만 추측할 수 있는 복잡한 내적 과정의 한 형태이다(Magill 2000, Schmidt 1988). 운동학습은 일정 시간 동안 운동 수행 능력의 특성을 평가할 때, 우리가 관찰하는 행동으로만 추측할 수 있다(Magill 2001 참고). 그러므로 수행 능력이 향상되었는지 아닌지를 알기 위해서, 치료사는 훈련 시작 시, 재활의 여러 단계 시점, 퇴원 시점에 그 사람의 수행 능력을 평가해야 한다.

수십 년 동안, 과학자들은 젊고 건강한 성인들을 대상으로 새로운 과제를 학습하거나 특별한 기술을 향상하기 위한 훈련을 통해 기술 습득 과정을 조사하였다. 그리고 연구는 점차 운동 장애가 있는 사람들을 대상으로 이어졌다. Gentile(2000)은 먼저 움직임에 대한 지식을 얻고, 그다음 환경적 요구에 움직임 패턴을 조절하는 능력을 개발하는 단계로 학습 단계를 설명하였다. 초기 단계에서, 사람은 행동/과제의 중요한 특성에 주의를 기울이는 것을 배우며 연습에 능동적으로 참여한다. 환자를 학습자로 여기는 것은 기술 학습이 발생할 수 있는 조건을 만드는 것과 관련이 있다.

학습 단계의 특성을 잘 알고 있으면 치료사가 수행 능력을 향상시킬 수 있는 연습 조건을 환자에게 제공할 수 있다(Carr와 Shepherd 2003). 임상 실기에서는 근력과 운동조절 및 기술의 증가에 따라 학습자의 관심의 초점이 이동한다. 예를 들어, 보행 시 관심은 발에서 주변 환경으로 옮겨 갈 수 있다; 앉은 자세에서 일어서기STS를 위한 관심은 처음 발의 위치와 상부체간의 전방회전 속도를 증가시키는 것에서 서 있는 동안 물잔을 들고 있어야 하는 요구로 바뀔 수 있다.

훈련 과정의 일부로써, 치료사는 환자의 관심의 초점을 내적-체간중심(발, 상부체간 움직임)에서 목표와 직접적으로 관련이 있는 외적 초점(바닥 장애물 피하기)으로 옮겨 가도록 할 것이다. 건강한 사람을 대상으로 한 몇몇 최근 연구의 결과는 학습자가 관심을 움직임 자체(내적 초점)보다는 움직임의 영향(외적 초점)으로 돌린다면 수행 능력과 기술 발달의 향상에 있어 차이가 발생한다는 것을 설명하고 있다(Wulf 등 1998).

기술적(숙련된) 수행[skilled performance]은 복잡한 동작을 수행할 수 있는 능력으로 특징지어지며, 환경의 요구에 따라 유연하게 동작을 조절하면서도 최소한의 노력으로 이를 달성하는 것을 의미합니다. 여기에는 보행이나 일어서기와 같은 일상생활 동작뿐만 아니라, 취미활동, 스포츠활동 혹은 직업-관련 동작이 해당된다. 기술은 과제 특이적이다. 걷기나 계단 오르기와 같은 동작은 비슷한 생역학적 특성을 공유하기도 하지만, 각 동작으로 인해 개인에게 부가되는 요구는 다르다. 사람들은 기본적인 움직임 패턴을 각기 다른 상황에 맞게 바꾸고 적응하는 것을 배운다; 보행자 신호 동안에 도로 건너가기는 빠른 보행속도가 필요하며, 집 안 장애물 피하기는 다른 보행 패턴이 필요하다.

그러므로 특정한 동작을 잘 수행하도록 만들기 위해서는 그 동작에 대한 연습이 필요하다; 다시 말해, 특정한 목적을 효율적으로 달성하기 위해 해당 동작을 반복적으로 연습해야 한다. 어떤 사람들의 경우에는 동작을 빠르게 하거나 파워 발생 능력을 향상시키는 것이 주요 수행 능력 목표가 될 수 있다. 그러나 근력과 운동조절이 기준 아래인 사람들의 경우에는 그런 연습이 가능하지 않을 것이다. 수정된 조건에서 동작을 연습함과 더불어 근력과 운동조절을 높일 수 있는 운동이 필요하다. 예를 들면, 더 높은 의자에서 일어나기 연습을 하면 더 적은 힘이 들어간다. 근력을 증가시키고 동작 수행을 학습하는 데에는 그 동작을 많이 반복하는 것이 필요하다 (Bernstein in Latash와 Latash 1994). 전통적인 물리치료에서는 운동 재활에 필수적인 기술 습득의 반복 요소[repetitive element fo skill acquisition]를 무시해왔다.

기능적 과제 훈련 시, 치료사들은 개별 면담을 통해 목표를 설정하며 그 환자의 역량에 대한 평가에 기초를 둔다. '코치[coach]'로서 치료사는 중요한 생역학적 특성에 대한 지식에 기초하여 움직임이 어떻게 구성되는가를 알아보고; 구두지시나 되먹임 또는 시연을 제공하고; 그 사람의 시각적 주의를 이끌어내고; 그 환경(예, 장애물의 높이)에서 규칙적인 암시[cue]를 강조할 것이다. 그러나 이런 목적들을 달성하기 위해 환경에 맞는 움직임을 구성하는 것을 배워야 할 사람은 그 환자 자신이다.

목표 설정[goal-setting]은 환경을 기능적으로 적합하게 구성하는 것을 포함한다; 즉 여러 과제를 훈련할 수 있도록 다른 크기, 다른 무게의 잡기가 가능한 물건들을 제공하는 것. 목표는 추상적이기보다는 구체적이어야 한다. 예를 들어 '팔을 올려라'보다는 '손을 뻗어 탁자에 있는 물컵을 잡아라'; '체중을 왼쪽으로 옮겨라'보다는 '옆으로 손을 뻗어 바닥에 있는 물잔을 집어라'. 최근의 연구는 뇌졸중 후 사람들이 추상적인 목표보다는 실제 물체와 관련이 있는 구체적인 목표로 작업을 할 때 다른 결과를 보인다는 것을 잘 보여주고 있다(van Vliet 등 1995, Wu 등 2000). Wu와 동료들(2000)은 대상자들이 한 손을 사용하여 탁자에서 동전을 주워 다른 손으로 옮기는 과제를 조사하였다. 건강한 사람들과 뇌졸중이 있는 사람들이 참가하여 때로는 동전을 사용하고 때로는 동전 없이 그 움직임을 흉내 냈다. 두 대상자 집단 모두 그 동작을 흉내 냈을 때보다 동전을 실제로 잡을 때 더 부드럽고 더 바르게 손을 뻗는 움직임—잘 학습된 조화로운 움직임의 모든 특성—과 함께 더 빠른 움직임을 보였다.

뇌 병변 후 기능 회복과 뇌의 재구성이 사용과 활동에 달려 있다면, 재활이 실행되는 환경이 이 환자의 재활 결과에서 중요한 역할을 할 것이다. 재활 환경은 물리적 환경physical setting; 재활에서 사용된 방법(유형, 강도, 용량); 재활 구성원(구성원의 지식, 기술, 태도, 가르치는 능력)으로 구성된다.

동물 실험의 증거에 따르면, 환경의 본질과 신체 구조, 그리고 사회적 상호작용과 신체 활동 기회는 병변 후 결과에 영향을 미칠 수 있다. 동물 연구에서, 행동을 향상시키는데 중요한 것으로 보이는 풍부한 환경의 측면은 사회적 자극, 신체 활동을 가능하게 하는 물체와의 상호작용(Bennett 1976), 그리고 증가된 각성 수준(Walsh와 Cummins 1975)이다.

재활 환경에 대한 관찰적 연구는 환자가 자신들의 일과를 어떻게 보내는지에 대한 견해를 설명하고 있다. 연구 결과는 재활 환경이 신체적 및 정신적 활동 또는 사회적 상호작용을 촉진하는데 적합하지 않을 수 있으며, 학습 환경으로서 기능하지 않을 수도 있음을 시사한다(Ada 등 1999). 다른 연구는 환자의 일과 중 대부분이 신체 활동보다는 수동적인 일로 소요되고 있다고 보고한다.

그러므로 운동과제 연습을 포함하는 신체 활동에 얼마나 많은 시간을 보내는가에 대한 문제와 이 시간을 어떻게 구성하느냐에 대한 문제는 재활에서 중요하다.

과제지향적 훈련에 중점을 두는 일은 사용되는 방법뿐만 아니라 치료 제공의 측면에서 물리치료 실기 분야에 많은 변화를 요구하고 있다. 물리치료사들은 환자를 능동적 학습자로 만드는 물리치료 방법을 탐구하고 있다; 예를 들어 환자와 치료사 사이의 상호관계의 영향, 순환훈련 동안의 작은 집단 훈련 세션의 영향, 환자들이 다른 사람들과 동반자로 운동하는 시간의 영향 등을 조사하는 것(McNevin 등 2000). 기술 혁신은 독립적인 연습을 촉진하는 컴퓨터 보조 훈련 방법의 개발을 돕고 있다.

그러나 연습 시간의 양을 늘리는 것이 재활 결과를 향상시키는 것이라면, 환자들이 물리치료에서 실질적으로 하는 것은 그 자체로 효과적이어야 한다. 겉질 재구성이 단순히 연습보다는 연습의 특성과 강도에 달려 있다는 중요한 근거가 나오고 있다(Small과 Solodkin 1998). 또한 감독을 받는 훈련 시간 이외에 환자들이 하는 활동도 증상 회복에 중요한 영향을 미치는 것 같다. 예를 들어, 비마비측 팔을 사용하여 한 팔로 구동하는 자가 추진 휠체어는 마비측 팔의 근력과 운동조절을 향상시키기 위한 목적과는 맞지 않다(Esmonde 등 1997). 만약 이 환자가 손상측 팔을 운동하는 것보다 이 활동에 더 많은 시간을 보낸다면 재활 결과는 바람직하지 않을 것이다.

최근까지 주의를 기울이지 않았던 신경병변 치료의 특성은 운동강도와 신체 활동 동안 발생하는 심혈관성 스트레스 크기이다. 적응성 움직임이 대사를 많이 요구하기 때문에 기능적 이동성에 대한 낮은 운동 능력과 근육 지구력 및 피로에 대한 저항의 영향은 더욱 악화될 수 있다. 뇌졸중 환자들은 흔히 자신들의 효율적인 보행 속도를 원활하게 유지할 수 없다. 이는 높은 에너지 소비와 좋지 않은 근지구력이 기능적 수행 능력을 더 악화시킨다는 것을 의미한다(Olney 등 1986, Wade와 Hewer 1987).

점진적 트레드밀 보행(Macko 등 1997)이나 유산소 운동과 근력 운동의 결합(Teixeira-Salmela 등 1999)과 함께, 자전거 에르고메트리[ergometry](Potempu 등 1995) 같은 훈련을 이용하여 만성 뇌졸중 환자의 유산소 능력을 증가시켰다고 보고하는 연구가 많이 있다. 예측한 바와 같이, 그 효과는 운동—특이적이지만, 일반적인 신체 건강과 웰빙[well-being]도 향상된다. Teixeira-Salmera와 동료들(1999)은 참가자들의 일반적인 신체 활동 수준을 인간 활동 프로파일[Human Activity Profile, HAP]로 측정하였다. HAP는 94개의 활동을 각 활동에 필요한 대사량에 따라 점수를 매긴다. 연구 결과, 대상자들은 근력과 유산소 훈련 후에 더 많은 여가 활동과 집안 허드렛일을 할 수 있었다.

뇌졸중과 심장병의 공통된 병리생리학과 위험인자에도 불구하고 이 질환을 위한 재활이 상당히 다르다고 생각하는 것은 흥미롭다. 뇌졸중 환자들이 재활 후 퇴원할 때 그들의 신체 지구력이 떨어져 있다는 것은 여러 문헌에서 찾아볼 수 있다. 뇌졸중 초기의 운동 능력을 조사한 한 연구에서는 뇌졸중 후 첫 6주 이내에 컨디션 저하[deconditioning]를 볼 수 있었다. 환자들은 자전거 에르고메터 위에서 점진적 최대 노력 검사[incremental maximal effort test]를 수행하였다(Kelly 등 2003). 이 컨디션 저하는 전형적인 재활의 특성이 비교적 정적이기 때문에 발생했을 것이다. 그리고 이 사실은 급성 뇌손상 후 조기에 특이적으로 훈련의 강도를 조절할 필요가 있다는 것을 의미한다.

최근에 MacKay-Lyoun과 Makrides(2002)은 뇌졸중 환지들을 대상으로 심박률을 측정하고(심박수 측정기를 사용) 물리치료와 작업치료의 유산소 요소와 내용에 영향을 주지 않은 채 14주 동안 격주로 치료 활동을 조사하였다. 주요 연구결과는 치료 세션의 강도가 낮아서 훈련 효과를 이끌 만큼 충분한 대사 스트레스를 유발하지 못하는 것으로 나타났다. 어떤 사람은 기능적 상태가 향상함에 따라, 시간이 지나면서 점진적으로 더 높은 운동강도를 적용할 수도 있지만, 평균 심박률HR mean과 최고 심박률HR peak은 통계상 유의하지 않았다.

뇌성마비 아동에게 과제지향적 기술 훈련과 근력 훈련이 효과적이라고 보고하는 많은 연구가 있다는 것을 주목해야 한다(Blundell 등 2003, Damiano 등 1995). 뇌 손상이 주요 문제이기는 하지만 근육뼈대계와 심호흡계의 적응성 변화도 기능적 운동 수행 능력을 회복하는데 큰 영향을 미친다(Booth 등 2001, Rimmer와 Damiano 2001). 대부분의 이러한 변화는 예방이 가능하며 되돌릴 수 있다(Damiano 2003).

결론

과제 수행에 필요한 기술을 재학습하는 것은 적절한 상황에서의 집중적 동작 연습과 같은 특별한 훈련이 필요하다. 이에 더하여, 개인은 사회나 여가 활동의 참여와 같은 일상생활 과제를 수행하기에 충분할 정도로 건강해야 한다. 규칙적인 운동과 훈련에 참가하는 것은 장애를 줄이고 삶의 질을 높이는데 중요한 영향을 미치는 것으로 보인다. 그러나 만성 장애가 있는 사람을 위한 퇴원 후 서비스는 열악하거나 제공되지 않는다. 그래서 환자 불만족 수준이 매우 높다는 것을 보고하는 연구가 있다(Paolucci 등 2001). 모든 연령 집단과 모든 장애 수준 집단을 대상으로 하는 근력과 피트니스센터 같은 시설을 설치하는 데에는 공중 보건과 지역사회 서비스 간의 협력이 필요하다. 물리치료사들이 이 협력과정에서 중요한 역할을 할 수 있다.

물리치료 학생을 위한 교육과정 또한 생체역학, 운동과학, 운동학습과 같은 핵심 지식을 받아들여 만성 장애를 가진 사람들을 위한 운동과 훈련을 중요하게 생각해야 한다. 훈련과 운동을 환자의 수행 능력 수준에 맞추는 방법을 포함하여 장애를 가진 사람들을 훈련하는데 필요한 기술[skill]은 보수교육뿐만 아니라 물리치료 학생 교육의 중요한 부분으로 다루어져야 한다.

참고문헌

Abemethy B, Sparrow W A 1992 The rise and fall of dominant paradigms in motor behaviour research. In: Summers J J (ed) Approaches to the study of motor control and learning. Elsevier Science, North Holland, pp 3-45.

Ada L, Mackey F, Heard R et al 1999 Stroke rehabilitation: does the therapy area provide a physical challenge? Australian Journal of Physiotherapy 45:33-38.

Anderson M, Lough S 1986 A psychological framework for neurorehabilitation. Physiotherapy Practice 2:74-82.

Ayres A J 1977 Sensory integration and learning disorders. Western Psychological Services, Los Angeles.

Barbro J (2000) Brain plasticity and stroke rehabilitation: The Willis lecture. Stroke 31:223-230.

Bennett E L 1976 Cerebral effects of differential experience and training. In: Rosenzweig MR, Bennett EL (eds) Neural mechanisms of learning and memory. MIT Press, Cambridge, MA, pp 279-287.

Blundell S W, Shepherd R B, Dean C M et al 2003 Functional strength training in cerebral palsy: a pilot study of a group circuit training class for children aged 4-8 years. Clinical Rehabilitation 17:48-57.

Bobath B 1965 Abnormal reflex activity caused by brain lesions. Heinemann, Oxford.

Bobath B 1970 Adult hemiplegia: evaluation and treatment. Butterworth-Heinemann, Oxford.

Bobath B 1990 Adult hemiplegia: evaluation and treatment, 3rd edn. Butterworth-Heinemann, Oxford.

Booth C M, Cortina-Borja M J, Theologis T N 2001 Collagen accumulation in muscles of children with cerebral palsy and correlation with severity of spasticity. Developmental Medicine and Child Neurology 43:314-320.

Brown D A, Kautz S A 1998 Increased workload enhances force output during pedalling exercise in persons with poststroke hemiplegia. Stroke 29:598-606.

Brunnstrom S 1970 Movement therapy in hemiplegia: a neurophysiological approach. Harper and Row, New York.

Butefisch C, Hummelsheim H, Mauritz K-H 1995 Repetitive training of isolated movements improves the outcome of motor rehabilitation of the centrally paretic hand. Journal of Neurological Science 130:59-68.

Carr J H, Shepherd R B 1980 Physiotherapy in disorders of the brain. Butterworth-Heinemann, Oxford, pp 71-93.

Carr J H, Shepherd R B 1987 A motor relearning programme for stroke, 2nd edn. Butterworth-Heinemann, Oxford.

Carr J H, Shepherd R B 1998 Neurological rehabilitation optimizing motor performance. Butterworth-Heinemann, Oxford.

Carr J H, Shepherd R B 2000 A motor learning model for rehabilitation. In: Carr J H, Shepherd R B (eds) Movement science foundations for physical therapy in rehabilitation, 2nd edn. Aspen Publishers, Rockville, MD, pp 33-110.

Carr J H, Shepherd R B 2003 Stroke rehabilitation: guidelines for exercise and training. Butterworth-Heinemann, Oxford.

Carr J H, Ow J E G, Shepherd R B 2002 Some biomechanical characteristics of standing up at three different speeds: implications for functional training. Physiotherapy Theory and Practice 18:47-53.

Damiano D I 2003 Strength, endurance, and fitness in cerebral palsy. Developmental Medicine and Child Neurology 45 Suppl 94:8-10.

Damiano D I, Vaughan C L, Abel M F 1995 Muscle response to heavy resistance exercise in children with spastic cerebral palsy. Developmental Medicine and Child Neurology 37:731-739.

Dean C M, Shepherd R B 1997 Task-related training improves performance of seated reaching tasks after stroke: a randomized controlled trial. Stroke 28:722-728.

Dean C M, Richards C L, Malouin F 2000 Task-related training improves performance of locomotor tasks in chronic stroke. A randomized controlled pilot study. Archives of Physical Medicine and Rehabilitation 81:409-417.

Esmonde T, McGinley J, Goldie Petal 1997 Stroke rehabilitation: patient activity during non-therapy time. Australian Journal of Physiotherapy 43:43-51.

Gentile A M 2000 Skill acquisition: action, movement, and neuromotor processes. In: Carr J H, Shepherd R B (eds) Movement science foundations for physical therapy in rehabilitation, 2nd edn. Aspen Publishers, Rockville, MD, pp 111-187.

Gordon J 2000 Assumptions underlying physical therapy interventions: theoretical and historical perspectives. In: Carr J H, Shepherd R B (eds) Movement science foundations for physical therapy in rehabilitation, 2nd edn. Aspen Publishers, Rockville, MD, pp 1-31.

Gossman M R, Sahrmann S A, Rose S J 1982 Review of length-associated changes in muscle. Physical Therapy 62:1799-1808.

Gracies J-M, Wilson L, Gandevia S C et al 1997 Stretched position of spastic muscles aggravates their co-contraction in hemiplegic patients. Annals of Neurology 42:438-439.

Kabat H 1961 Proprioceptive facilitation in therapeutic exercise. In: Licht S (ed) Therapeutic exercise. E. Licht, New Haven.

Kelly J, Kilbreath S L, Davis G M et al 2003 Cardiorespiratory fitness and walking ability in acute stroke patients. Archives of Physical Medicine and Rehabilitation 84:1780-1785.

Knott M, Voss D E 1968 Proprioceptive neuromuscular facilitation, 2nd edn. Harper and Row, New York.

Lance J M (1980) Symposium synopsis. In: Feldman R G, Young R R, Koella W P (eds) Spasticity: disorder of motor control. Year Book Medical, Chicago, pp 485-494.

Landau W M 1980 Spasticity: What is it? What is it not? In: Feldman R G, Young R R, Koella W P (eds) Spasticity: disorder of motor control. Year Book Medical, Chicago, pp 17-24.

Latash L P, Latash M L 1994 A new book by NA Bernstein: 'On Dexterity and its Development'. Journal of Motor Behavior 26:56-62.

Liepert J, Uhde I, Graf S et al 2001 Motor cortex plasticity during forced-use therapy in stroke patients: a preliminary study. Journal of Neurology 248:315-321.

MacKay-Lyons M J, Makrides L 2002 Cardiovascular stress during a contemporary stroke rehabilitation program: is the intensity adequate to induce a training effect? Archives of Physical Medicine and Rehabilitation 83:1378-1383.

Macko R F, De Souza C A, Tretter L D et al 1997 Treadmill aerobic exercise training reduces the energy and cardiovascular demands of hemiparetic gait in chronic stroke patients. Stroke 28:326-330.

McNevin N H, Wulf G, Carlson C 2000 Effects of attentional focus, self-control, and dyad training on motor learning: implications for physical therapy. Physical Therapy 80:373-385.

Magill R A 2001 Motor learning concepts and applications, 6th edn. McGraw-Hill, New York.

Nelles G, Jentzen W, Jueptner M et al 2001 Arm training induced brain plasticity in stroke studied with serial positron emission tomography. Neuroimage 13:1146-1154.

Nudo R J, Friel K M 1999 Cortical plasticity after stroke: implications for rehabilitation. Revista Neurologia 9:713-717.

Nudo R J, Plautz E J, Frost S B 2001 Role of adaptive plasticity in recovery of function after damage to motor cortex. Muscle Nerve 8:1000-1019.

Olney S J, Monga T N, Costigan P A 1986 Mechanical energy of walking of stroke patients. Archives of Physical Medicine and Rehabilitation 67:92-98.

Paolucci S, Grasso M G, Antonucci G et al 2001 Mobility status after inpatient stroke rehabilitation: 1 year follow-up and prognosis factors. Archives of Physical Medicine and Rehabilitation 82:2-8.

Potempa K, Lopez M, Braun L T et al 1995 Physiological outcomes of aerobic exercise training in hemiparetic stroke patients. Stroke 26:101-105.

Rimmer J H, Damiano D L 2001 Maintaining or improving fitness in children with disabilities. In: Carr J, Shepherd R (eds) Topics in Pediatrics. American Physical Therapy Association, Alexandria, pp 1-16.

Rood M S 1956 Neurophysiological mechanisms utilised in the treatment of neuromuscular dysfunction. American Journal of Occupational Therapy 10:220-225.

Rose S J, Rothstein J M (1982) Muscle mutability Part 1. General concepts and adaptations to altered patterns of use. Physical Therapy 62:1773-1785.

Schmidt R A 1988 Motor and action perspectives on motor behavior. In: Meijer O G, Roth K (eds) Complex motor behavior: the motor-action controversy. Elsevier, Amsterdam, pp 3-44.

Sharp S A, Brouwer B J (1997) Isokinetic strength training of the hemiparetic knee: effects on function and spasticity. Archives of Physical Medicine and Rehabilitation 78:1231-1236.

Shepherd R B, Koh H P (1996) Some biomechanical consequences of varying foot placement in sit-to-stand in young women. Scandinavian Journal of Rehabilitation Medicine 28:79-88.

Sinkjaer T, Magnussen I 1994 Passive, intrinsic and reflex-mediated stiffness in the ankle extensors of hemiparetic patients. Brain 117:355-363.

제2장

우리는 평가한 것만 치료한다: 지식-기반 평가의 중요성

WE ONLY TREAT WHAT IT OCCURS TO US TO ASSESS: THE IMPORTANCE OF KNOWLEDGE-BASED ASSESSMENT

학습목표

1. 평가의 원리
2. 편마비 상지 평가하기
3. 신경학적 환자군의 균형 평가하기
4. 결론

1 평가의 원리

Emily Keshner가 말한 것처럼, '우리는 우리가 평가할 때 나타나는 것만 치료한다'(Keshner 1991). 그렇기 때문에 평가는 재활의 핵심적인 부분이다. 여기서 평가는 적당한 평가 도구 선택, 효율적인 평가 시행, 평가 결과의 정확한 해석을 말한다. 이 장에서 우리는 평가 선택이 치료에 어떻게 영향을 미치는지를 알아본다. 재활에서 사용되는 측정 도구에 대한 종합적 고찰을 제공하고자 하는 것은 아니다. 그런 정보는 이미 여러 곳에서 제공되고 있다(Cole 등 1994, Hill 등 2001, Wade 1992). 대신에 우리는 우리가 평가해야 하는 것에 대한 이해과정에 연구 결과가 어떤 기여를 하는지, 다시 말해 임상실기에 어떻게 영향을 미치는지를 알아보려고 한다.

평가 수준과 측정 도구를 간략히 살펴본 다음, 임상 연구를 통해 나온 지식에 의해 평가가 어떻게 모양을 갖추게 되는가에 대한 두 가지 예를 제시한다. 첫 번째 예에서는 뇌졸중 후 상지 평가가 어떻게 향상되는가를 알아본다. 지금까지 이 부분에 대해서는 논의가 매우 부족하다. 두 번째 예에서의 핵심은 균형 기능부전이다. 이 예에서 우리는 측정 도구의 선택이 어떻게 훈련 선택에 영향을 미치는가를 살펴본다.

효율적 평가-효율적 실기를 위한 핵심

평가의 목적은 가장 좋은 중재를 결정하는데 도움을 얻기 위함이다. 평가는 진단과 측정 결과의 해석이 포함된 과정이라는 점에서 측정과는 다르다(Wade 1992). 임상 평가가 시행되는 두 가지 주요 수준이 있다. 첫 번째 수준에서는 평가가 환자의 기능적 상태를 결정하는데 도움을 준다. 다시 말해 환자가 일상생활 기능을 보조 받고, 또는 보조 없이 할 수 있는 기능 정도를 결정한다. 기능 평가는 재활과정 중에 시행하는데, 환자와 치료사에게 회복에 대한 정보를 제공하며 재활 프로그램의 효과를 밝히는데 사용할 수 있다(Hamilton과 Granger 1994, Vanclay 1991).

그러나 기능적 능력에 대한 평가만으로는 치료 계획을 수립하는데 불충분하다(Atkinson 1992, Carr와 Shepherd 1990a, Charlton 1992, Sawner와 La Vigne 1992). 두 번째 평가 수준은 치료사에게 과거에 잘하던 동작의 수행 능력을 저해하는 손상에 관한 정보를 제공한다. 이 평가 수준은 움직임이 수행되는 방식에 초점을 두어, 그 움직임이 정상과 어떻게 다른가, 그리고 필수 움직임 요소나 중요한 특성이 나타나는지에 유의한다(Atkinson 1992, Carr와 Shepherd, 1990a, Higgins와 Higgins 1995). 움직임 손상을 일으키는 잠재적 원인에 대한 가설이 세워지면 정상적인 움직임을 회복하는데 초점을 두고 치료가 시작된다**(그림 2-1)**. 이런 형태의 평가는 중재에 대한 반응을 알아보는 데에도 사용되며 재활과정이 끝나는 시점까지 치료의 방향을 재설정하는 데에도 이용될 수 있다. 움직임 패턴과 기능에 대한 평가에서 발생한 정보는 치료 전략 수립에 도움을 준다(Carr와 Shepherd 1987, 1990b, Lynch와 Grisogono 1991). 잘못된 평가선택은 중재의 효과를 저해할 수도 있다. 그렇다면 우리는 어떻게 평가해야 할 것을 선택해야 할까?

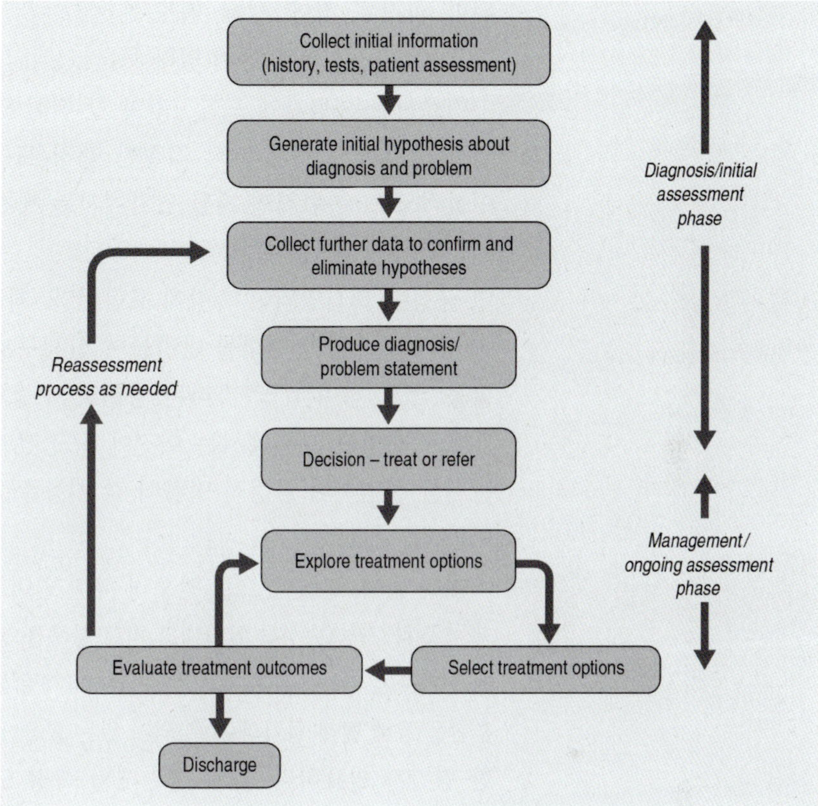

[그림 2-1]
진단과 재평가 및 관리 단계를 간략하게 보여주는 임상적 의사결정 과정(After Thomas 1989, with permission of Nelson Wadsworth)

평가할 것 결정하기

각 임상 환경에서, 각 환자군을 위해, 가장 적절하고 유용하며 실용적인 측정 도구 선택이 이뤄져야 한다. 측정의 일반적인 목적은 차이점을 감지하는 것이다. 예를 들어, 환자의 수행력이 정상과 다른지 또는 기간에 따른 차이를 보는 것이다. 여러 임상 환자군에 걸쳐 유용성을 가지는 일반적인 도구가 몇 가지 있다.

- 삶의 질 측정–예, 삶의 질 평가Assessment of Quality of Life 혹은 AQoL(Hawthorne 등 1999)
- 이동성 측정–예, 보행속도(Friedman 등 1988), 일어서걷기검사Timed Up and Go(Podsiadlo와 Richardson 1991)
- 기능성 측정–예, 기능적 독립성 측정(Granger 등 1993), 프렌차이 지수Frenchay Index(Bond 등 1992)

임상 환자군에 맞춰진 다른 측정으로는 통합 파킨슨병 평가 척도Unified Parkinson's Disease Rating Scale, UPDRS(Richards 등 1994)과 다발성 경화증 환자를 위한 확장된 장애 상태 척도Extended Disability Status Scale for Patients with Multiple Sclerosis(Kurtzke 1983) 등이 있다.

치료사들은 평가에 포함시켜야 할 핵심 영역을 생각하고 그다음 각 영역을 평가하기 위해 가장 적절한 측정 도구를 밝혀야 할 필요가 있다. 이상적으로, 통합적인 재활 평가에서는 세계보건기구World Health Organization, WHO의 국제장애분류International Classification of Impairment, Disability and Handicap, ICIDH이 규정한 핵심영역이 측정에 포함된다. 최근에 이 용어는 기능분류면에서 상당한 개념적 변화를 받아들여 신체구조와 기능body function and structure, 활동activity, 참여participation라는 용어로 수정되었다(ICIDH2; Simeonsson 등 2000). 개정된 분류에서는 이전에 규명했던 선형적 관계보다는 동적인 관계를 설명하며 환경적 영향이 각 기능수준에 미치는 중요한 영향을 고려한다.

예를 들어, 팔을 앞으로 뻗으려 하면 넘어지려고 하는 뇌졸중 환자는 신체구조와 기능(손상을 알아내고 치료 항목을 정하기 위해), 활동 수준(어떤 문제가 기능에 영향을 미치는 시점을 알아내기 위해), 참여 수준(보조 전략이나 재훈련을 통해 빨래 널기와 같은 의미 있는 활동에 환자를 참여시키기 위해)에 대한 평가가 필요하다. 대부분의 재활 측정 도구는 장해handicap(참여제약)를 수량화하는 것이 아니라 손상impairment과 장애disability를 수량화하는데 도움이 된다. 대부분의 치료가 이 수준에 맞추어져 있는 것은 당연한 일이다. 그러나 최근 개발된 장애 평가 및 자원 도구Handicap Assessment and Resource Tool, HART(Vertesi 등 2000)은 치료 결정이나 퇴원 계획에 도움이 되는 유용한 추가 정보를 제공해 줄 수 있을 것으로 생각된다.

과거 20여 년 동안, 수많은 측정 도구가 개발되어 재활에서 사용되고 있다. 새로운 도구를 개발하는데 에너지를 쏟거나 도구의 측정 속성을 어떻게 변화시켰는지 검증하지 않은 채 기존 도구를 수정하기보다는 가능한 한 기존의 도구를 활용해야 한다. 그러나 가장 중요한 것은 어떤 측정 도구를 선택할 때 우리가 측정을 통해 얻고자 하는 것을 보다 명확하게 정할 필요가 있다(차이점 밝히기). 치료사들은 이용 가능한 많은 측정 도구를 알아야 하며, 신뢰도, 타당도, 민감도(감수도) 그리고 그 도구를 사용하는데 필요한 장비나 시간, 훈련 등과 같은 다른 특성도 알고 있어야 한다. 특정 요구에 필요한 가장 적절한 측정 도구가 만들어져야 한다. 운이 좋게도 많은 책과 매뉴얼이 나와 있어 치료사들이 측정에 관한 결정을 내릴 때 도움을 받을 수 있다(Cole 등 1994, Hill 등 2001).

평가항목

움직임 기능부전은 주로 관찰observation로 평가한다(Carr 등 1987, Davies 1985, Patla와 Clouse, 1988). 관찰 평가는 신체분절의 선형적 변위나 각 변위 그리고 속력이나 각속도와 같은 움직임 운동학의 정확한 판단에 근거를 둔다. 관찰은 편리하며 저렴할 뿐만 아니라 어떤 경우에는 움직임 문제의 특성에 관한 암시를 모으는 유일한 방법이기도 하다(Herbert 등 1993). 치료사들은 관찰하는 법을 훈련하며, 훈련을 하면 관찰이 가능한 운동학kinematics 정보를 뒷받침 해주는 근육활동이나 동역학kinetics을 정확하게 파악할 수 있다고 믿는다(Carr 등 1987, Herbert 등 1993, Malouin 1995, Perry 1992). 그러나 아직까지도 관찰의 정확도나 제한점에 대해 알려진 것은 많지 않다.

우리는 측정 척도의 신뢰도나 타당도에 대해 잘 알고 있다. 모든 경우에 그런 것은 아니지만 재활에 사용되는 많은 측정 척도가 척도 사이의 간격이 일정치 않은 항목으로 되어 있거나 순차적인 과제로 구성되어 있다(Wade 1992). 다시 말해 이 척도는 특성상 순서 척도로 되어 있다. 예를 들어, 운동평가척도Motor Assessment Scale(Carr 등 1985), 기능적보행카테고리Functional Ambulation Categories(Holden 등 1986)가 순서 척도로 되어 있다. 순서 척도는 광범위한 과제에 대한 움직임 기능부전을 평가할 때 유용한 틀을 제공한다. 이런 척도를 사용하려 한다면 치료사가 측정 척도에 대한 특성뿐만 아니라 그 척도가 처음에 어떻게 만들어지고 왜 만들어졌는지를 이해하는 것이 도움이 된다. 측정 도구가 어떻게 발달하는가를 이해하면 치료에 필요한 것과 동일한 이론적 기반을 공유하는지와 우리에게 필요한 정보를 제공해줄 것인가를 결정하는데 도움이 된다. 또한 그런 측정 도구에서 데이터가 어떻게 분석이 되고 보고되고 있는지에 대한 제한점을 이해하는 것도 중요하다(Rothstein 1985).

닫힌 환경과 열린 환경에서 과제를 완수하는 환자의 수행 능력을 검증하는 수행 능력-기반 측정performance-based measurement(Gentile 1987)도 재활에 유용하다. 이 측정 도구는 환자가 얼마나 멀리 갈 수 있는지—예를 들어, 기능적뻗기Functional Reach(Duncan 등 1990), 6분걷기검사6-minute walk test(Guyatt 등 1985)—또는 얼마나 빨리 움직이는지—예를 들어, 10m 보행(Dean 등 2001)—에 대한 정보를 제공해준다. 수행 능력-기반 측정은 연속 측정Ratio, with true zero을 제공하기 때문에, 동일 영역의 순서 측정과 비교했을 때 보다 각기 다른 환자 간 또는 치료 시간 경과에 따른 동일 환자의 차이를 밝히는데 더 나은 능력을 가진다.

마지막으로, 임상에서 전자각도계(Craik와 Oatis 1985), 로드셀load cell과 힘판force plate(Condron과 Hill 2002, Smith 1990), 근전도(Craik와 Oatis 1985)

같은 도구를 사용할 수도 있지만, 일반 치료사들은 일반적으로 사용하기 힘들며 연구실 환경에 제한되어 있다.

요약하자면, 좋은 평가는 성공적인 치료 프로그램을 개발하는데 기초가 된다. 적당한 측정 도구 선택과 더불어 무엇을 평가하고 어떻게 평가하는가에 대한 옳은 결정을 하면 더 나은 치료 계획을 개발할 수 있으며 치료 결과에 대한 더 나은 평가도 가능해진다.

2 편마비 상지 평가하기

앞에서 우리는 어떤 환자가 어떤 과제를 할 수 있는지 없는지를 간단히 평가하는 것은 가설 발생과 치료 계획 개발에 필요한 충분한 정보를 제공하지 않는다고 언급했었다. 치료사들은 움직임이 어떤 방식으로 일어나는지도 평가해야 한다. 이 평가 수준은 주로 관찰을 통해 이뤄진다. 환자가 움직일 때 우리가 보는 것은 움직임의 운동학[kinematics]이다. 다시 말해, 관찰은 수행자의 신체 분절이 공간과 시간상으로 어떻게 협응하는지에 초점을 둔다(Charlton 1994). 바꿔 말하면, 기능부전 특성에 대한 가설을 설정할 때 도움이 되는 움직임 암시[cue]를 찾는다. 이 가설은 체계적으로 검증해야 한다.

상지 평가의 어려움 중 하나는 팔과 손이 수많은 복잡한 활동을 수행한다는 점이다. 상지 움직임 관찰이 가능한지와 체계적이고 표준화된 방식으로 기록이 가능한가가 중요한 의문점이다. 이를 해결하지 않고서는 관찰은 주관적인 정보이며 계속해서 신뢰할 수 없고 정확하지 않다고 분류될 것이다. 지금까지 물리치료 문헌에서는 움직임 수행 동안 정확히 무엇을 관찰해야 하는지에 대한 논의가 적었다(Herbert 등 1993). Carr와 Shepherd(1990a)는 뇌졸중 후에 보이는 일반적인 적응성 행동을 가지고 성공적인 상지 움직임의 중요한 구성요소에 관한 유용한 목록을 만들었다. 또한 만약 표준화된 관찰과정이 만들어져야 한다면, 치료할 것을 결정하는데 도움이 되는 환자의 움직임 특성이나 중요한 암시를 구별할 수 있어야 한다. 다음 단계는 치료사들이 이런 중요한 암시에 대해 정확한 시각적 판단을 내릴 수 있는가를 결정해야 한다. 단순한 것처럼 들리겠지만 무엇을 관찰할지 결정하는 것은 쉽지 않다.

치료사들은 상지 수행 능력의 어떤 특성을 관찰하는가?

상지 평가를 위한 중요한 암시cues를 모으는 방법 중 한 가지는 치료사들에게 움직임을 평가할 때 자신들이 어떤 암시를 사용하는가를 묻는 것이다. 1994년에 숙련된 신경계 치료사들을 대상으로 상지 평가를 위한 중요한 시각적 암시에 대한 치료사들의 견해를 정립하기 위한 시도가 있었다(Bernhardt 등 1998a, 2003). 설문지를 통해 치료사들에게 어떤 물건을 쥐고 탁자에서 선반으로 옮기는 뇌졸중 환자를 지켜보고 있다고 생각하라고 요구하였다. 그리고 대상자들에게 움직임의 질에 대한 결정을 만들기 위해, 또한 치료기간과 다음 치료기간의 수행 능력 변화를 결정하기 위해 본인들이 사용하는 시각적 암시 10가지를 작성하도록 하였다. 67명의 치료사가 총 584가지의 암시를 규정하였다. 이 암시 중 17개는 2명의 검사자가 해석 불가로 분류해서 제외하였으며, 나머지 567개의 암시를 코드화하였다. 그다음 10가지로 분류하고 각 분류에 있는 암시를 적은 치료사 수를 기록하였다(**표 2-1**). 치료사 대부분은 비정상적 기능, 속력, 노력effort, 타이밍 조절, 공간적 정확도, 부드러움smoothness 분류 중 최소한 한 가지 암시를 기록하였다. 치료사의 98% 이상은 분류 1번(근육기능)을 최소한 한 번은 암시로 기록하였다. 이 분류에서 76.6%의 치료사들은 최소한 한 번은 필수 요소의 결핍lack of essential components을 선택하였다. 68% 치료사들이 최소한 한 번은 움직임 기능부전을 위한 시각적 암시로 쥐기/물건 조작grasp/object manipulation과 관련된 암시를 선택하였으며, 30.4%의 치료사들이 보상 징후signs of compensation를 선택하였다. 그러나 신경계에 특별한 관심이 있는 치료사들은 평가의 중요한 암시에 대한 근거에 광범위한 견해를 가지고 있으며 근거 있는 공통된 암시를 가지고 있지 않다는 것은 분명하였다.

[표 2-1] 치료사들이 사용하는 암시의 비율, 특성 그리고 항목을 코드화한 것

코드 카테고리		단서특성(하위 카테고리)	단서를 사용한 치료사 (%)
1	근육기능	손상동작: 과제수행이나 반복 불가능 중요동작요소의 부재: 어깨, 팔꿉, 손목, 쥐기, 물건조작 손상기능을 위한 보상동작	98.2
2	노력	노력의 증거: 활동적 팔다리, 다른 팔다리/몸통, 얼굴	78.6
3	속도	소요시간 또는 속도패턴	80.4
4	부드러움	급작스런 동작	55.4
5	타이밍	관절(타이밍, 동시성) 운동단계	66.1
6	직접성	비직접경로 목표 초과/미달	60.7
7	자세	머리/몸통 배열 균형능력, 체중이동 대칭	41.1
8	정상과의 차이	정상대상자와 비교 비편마비측과 비교	12.5
9	시각행동	시각이 향하는 곳	8.9
10	예측	예를들어, 감각소실, 인지상태, 어깨통증	7.1

요약하자면, 제시되어 있는 암시에서 공통적인 패턴을 발견할 수 있다. 예를 들어, 비정상적 근육 기능, 노력, 속력, 부드러움, 타이밍, 방향이 가장 공통된 암시였으며, 50% 이상의 치료사들이 각각의 이 분류에서 최소한 한 가지 암시에 주목하였다는 것은 명백했다. 이 결과는 보상 없이, 부드럽고, 적절한 시간에, 정확한 방향으로, 잘 조절된 방식으로, 과도한 노력 없이 필수 구성요소(정상 기능)를 사용하여 상지 과제를 완수하는 것이 적절한 상지 수행 능력의 잘 알려진 특성이라는 것을 말해준다. 환자가 과제를 시도할 때, 느리고, 타이밍이 좋지 않고, 정확하지 않고, 갑작스런 움직임과 노력이 많이 드는 움직임을 보이면 적절하지 않은 수행 능력에 대한 암시를 나타내는 것이다. 이 결과는 관찰적 평가 사용을 지지하는 것이다.

그러나 당면 과제는 다음 특성이 적절한 상지 수행 능력에서 부적절한 수행 능력을 가려낼 수 있느냐이다.

- 필수 구성요소의 결핍lack of essential components
- 느림slowness
- 부적절한 타이밍poor timing
- 간접적인 접근 경로indirectness
- 갑작스러운 움직임jerkiness
- 노력effort

신경학적 상태에 있는 대상자들과 건강한 대상자들의 수행 능력의 차이를 감별할 수 있는 암시를 밝히기 위한 상지 기능과 관련된 실험논문을 보면 해답을 찾는데 도움이 될 것이다.

어떤 특성이 적절한 상지 수행 능력에서 부적절한 수행 능력을 가려내는가?

다음 2가지 질문에 대한 답을 찾기 위해 정상과 비정상 수행 능력에 관한 연구를 조사하였다.

1. 신경학적 손상이 없는 사람과 신경학적 손상이 있는 사람의 상지 움직임 특성은 어떻게 다른가?
2. 뇌졸중 후 회복이 진행됨에 따라 운동 수행 능력에는 어떤 변화가 나타나는가?

건강한 참가자들을 대상으로 실시한 연구는 주로 뻗기-잡기reach to grasp 움직임 연구에 중점을 두었다. 이 과제는 움직임이 어떻게 계획되어 만들어지고 협응되는가에 대한 비교적 간단한 연구 모형을 제공한다. 건강한 참가자의 뻗기-잡기 움직임은 부드럽고 타이밍이 정확한 움직임과 움직임이 발생하자마자 손이 열리기 시작하여 집어야 할 물체의 크기와 특성에 정확하게 손의 모양을 갖춘다는 것을 우리는 잘 알고 있다; van Vliet와 Turton(2001)을 참고하라. 상대적으로 뇌졸중 환자에 관해서는 거의 알려진 바가 없다. **표 2-2a**는 건강한 대상자와는 구별이 되는 신경학적 손상 환자들의 움직임 특성이 요약되어 있다(대부분 2차원이나 3차원 동작 분석을 통해 얻음). 이를 통해 우리는 건강한 사람에 비해 뇌졸중 환자들은 다음과 같은 움직임을 보인다는 것을 알 수 있다.

- 더 느리며(최고 속력 감소, 움직임 시간 증가)
- 갑작스런 움직임이 더 많으며

- 움직임 경로가 덜 직접적이며
- 타이밍이 맞지 않으며
- 팔을 뻗을 때 체간의 움직임이 더 많이 포함되며
- 물체의 크기보다 손을 더 넓게 벌린다.

[표 2-2a] 상지 과제를 수행하는 뇌졸중 환자군과 대조군의 운동학적 특성 차이

참고문헌	대상자	과제	대조군과 비교된 뇌졸중 특성
한 관절 연구들			
Jones et al 1989	8뇌졸중 36대조군	컴퓨터 추적과제	미바미측(63%)와 마비측(19.5%) 팔에 운동속도가 감소됨 마비측과 비마비측에서 모두 안정성(steadiness)이 감소함
Lough 1987	4뇌졸중 1대조군	포인팅과제	속도감소 급작스런 동작증가(계속적이지 않음) 시각 없으면 수행도가 나빠짐
뻗기			
Fisk and Goodale 1988	17좌측 편마비 11우측 편마비 13 대조군	화면에 표시된 목표물을 가리키도록 빠르고 정확하게 팔뻗기	뻗기 정확도 감소 목표로 뻗기 시작이 느려짐 PV감소 MT증가
Levin 1996	10 뇌졸중 6 대조군	수평면의 목표점으로 편한속도로 가리킴 한 팔을 움직임	MT연장 MA감소 직선경로로부터 크게 벗어남(32mm까지) 급작스런 동작증가 어깨와 팔굽사이의 형음감소
Karnath et al 1997	5뇌졸중+ 편측무시 5뇌졸중 6대조군	시각을 사용하거나 사용하지 않고 가리키기	시각 차단조건(무시)에서 수행의 다양성 증가, 2명의 환자는 직접경로로부터 20cm까지 벗어났음
Chieffi et al 1993	1뇌졸중 6대조군	시각방해조건에서 잡기위해 뻗기	시각방해시 손동작경로 증가
Goodale et al 1990	9우측 편마비 13나이 매치 대조군	화면에 표시된 목표물을 가리키도록 빠르고 정확하게 팔뻗기	우측, 특히 반대쪽 목표로 뻗을때 초기 경로가 크게 벗어남
Cirstea and Levin 2000	9뇌졸중 9대조군	편안한 속도로 반대쪽 공간에 있는 사물을 가리키기	뻗기의 다른패턴, 수행의 다양성증가 MT증가 및 PV감소 급작스런 움직임으로 정화도 감소 관절간 협음손상 몸통동작 증가
Wu et al 2000	14뇌졸중 25대조군	실제 동점이나 상상의 동점을 팔뻗어 잡기	갑작스런 움직임 증가 MT와 PV감소 손경로 증가 실제 사물을 사용할때 두집단에서 팔뻗기가 향상되었음

[표 2-2a] 계속

참고문헌	대상자	과제	대조군과 비교된 뇌졸중 특성
Transport			
Bernhardt (Study 3 in Boucher et al 1995); Bernhardt 1998, Bernhardt et al 1998b*	11뇌졸중 3대조군	테이블에 있는 물건을 선반으로 옮기기	PV는 41~74%감소하였음 갑작스런 움직임 증가: 3~10배 물건을 선반으로 옮길 때 직접경로 감소
Scroggie 1998*	11뇌졸중 3대조군	테이블에 있는 물건을 선반으로 옮기기	MT증가 PV타이밍의 다양성 증가 갑작스런 움직임 증가 뇌졸중 환자에서 들기 전 몸통 움직임 발생 대조군에서는 나타나지 않음 몸통,어깨,팔굽사이의 타이밍이 빈약해짐
Reach and transport			
van Vliet et al 1995a	8뇌졸중 8대조군	컵을 집거나 옮기거나 마시기 위해 팔 뻗기	PV타이밍의 다양성 증가 MT증가(5배까지) 및 PV감소 다른과제 조건에 적응하는 능력감소 필요한것보다 손을 더 넓게 벌림

L hem, left hemisphere; R hem, right hemisphere; MA, movement amplitude; MT, movement time; PV, peak velocity.
*Data from same subjects. Three-dimensional motion analysis of wrist (Bernhardt, 1998) and trunk, shoulder and elbow (Scroggie, 1998).

움직임 동안 속력이 가장 큰 시점을 나타내는 최고 속도[peak velocity, PV]의 타이밍과 전체적인 움직임 패턴은 뇌졸중 환자들 대부분에서 대조군의 것과 비슷하였으며 이는 뻗기-잡기 움직임의 변하지 않는 특성을 나타낸다. 움직임의 변하지 않는 특성은 어떻게 움직임이 조직되고 조절되는가에 대한 이해를 제공하기 때문에 흥미롭다(Bate 1997, Charlton 1994).

회복이 발생함에 따라**(표 2-2b)**, 움직임은,

- 더 빨라지며
- 더 부드러워지고
- 더 직접적인 경로를 가지며
- 타이밍은 더 좋아지고
- 체간이 덜 참여한다.

[표 2-2b] 시간 경과에 따른 운동학적 특성 차이

참고문헌	대상자	과제	측정일정	특성
한괄절 연구들 Jones et al 1989	8뇌졸중 36대조군	컴퓨터 추적과제	12개월	운동속도와 안정성 향상 되었으나 대조군에 비해선 부족함
Wing et al 1990	5뇌졸중	팔꿉관절 목표물부터 밑목표물까지 움직임 시도	12개월	Increased angular velocity
팔 뻗기 Lough et al 1984	5뇌졸중	가능한 빨리 손잡이를 목표물로 이동	2, 6, 12개월	PV증가 MT감소 벗어남이 크지 않고 더욱 직접적인 경로를 보임
Trombly 1993	5뇌졸중	3가지 목표물로 팔 뻗기	2개월	PV증가 MT감소 PV타이밍의 다양성 감소 갑작스런 움직임 감소 (최대속도 감소)
Turton, 1991 (reported in van Vliet and Turton 2001)	4뇌졸중	목표물로 팔뻗기	뇌졸중 후 65주까지	어깨굽힘 조절의 증가에 따라 몸통 굽힘 정도의 감소
Broberg 1991	5뇌졸중 1대조군	두 지점 사이에서 물건 옮기기	뇌졸중 후 270일까지	어깨-팔꿉 협응이 향상되었지만 여전히 부족함
뻗어서 옮기기 van Vliet et al 1995b	5뇌졸중	컵을 집거나 옮기거나 마시기 위해 팔 뻗기	3~4주	PV증가 MT감소 PV타이밍의 다양성 감소 최대속도 감소 (더 부드러운 움직임)

MT, movement time; PV, peak velocity.

이 변수가 단지 연구자가 측정할 수 있는 수많은 변수 중 일부에 불과하다는 비판에도 불구하고, 우리는 여전히 관찰 평가에 중요한 단서가 될 수 있는 수행의 특성을 식별할 수 있다. 만약 뇌졸중 후 움직임 기능부전의 암시로 치료사들에게 이 특성이 채택되고 받아들여진다면 이 특성은 중요해진다(Bobath 1990, Carr 등 1987, Charlton 1992, Duncan과 Badke 1987, Mulder 등 1995). 다음 질문은 치료사들이 이 특성을 정확하게 관찰하고 등급을 매길 수 있느냐이다.

치료사들은 적절하거나 부적절한 상지 수행을 구분하는 특성을 정확하게 관찰할 수 있는가?

1998년 신경학에 특별한 관심이 있는 치료사들에게 다양한 신경학적 손상자들과 손상이 없는 일반인들이 상지를 이용하여 물건을 옮기는 과제를 하는 것을 비디오로 보여주고 세 가지 움직임 특성에 대해 등급을 매기라고 하였다(Bernhardt 등 1998b);

- 속력speed
- 갑작스런 움직임jerkiness
- 움직임 경로의 직접성directness

시각적 판단은 시각 상사 척도로 기록하고 정확성을 판단하기 위해 이 기록을 삼차원으로 분석한 운동학적 정보와 비교하였다. 속력(r = 0.79)과 갑작스런 움직임(r = 0.96)에 대한 경험이 많은 치료사들의 판단은 높은 수준의 정확도를 보였으며 움직임 경로의 간접성에 대한 판단은 중등도의 정확성을 보였다(r = 0.68). 또한 이 치료사들은 높은 수준의 검사-재검사 간 신뢰도를 보였으며, 이는 이 평가 기술이 시간이 경과하여도 안정적이라는 것을 말해 준다(r>0.82)(Bernhardt 등 1998b). 모든 특성이 같은 정확도를 가지지 않는다는 사실이 중요하다. 이는 인간이 모든 움직임 특성을 동일하게 잘 볼 수 없다는 것을 말해준다. 그러므로 평가에는 우리들의 환자들의 움직임 장애를 가장 타당하게 나타낼 수 있는 암시가 포함되어야 한다. 그러나 우리는 가장 정확하게 관찰할 수 있는 움직임 암시도 결정해야 한다.

경험이 많지 않은 치료사와 학생들에 의한 관찰의 정확도를 검사한 추가적인 연구에서는 미숙한 관찰자들이 높은 수준의 정확도를 보였으며(r = 0.75-0.92), 이를 통해 관찰의 정확도가 임상 연차와는 관련이 없음을 알아냈다(Bernhardt 등 2002). 이 결과는 인간의 움직임의 특성을 관찰하고 정상과 환자들의 수행 능력 사이를 감별하는 능력이 시각 시스템의 고유한 능력임을 말해준다(Pavlova 등 2003). 움직임 타이밍, 관련된 체간 움직임과 손의 모양에 대한 시각적 판단의 정확도는 평가된 바 없다.

이러한 연구결과가 가능성이 있기는 하지만 이 연구는 관찰적 분석을 체계화하는 단계의 첫 단계이다. 환자가 수행해야 하는 가장 대표적인 과제를 정하고 그 과제를 하는 동안 관찰해야 할 가장 중요한 단서를 정하기 위해서는 추가적인 연구가 필요하다. 더 긴 시간 간격과 다양한 환경적 영향 하에서 움직임을 수행하는 동안 환자의 운동학에 관한 보다 자세한 연구가 필요하다. 이 연구는 과제 수행 동안 손의 기능과 관절 간 협응력을 나타낼 수 있는 더 복잡한 실험 모형을 필요로 한다. 또 가설을 검증하고 치료 계획을 설계하기 전에 관찰해야 하는 수많은 상지 수행 능력의 중요한 암시가 있다고 가정한다면, 어떤 인자의 결합이 치료를 결정짓는가를 알아보는 일이 유용한 작업이 될 것이다. 그러나 '노력'과 같은 전반적인 암시가 우리들의 결정에 가장 영향을 많이 주는 암시가 될 수도 있다. 게다가 우리는 이 비디오테이프를 이용한 움직임 분석 연구에서 밝혀진 정확성이 임상 상황에서 관찰할 때도 그대로 재현될 것인가는 아직 검증해보지 않았다. 진행 중인 연구가 이 질문에 대한 몇 가지 답을 제공해 줄 수 있을 것이다.

임상적 암시

치료사들은 적절치 않은 상지 수행 능력을 판단할 때 사용하는 6가지 특성을 찾아냈다(중요순으로).

- 비정상적인 기능(필수 요소)
- 속력speed
- 노력effort
- 움직임 경로의 직접성directness
- 부드러움smoothness
- 타이밍timing

이 중 세 가지(속력, 부드러움, 움직임 경로의 직접성)는 팔 과제의 적절한 수행력 특성으로 나타났으며 정확한 측정이 가능하다. 그러나 나머지 세 가지는 어땠을까?

먼저, 비정상적 기능(또는 필수적 구성요소의 결핍과 보상 전략의 사용)을 알아보자. 속력, 부드러움, 움직임 경로의 직접성과 같은 수행력 특성은 움직임 시 일반적으로 나타나지만 필수 요소의 경우는 과제 특이적으로 나타난다. 필수 요소를 관찰하고 감별하는 것은 경험과 훈련에 달려 있다(Eastlack 등 1991, Jeng 등 1990, Patla와 Clouse 1988, Perry 1992, Saleh와 Murdoch 1985, Smidt 1974). 예를 들어, Perry(1992)는 자신이 '정상 기능에 대한 조직화된 인식organised awareness of normal function'이 만들어지기 전에 정상 기능에 익숙해져야 하며 관찰자의 기억에 각인되어야 한다고 말하였다. 그녀는 이 인식을 통해 치료사들이 정상과의 차이(병적 동작)를 구별해 낼 수 있다고 가정하였다. 아직도 우리는 중요한 움직임 특성을 정확하게 관찰할 수 있기 전에, 훈련이 필요한지 아닌지를 알 수 없다(사실상, 현재의 자료는 훈련이 필요 없다고 말하고 있다); 그러나 훈련과 경험은 관찰한 것을 해석하는데 중요한 역할을 하는 것 같다.

둘째로, 타이밍을 알아보자. 상지 과제 동안, 어깨, 팔굽, 손목 움직임의 타이밍을 관찰하기는 어렵지만, 속력의 경우처럼 타이밍도 수행이 어려워지면 두드러지는 일반적인 움직임 특성이다. 정확한 손 모양의 타이밍은 눈으로 관찰하기가 쉽지만 아직 검증되지는 않았다. 우리는 보행의 시간적 비대칭성을 눈으로 판단하는 것은 매우 정확도가 높다는 것을 알고 있으며(Spencer 등 1992), 이는 보행처럼 움직임이 반복적으로 일어나는 상황에서는 움직임 타이밍을 정확하게 관찰할 수 있다는 것을 의미한다.

마지막으로, 노력을 알아보자. 노력은 직접적으로 관찰할 수 없으며 움직임의 운동학[kinematics]을 관찰해서 유추해내야 한다. 치료사들은 관찰 가능한 운동학으로부터 동역학[kinetics]을 정확하게 알아낼 수 있다는 근거가 있다. McGinley와 동료들은 치료사들이 반신마비 보행을 하는 대상자들에서 발-떼기[push-off]를 눈으로 정확하게 판단하는 것이 발목관절 파워[power]를 기구로 측정한 것과 밀접한 상관관계가 있었다고 하였다(McGinley 등 2003). 그러나 해석 과정에서 많은 다른 이론적 생각이 결과에 영향을 미친다. 예를 들어 움직이고 있는 다리에서의 노력이 비정상적인 움직임 암시로 나타날 때는, 강직 패턴, 연합반응, 근긴장 증가, 과도한 근육 활동으로 표현된다. 이 용어는 주로 과도한 노력을 설명하는 물리치료 문헌에서 볼 수 있지만 치료사마다 다른 의미를 가진다. 예를 들어 Brunnstrom(Sawner와 LaVigne 1992)은 강직 패턴이라 설명하였으며, 반면에 보바스[Bobath] 치료사들은 공통적으로 연합반응과 근긴장이라는 용어를 사용하였다(Bobath 1990, Davies 1985, Lynch와 Grisogono 1991). 이런 이론적 틀에서는 연합반응은 강직이 있음을 의미하며, 비정상적인 반사 활동의 해제를 나타내며, 이로 인해 능숙한 움직임에 필요한 정상적인 자세 근긴장이 방해를 받는다고 한다.

Bobath나 Brunnstrom 틀에서 치료는 더 정상적인 움직임을 촉진하기 위해 강직의 억제를 강조한다. 대조적으로 과도한 근육활동이라는 용어는 움직임 과학 치료사들이 사용한다(Ada와 Canning 1990, Carr 등 1987). 움직임 과학 치료사들은 '강직패턴'을 일으키는 과도한 근육 활동을 역학적 이점이 가장 큰 근육에서 나타나는 습관적 근육활동으로 보며 안정 시 마비측 사지의 자세로 인한 연부조직의 적응성 단축이 결합하여 나타난 결과로 해석한다. 그러므로 치료는 사지의 연부조직 신장력을 유지하고 환자가 운동 과제를 하는 동안 불필요한 근육 힘을 제거할 수 있도록 훈련시키는 것에 중점을 둔다(Carr와 Shepherd 1987, Carr 등 1995). 여기서 중요한 것은 움직임을 어떻게 분류하느냐가 비정상적 움직임의 원인에 대한 치료사의 잠재적 가정을 반영한다는 점이다. 예를 들어, 노력이 많이 드는 움직임을 관찰할 때, 치료사들은 비정상성의 원인에 대한 가정을 만들고 근육 단축(움직임 과학 접근법)이나 수동 움직임에 대한 저항(Bobath 접근법)으로 인해 노력이 많이 드는 움직임이 나왔을 것이라는 가정에서 자세한 근육검진을 통해 검증하려 할 것이다.

그러므로 같은 현상을 관찰하고 다른 가정이 나올 수 있으며 그로 인해 다른 가설 검증과 다른 치료 프로그램이 나올 수 있다. 따라서 우리는 이러한 기능부전의 원인에 대한 새로운 지식을 알고 있어야 할 뿐만 아니라 손상을 검증하며 지속적으로 관찰해야 한다. 이렇게 했을 때 장애에 가장 많이 기여하는 요인에 맞춰진 치료가 가능할 것이다.

3 신경학적 환자군의 균형 평가하기

균형 기능이상dysfunction을 평가하는데 사용하는 많은 측정 도구instrument가 있다. 이번 부분에서는 균형 평가에 대한 근거를 알아보고, 측정 도구의 범위를 제시하고, 적당한 측정 방법을 선택하고, 치료 프로그램을 개발하는데 도움이 되는 틀을 제공하고자 한다.

신경계 재활에서는 균형과 관련된 문제를 잘 처리하고 있을까?

균형과 균형 관련 기능을 목표로 하는 치료 프로그램이 신경계 질환이 있는 사람들의 수행 능력을 현저하게 증진시킬 수 있다는 근거는 많다(Bernhardt 등 1998c, Dean 등 2000, Duncan 등 1998, Murray 등 2001, Scandalis 등 2001, Yardley 등 1998). 그러나 만약 지역사회에서의 독립적 이동에 필요한 복잡한 균형 요구를 고려하자면, 그 치료 프로그램의 결과는 좋지 않다는 것을 말해주는 자료도 있다. 균형 능력 문제와 관련된 좋지 않은 결과는 이동 시 자신감 상실, 신체 활동 감소, 비틀거림이나 낙상 등이다. 낙상은 부적절한 균형 회복을 말해주는 분명한 표시이다. 또한 낙상은 자신감과 넘어짐에 대한 두려움을 더 악화시키고 활동을 감소시키며 디컨디셔닝deconditioning을 일으켜 결국 낙상의 위험도를 더 증가시킨다. 낙상은 신경학적 기능이상이 있는 사람들에게 가장 중요한 문제라고 알려져 있다. 예를 들어,

- 뇌졸중 환자 47% 이상이 병원 입원 도중에 한 번 이상 낙상을 경험하며(Forster와 Young 1995, Langhorne 등 2000, Teasell 등 2002), 73% 이상이 퇴원 후 6개월 이내에 최소한 1번 넘어졌거나(Forster와 Young 1995), 집으로 복귀한 이후에 넘어졌다(Hill 1998, Hyndman 등 2002).
- 경도에서 중등도의 파킨슨병 환자들의 80%가 12개월 동안 최소한 한 번은 낙상을 경험했다(Ashburn 등 2001, Bloen 등 2001a, Hill 1998, Stack과 Ashburn 1999).
- 전정기관 기능이상이 있는 사람들의 50% 이상이 한 번 이상 낙상을 경험하였다(Herdman 등 2000).
- 1950년대에 소아마비를 가진 사람들이 나이를 먹어감에 따라 그들 중 많은 사람이 소아마비 후 증후군과 관련된 증상 악화를 경험하고 있다. 소아마비가 있는 사람들의 50% 이상이 12개월 동안 최소한 한 번 이상은 낙상하였으며 이들 중 과반수 이상이 잦은 낙상자들이다(Hill과 Stinson 2004, Lord 등 2002).

위의 경우는 신경학적 기능이상이 있는 사람들에서 균형과 이동 손상과 낙상과 관련된 문제의 정도를 증명하는 사례이다. 낙상은 일반적으로 요인적으로 발생하며 낙상이 일어나는 상황은 낙상을 일으키는 하나 이상의 외적 요인(환경적)과 내적 요인(균형에 관여하는 신체계통에 영향을 미치는 건강 관련 문제)이 있다는 것을 말해준다. 평형을 유지하기가 어려울 때 효율적으로 균형을 취하는 능력이 상실된 것이 신경학적 기능이상이 있는 사람들의 낙상에 기여하는 가장 주요한 요인이다. 균형과 이동에 기능이상을 보이는 사람들을 효율적으로 관리하는 전략은 재훈련 프로그램으로 다룰 필요가 있는 핵심 요소를 알아낼 수 있는 현명한 평가법 선택에 기반을 두고 만들어져야 한다.

효율적 균형: 핵심요소들

평가에 대해 자세히 알아보기 전에, 우리는 먼저 균형이 무엇인지를 규정할 필요가 있다.

Nashner(1993)는 균형을 '몸의 중력 중심COG의 위치를 지지면BOS에 수직

으로 유지하는 것으로, 이 조건이 충족되면 사람은 안정성을 무너뜨리는 중력의 영향에 대항할 수 있으며, 또한 COG를 능동적으로 이동시킬 수도 있다'고 규정하였다. 이 정의에서는 균형 수행 능력 평가에 포함되어야 할 많은 핵심 요소를 강조한다. 안정성을 무너뜨리는 중력의 영향에 대항하는 것을 정적 균형static balance이라고도 한다. 여기에는 신체 움직임이 없는 정적 자세를 유지하는 것도 포함되기 때문에, 지지면을 사용하여 평가가 가능하다. 예를 들어, 발을 모으고 일자로 서서 하는 롬버그 검사Sharpened Romberg. 정적 균형 과제 동안에는 분명한 신체 움직임은 없지만, 자세 근육 간의 지속적인 상호작용이 일어나 그 정적 자세를 유지한다. 이 근육 상호작용은 관찰하기가 쉽지 않지만 힘판force plate을 사용하여 평가해보면 분명히 알 수 있다(Boucher 등 1995, Cheng 등 2001, Kantner 등 1991). 정적 균형에 관한 대부분의 연구는 선 자세와 관련이 있으나 앉은 자세 균형 훈련과 평가에도 같은 원리가 적용된다. 앉은 자세에서의 효율적 정적 균형 능력 성취는 이동능력 결과와 유의한 상관관계가 있기 때문에(Morgan 1994), 뇌졸중 초기에 중요한 이정표로 고려한다.

두 번째 균형 정의 요소는 중력 중심점 이동이며 일반적으로는 동적 균형dynamic balance이라고 한다. 중력 중심의 능동적 움직임에는 걷기, 돌기 또는 계단 오르기와 같은 자가-발생 움직임(동요)perturbations이나 또는 뒤에서 밀거나 평탄하지 않은 바닥에 대응하는 것처럼 외적으로 발생하는 힘에 반응하는 것이 포함된다. 흔히 사용되는 측정에는 자가-발생 동요만 포함되지만, 동적 균형 평가에는 자가-발생 동요와 외적으로 발생하는 동요 둘 다 포함되어야 한다. 다시 말해, 동적 균형은 어떠한 지지면을 사용하여 평가할 수 있다. 같은 원리가 다른 위치에도 적용이 가능하지만, 이 장에서는 선 자세 균형에만 중점을 두도록 한다.

외적 동요에 대한 반응에서 흔히 관찰되는 몇 가지 자세 협력postural synergies이 있다(Allison과 Fuller 2001). 이런 자세 협력은 자동적으로 발생한다고 생각되지만 다양한 환경적 상황에 반응하여 변경이 가능하다.

- 발목 전략ankle strategy : 전 · 후 방향으로 가해지는 동요에 작은 진폭으로 반응하기 위한 먼쪽distal에서 몸쪽proximal까지의 근육활동. 전형적으로 동요가 작고 느리고 몸 중심선 근처에서 발생하고 지지면이 넓고 안정적일 때 일어난다.
- 엉덩이 전략hip strategy : 크고 빠른 동요에 반응하여, 중등도의 진폭으로 평형을 수정하기 위한 몸쪽에서 먼쪽까지의 근육 활동. 지지면이

좁고 작은 동요가 적용될 때 명확하게 볼 수 있다. 예를 들어, 평균대에 서서 발을 평균대 길이에 직각으로 둔 경우.

- 디딤 전략stepping strategy : 동요가 평형을 유지하기에 과할 정도로 적용된다면 새롭고 안정적인 지지면을 만들기 위해 디딤 전략이 사용된다.

이런 전략은 임상이나 실험실에서 검사하는 상황에서 관찰이 가능하지만 균형이 위태로운 일상생활에서는 단독으로 일어나는 경우는 거의 없다. 대신에 이 전략은 기능적 활동에 관여하는 복잡한 균형 전략의 기초를 이룬다(Carr와 Shepherd 1998, p.162 참조).

신체 자세 정렬도 안정성에 영향을 준다. 어떤 지지면에서 사람은 특정한 안정성 한계limit of stability; LOS를 가진다. 이 안정성 한계는 균형을 잃지 않고 또는 디딤 전략과 같은 보호성 기전을 이용하지 않고 몸의 중력 중심을 안전하게 움직일 수 있는 범위라고 정의한다(Nashner 1993). 발을 10 cm(4 인치)로 벌리고 선 자세에서는 신장이 178 cm(70 인치)인 사람의 LOS는 전후 방향으로 약 12.5도, 양옆으로 16도 정도이다. 똑바로 선 자세에서 신체는 균형을 잃지 않고 LOS 내에서 상당한 움직임 영역을 가진다. 그러나 만약 자세 정렬이 좋지 않으면[예를 들어, 골다공증이나 압박골절로 인한 후만증kyphosis이 있는 경우], 몸의 COG는 LOS 앞쪽에 훨씬 가까워져 잠재적 균형 소실을 일으키기 위해서는 최소한의 추가적 동요가 필요하다. 비슷하게, 뒷방향이나 외측방향에서의 좋지 않은 자세 정렬이 결합되면 COG 위치의 방향에서 균형이 소실될 수 있는 위험이 증가한다. 예를 들어, 심한 뇌졸중으로 인한 두드러진 비대칭성.

적당한 균형을 위해서는 정확한 시각, 평형감각, 몸감각 들신경 정보, 감각 신호의 중추 통합 그리고 효율적이고 시간상 정확한 신경근육골격 반응이 필수적으로 필요하다. 균형에 관여하는 시스템의 일부에 질환이 있으면 균형 수행 능력을 손상시킬 수 있으며 낙상의 위험을 증가시킨다.

일상생활 동작에서 균형과 이동 과제는 따로 분리되어 발생하지 않는다. 대화나 걷기, 머리를 돌리거나 듣기와 같은 최소한 하나 이상의 다른 활동을 동시에 하면서 이뤄지는 경우가 더 흔하다. 어떤 과제를 수행하는 능력은 두 번째 과제가 부가되었을 때 상당히 달라진다(Brauer 등 2001). 일반적으로 이중 과제dual task를 이용하면 경도의 균형 손상을 감별하기가 용이해진다(Condron과 Hill 2002, Maylor와 Wing 1996). 잠재적 기전은 다음과 같다.

- 사람은 일반적으로 균형이 손상되지 않았을 경우 단일 과제나 이중 과제에 적당한 제한된 주의력을 가지고 있다(그 과제에서 요구하는 주의력이 매우 높지 않다면).
- 사람이 일상생활에서 주로 경험하듯이, 두 가지 이상의 주의력이 필요한 과제를 수행할 때, 균형이나 이동 과제에 필요한 이용 가능한 주의력은 더 적어진다. 이러한 추가 작업의 각각은 한정된 주의력을 두고 균형이나 운동성 작업과 경쟁한다는 꼴이 된다(Bowen 등 2001).

요약하자면, 효과적인 균형에는 활동 중에 안정성을 유지하기 위해 효율적이고 정확한 감각(시각, 평형감각, 몸감각) 입력, 중추 통합, 적절한 운동반응의 실행이 필요하다. 균형과제의 복잡성은 비교적 쉬운 넓은 지지면에서 하는 정적인 과제에서부터 걷기와 같은 동적 활동, 호주머니에 지갑을 넣으면서 움직이는 버스에서 앉기 또는 천정의 전구를 교체하기 위해 사다리를 올라가면서 균형을 유지하기까지 매우 다양하다. 게다가 우리는 닫힌(변화가 없는) 환경과 열린(변하는) 환경에서(Gentile 1987), 또는 이중 과제나 다중 과제를 수행하면서 이 기능을 할 수 있어야 한다. 신경학적 기능이상이 있는 환자들의 경우, 이 모든 수준에서 수행 능력을 평가할 필요가 있다. 환자들의 요구, 선호도, 삶의 방식을 평가 과정의 일부로 포함시켜야 한다. 치료사는 기능부전의 유형과 개인의 수준을 말해줄 수 있는 지표를 얻기 위해 그리고 이런 인자를 다룰 수 있는 훈련 프로그램을 만들기 위해 평가에 사용할 가장 적당한 과제를 알아내야 한다.

임상적 균형 측정

균형 시스템에 각기 다른 요구를 부가하는 과제에 대한 환자의 반응과 팔다리, 체간, 머리에서 발생하는 것을 관찰하는 일은 유용한 평가의 시작이 될 수 있다. 균형 손상이 있다는 암시를 주는 적응성 운동행동은 넓은 지지면, 손을 이용한 지지, 건측으로의 체중이동, 몸의 경직, 균형 소실에 대한 두려움 등이다(Carr와 Shepherd 1998, p.169 참조). 이렇게 관찰된 것에 기초하여 균형 손상에 기여할 것으로 생각되는 인자에 대한 가설을 설정하고 보다 자세한 평가를 통해 가설을 검증할 수 있다. 뇌졸중 환자의 균형기능부전의 운동학을 밝히기 위한 시도가 있긴 했지만(Syson과 Desonza 2003) 이에 관한 영역은 이 장의 앞부분에서 논의한 상지 평가를 보고한 것과 마찬가지로 체계적인 연구가 필요하다.

흔히 균형을 평가하기 위해 순위 척도나 특정한 수행력-기반 측정(관찰에 근거하거나 그렇지 않을 수도 있다)을 이용한다. Motor Assessment Scale 처럼 몇몇 평가는 균형을 직접 평가(예, 균형 잡고 앉아 있기)하기도 하며 동적인 선 자세 균형을 필요로 하는 기능적 활동에 대한 평가로 간접적으로 평가한다(Carr 등 1985). 또한 Problem Oriented Mobility Assessment(Tinetti 1986)의 균형 부분과 Berg Balance Scale(Berg 등 1989)과 같이 관찰적 평가를 지원하는 기본적 틀을 제공하는 단순한 척도에서부터 사각걸음 검사Four Square Step Test(Dite와 Temple 2002a, 2002b)나 Functional Obstacle Course(Means 등 1996)처럼 복잡한 수행력 평가가 있다.

일반적인 노인과 신경학적 상태에 있는 사람들의 균형을 평가하기 위해 개발된 많은 평가도구가 있다. 많은 평가를 서술한 유용한 문헌이 많이 있으며 특정 도구의 신뢰도와 타당도를 설명한 논문을 요약하고 있다(Cole 등 1992, Hill 등 2001, Huxham 등 2001). 임상 균형 측정 도구를 다룬 몇몇 논문은 **표 2-3**에 나열하였다. 건강한 노인들의 정상수치와 신경학적 환자군의 수치도 나타내었다. Four Square Test와 Multiple Task Test와 같이 보다 최근에 개발된 많은 측정도구는 지금까지 임상적 적용이나 연구가 미흡한 실정이다. 그러나 이 도구가 만들어낸 구성물은 특히 중등도의 균형 손상이 있는 환자 평가 시에 상당한 잠재력이 있음을 보여준다. 추가적인 연구가 필요하다.

표 2-3에 나와 있는 균형 수행 과제는 보고된 것들 중의 일부에 해당한다. **그림 2-2**에서 보는 바와 같이, 평가할 과제의 유형은 과제의 난이도를 다양하게 하는 많은 영역에 걸쳐 조작할 수 있다. 다음의 것을 변화시켜 정적 균형 과제나 동적 균형 과제를 수정할 수 있다.

- 지지면
- 감각 입력 정도
- 과제에 대한 환경적 요구(열린 환경 또는 닫힌 환경)
- 동시에 수행하는 과제의 수(과제 조작 포함)
- 시각 고정의 정도

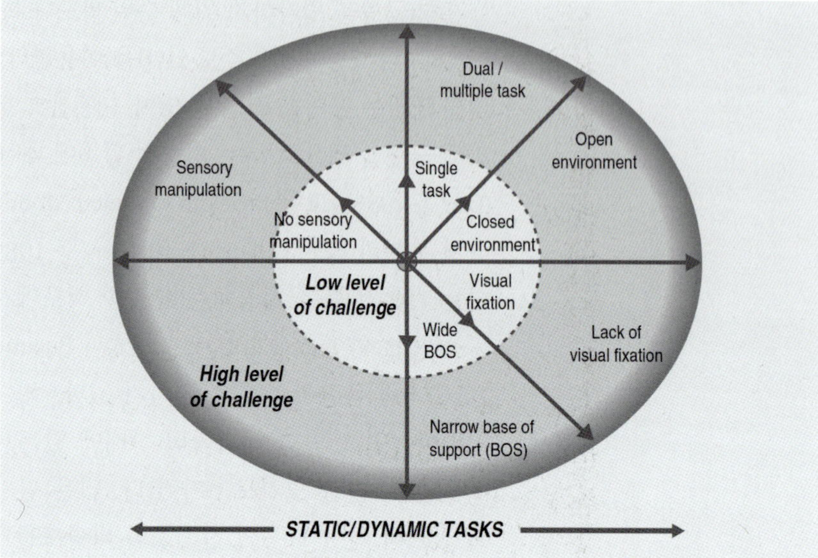

[그림 2-2]

특정과제의 난이도를 등급화하기 위해 균형 평가와 훈련 과정을 조작할 수 있는 영역 (더 어두운 부분은 평가와 훈련이 더 어려운 과제 조건을 나타낸다).

바쁜 치료사들은 평가 요구는 최소화하면서 평가에서 얻을 수 있는 정보를 최대화하려 한다. 균형 평가 도구가 많다는 것도 치료사들이 평가도구를 선택할 때 문제가 될 수 있다. **표 2-3**에 나와 있는 도구들 대부분이 비교적 간단하고 빠르게 시행할 수 있다면, 적절한 검사를 선택하는데 필요하며 영향을 주는 기준은 무엇일까? 치료 접근법을 결정하는데 필요한 충분한 정보를 제공하고 시간 경과에 따라 재평가를 위한 유용한 기준을 제공하는 평가 도구가 있을까? 연속적인 평가가 필요할까?

[표 2-3] 임상적인 균형평가 도구와 건강한 노인과 신경학적 이능장애가 있는 사람들에게서 보고되는 점수

		Scores reported for neurological samples					
Assessment tool	Description of task	Parkinson's disease (PD)	Stroke	Multiple sclerosis (MS)	Polio	Older fallers	Scores reported for healthy older subjects
Functional Reach (Duncan et al 1990)	Bilateral stance task, amount of forward reach measured (cm)	PD fallers – 24 cm PD non-fallers – 30 cm Controls – 34cm (Smithson et al 1998)	End rehabilitation – 22 cm (Hill et al 1996)	MS – 31 cm Controls – 39 cm (Frzovic et al 2000)		Single fallers – 26 cm Multiple fallers – 21cm (Dite and Temple 2002)	Subjects ≥ 70 years Males 33 cm Females 27 cm (Duncan et al 1990)
Timed Up and Go Test (Podsiadlo and Richardson 1991)	Timed task, standing up from a chair, walking 3 m, turning, returning to chair and sitting down (seconds)	17 s (Morris et al 2001)	Average 38 days post stroke, 19.6 s (Salbach et al 2001)			Single fallers – 12.3 s Multiple fallers – 16.7s (Dite and Temple 2002)	Females ≥ 70 years 9.1 s (HIll et al 1999)
Step Test (Hill et al 1996)	Number of completed steps stepping one foot on then off a 7.5 cm block in 15 s	PD faller – 7 steps/15 s PD non-faller – 12 steps/15 s (Morris et al 2000)	End rehabilitation – 6 steps/15 s (Hill et al 1997)	7 steps/15 s (Frzovic et al 2000)		Single fallers – 11 steps/15 s Multiple fallers – 7 steps/15 s (Dite and Temple 2002a)	Subjects ≥ 60 years 16 steps/15 s (Hill et al 1996)

[표 2-3] 계속

Assessment tool	Description of task	Scores reported for neurological samples				Older fallers	Scores reported for healthy older subjects
		Parkinson's disease (PD)	Stroke	Multiple sclerosis (MS)	Polio		
Clinical Test of Sensory Integration of Balance (Shumway-Cook and Horak 1986)	Performance timed up to 30 s on 6 sensory tasks	PD fallers – EO, firm 30 s PD non-fallers – EO, firm 30 s (Morris et al 2000)	Feet 10 cm apart: EO, firm 29 s EC, firm 28 s VC, firm 26 s EO, foam 26 s EC, foam 25 s VC, foam 24 s (Hill et al 1997)		Sway measures recorded: 2 falls: EO, firm 116 mm EC, firm 163 mm 3+ falls: EO, firm 148 mm EC, firm 178 mm (Lord et al 2002)	Feet together Combined score from three foam conditions (max. 30 s/condition) <81 resulted in age-adjusted odds ratio for falling of 8.7 (Di Fabio and Anacker 1996)	Feet together* EO, firm 30 s EC, firm 30 s VC, firm 30 s EO, foam 29 s EC, foam 17 s VC, foam 19 s (Cohen et al 1993)
Berg Balance Scale (Berg et al 1989)	14 balance-related tasks assessed on a five-point ordinal scale (0–4)		Average 38 days post stroke – mean score 47/56 (Salbach et al 2001) Chronic stroke – mean score 41/56 (Duncan et al 1998)		Mean age 51 years – average score 55/56 (Willen et al 2001)	Cut-off score of less than 45 reported to identify high falls risk (Thorbahn and Newton 1996)	Maximum score of 56

Multi-direction Reach Test (Newton 2001)	Bilateral stance task, amount of forwards, backwards and right and left reach measured (cm)			Sample mean age 74 years (Newton 2001) Forwards – 23 cm Backwards – 12 cm Right side – 17 cm Left side – 17 cm
The Four Square Step Test (FSST) (Dite and Temple 2002a)	A test evaluating the time to complete eight sequential steps around a 2 × 2 grid		Single fallers – 12.0 s Multiple fallers – 24 s (Dite and Temple 2002a)	Sample mean age 74 (Dite and Temple 2002a) 8.7 s
The Multiple Tasks Test (Bloem et al 2001)	Eight separate tasks of increasing complexity, administered sequentially (including motor and cognitive dual task)	Patients with PD had significantly more errors than older controls on the motor tasks, increasingly so with increased task complexity (Bloem et al 2001b)		13 older subjects – mean age 62 (Bloem et al 2001b) Assessment involved measurement of errors, defined as hesitations (slowed performance) or blocks (complete cessation). Only 62% performed all motor tasks without any errors. Further research required

EO, eyes open; EC, eyes closed; VC, visual conflict.
*Samples not comprehensively screened, so may underestimate scores for healthy older adults.

입원시설에서 뇌졸중 환자들을 대상으로 균형과 이동 능력에 관한 여러 평가도구를 평가한 한 연구에서는 요인 분석을 통해 전체 변인의 79%를 차지하는 두 가지 요인을 밝혀냈다(Bernhardt 등 1998c). 이 요인은 크게 정적 서기 훈련 과제와 동적 과제로 생각해볼 수 있는데, 동적 과제 또는 동적 두발 서기 과제(뻗기 과제)와 동적 한발 서기 과제(Step test와 보행 측정 도구 포함)가 있다. 이 연구 결과는 평가 도구에 이 세 가지 분류 중 최소한 하나가 포함되어야 함을 제안하고 있다.

그림 2-3은 단 한가지 평가 도구 대신에 여러 가지 균형 측정 도구 사용을 고려할 필요성을 강조하는 추가적인 자료를 제시하고 있다(Hill 1998). **그림 2-3**은 뇌졸중 후 6개월 이상이 경과하여 재활 후 집으로 복귀한 보행 가능 여자 환자 16명을 대상으로 하여 4개의 균형 측정 도구Timed Up and Go, Functional Reach, Step test, Single Limb Stance 점수를 보여준다. 대상자들의 평균 나이는 76.9(5.1)세 였으며 47%가 혼자 살고 1년 사이 평균 한번은 낙상을 경험한 사람들이었다. 각 검사의 점수는 균형 손상이 있는 사람은 제외하고 선별한 12개월 내 낙상을 경험하지 않은 건강한 지역사회 노인 16명의 평균 점수로 표준화하였다(Hill 등 1999). 점수의 표준화는 나이를 맞춘 대상자들의 평균 점수를 100%로 나타낸 것을 말한다. **그림 2-3**의 가장 두드러진 측면은 균형 기능부전 수준은 어떤 균형 측정 도구를 선택하느냐에 따라 다양하다는 점이다. 예를 들어, 두 명의 대상자는 한 발 서기에서 건강한 사람의 평균보다 더 높았다. 그러나 이 대상자들 중 한 명의 걸음검사Step Test 수행력은 표준 점수의 65%였으며, TUG에서는 표준 점수의 125%였다. 만약 이 측정 중 하나만을 사용했다면 균형 기능부전에 대해 다른 해석이 나왔을 것이다. 이 측정의 결과는 '균형에 문제 없음'(한발 서기 검사 점수)부터 '중등도의 균형 수행 손상'(Step Test 점수)까지 다양하였다. 유사한 경우가 파킨슨병을 가진 여성 환자에서도 나타났다(Hill 1998). 이 사례는 특정한 목적을 위해 가장 적절한 검사를 선택하는 것이 중요하다는 것을 강조하고 있다.

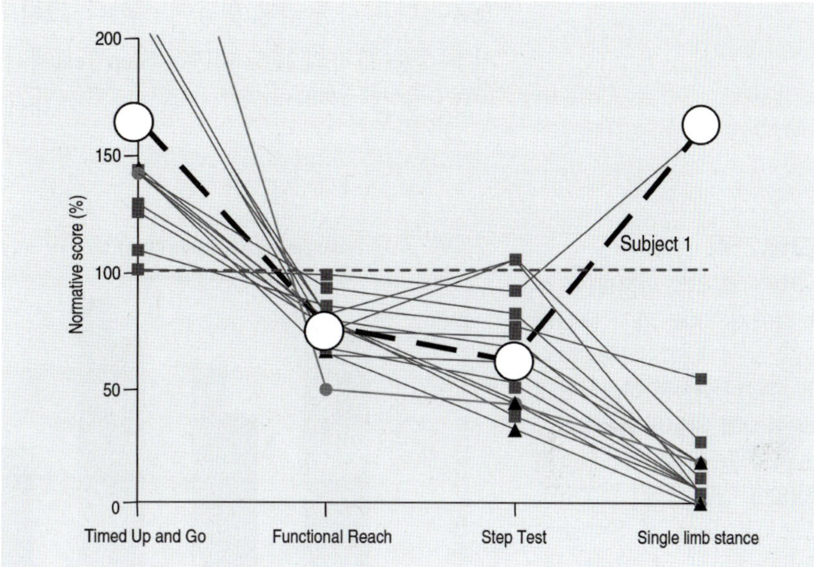

[그림 2-3]
나이를 맞춘 대조군의 평균에 비교한 16명의 뇌졸중 대상자들의 표준화된 점수. 나이를 맞춘 대조군의 평균 점수를 100%로 설정하였다. 대상자 1의 점수(두꺼운 점선과 큰 원)는 각기 다른 검사에서 다른 수행 능력을 보이는 한 사람의 점수를 나타낸다.

균형과 이동성 평가 절차를 선택하는데 영향을 주는 다른 인자는 환자의 기능 수준이다. 몇몇 평가 도구는 천장효과ceiling effect가 있어 중등도 수준의 기능부전이 있는 환자들에게 더 적당한 것으로 보인다. 최고 점수에 도달하면 천정효과가 존재하는 것이지만 더 높은 수준의 수행 능력을 관찰할 수 있는 영역도 있다. **그림 2-4**는 입원 재활 동안의 두 시점에서 균형과 이동과제에 대한 뇌졸중 환자의 수행 능력을 보여준다(Bernhardt 등 1998c). 제시된 자료는 건강한 노인들의 수행 능력에 대한 상대적 점수이다. **그림 2-4**에서 보면 뇌졸중 환자 70% 이상이 뇌졸중 후 16주 시점에서 발을 10 cm 벌린 상태에서 실시한 균형의 감각통합 임상검사Clinical Test of Sensory Integration of Balance(Shumway-Cook과 Horak 1986)의 가장 어려운 부분(시각적 혼란을 주는 돔을 얼굴에 쓰고 고강도의 바닥에 서 있기)에서 최고점인 30점에 도달했음을 알 수 있다. 유사하게, 다른 정적 서 있기 측정step stance(Goldie 등 1990)도 16주 시점에서 수행력 향상을 감별하는데 제한적임을 보여주었다. 경도의 기능부전 수준을 감별하는데 제한점을 가지는(천장효과) 다른 균형 측정도구의 예는 Berg Balance Scale, Clinical Test of Sensory Integration of Balance의 다른 부분, 다른 정적 서 있기 검사, TUG, 그리고 기능적 뻗기 검사처럼 두발로 서서 뻗기 과제 등이다. 높은 수준의 수행 능력 감별 시에 더 민감한 것으로 생각되는 측정도구는 초기 손상 징후와 뇌졸중과 같은 신경학적 병변 이후 잔여 결손이 경도인 경우에 중요하다. 여기에는 Step Test, Four Square Step Test, Multiple Tasks

Test나 다른 다중 과제 활동이 속한다. **그림 2-4**는 뇌졸중 후 16주 시점에서 뇌졸중 환자의 10% 미만은 Step Test에서 건강한 노인들의 평균점수의 1 표준편차[1 standard deviation of the mean score] 내에 있음을 보여준다.

[그림 2-4]

뇌졸중 후 4주 시점과 16주 시점에서, 여러 가지 균형과 이동 능력 측정 시 정상 점수에 도달한 뇌졸중 대상자들의 비율[최대 점수이거나 건강한 노인의 평균점수의 1 표준편차(SD) 내인 경우]. CTSIB, Clinical Test of Sensory Integration of Balance; hemi, hemiplegic(Based on data from Bernhardt 등 1998c, with the permission of physiotherapy Research International).

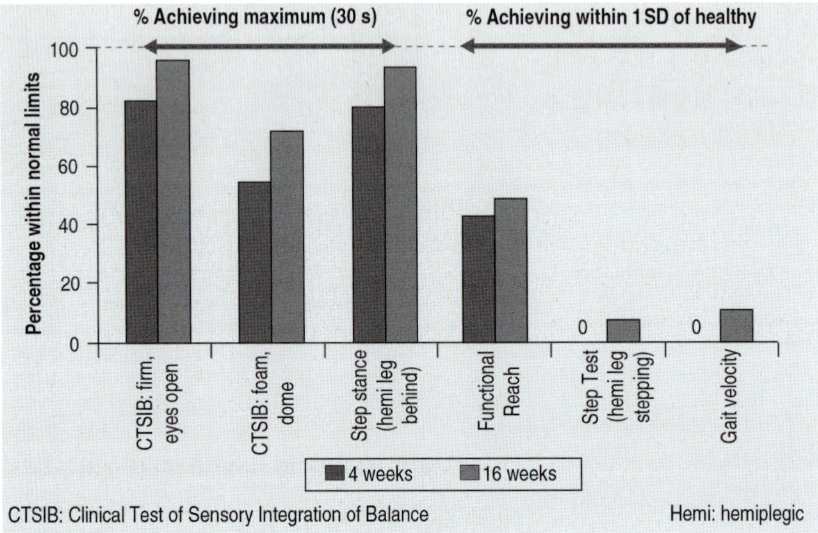

심한 손상이 있는 환자들에서도 측정 시에 비슷한 중요한 문제가 있는데 바로 바닥효과[floor effect]이다. 걸음 검사[Step Test], 사각 걸음 검사[Four Square Step Test], 이중 과제 활동은 도움 없이는 설 수 없는 중증의 뇌졸중 환자들에서는 제한된 값을 가진다. 이 정도의 낮은 수준의 환자들은 대부분 0점(할 수 없음)을 보일 것이며 시간 경과에 따른 변화를 민감하게 규명하는 것도 힘들 것이다. 이런 경우에는 정적 서 있기 과제와 덜 어려운 동적 과제가 수행력 변화를 감지하는데 더 좋을 것이다. 환자가 아주 기능이 좋거나 아주 기능이 나쁘거나 할 때는 수행력 변화를 규명하는 일이 환자와 치료사 모두에게 중요하다.

위에서 서술한 임상 균형 측정은 한 개 이상의 어려운 활동이 통합되어 있는 특정 과제의 수행력에 관한 정보를 제공한다. 그러나 대부분의 경우, 그 과제 수행력을 손상시키는 인자를 밝혀내지 못한다. 수행 능력을 관찰하면 객관적으로 등급을 매기는 것에 도움을 줄 수 있으며 기능부전에 기여하는 몇 가지 잠재적 인자를 찾을 수도 있다. 또한 문제-중심적 평가도 균형 손상보다는 다른 잠재적 기여 인자를 찾는데 필요하다(예, 몸감각 소실, 통증, 움직임 범위 제한).

이중 과제[dual task] 평가는 신경학적 환자들에서 균형이나 이동능력 기능부전을 감별해 낼 수 있는 것으로 알려져 있으며(Bowen 등 2001, Haggard 등 2000, Morris 등 2000), 이중 과제를 추가했을 때, 신경학적 환자들은 대조군에 비해 균형이나 이동 능력에 큰 차이를 보였다(Monis 등 2000, O'Shea 등 2002). 또한 단일 과제에 비해 이중 과제로 평가했을 때, 비낙상자보다는 낙상자들 사이에서 균형 손상이 더 컸다(Marchese 등 2003, Morris 등 2000). 단일 과제 시에 비해 이중 과제에서는 피로도가 증가했다(Marshall 등 1997).

균형과 이동능력 평가 시에 이중 과제를 사용한 임상적 예는 다음과 같다.

- 일어서걷기검사[Timed Up and Go Test, TUG] 또는 보행을 하면서 접시에 각기 다른 물건 옮기기(Bloem 등 2001b, Bond and Morris 2000).
- 정적 서 있기, Step test, 팔 올리기 검사와 같은 균형 검사를 하면서 인지 과제 하기 (Morris 등 2000).
- 보행하는 동안 물건 조작하기(O'Shea 등 2002).
- 보행하면서 이야기 하기(Bowen 등 2001, Lundin-Olsson 등 1997).

이중 과제 수행 능력과 관련된 어려움을 규명하는 일은 재활 프로그램에서 목표로 하는 다른 핵심 영역을 강조하고 있다. 재활 동안 이 문제를 적절하게 고려하지 않는다면 환자들이 집으로 복귀해서 일상적인 과제를 처리할 준비를 시키지 못하는 경우가 초래될 수 있다.

적절한 평가에 기반을 둔 중재

다양한 원인에 의해 신경학적 기능부전을 갖게 된 사람들은 분명 낙상의 위험이 높다. 적절한 평가가 기능적 균형 능력 향상을 위한 치료 항목을 말해줄 수 있을 것이다.

균형 손상을 조기에 파악하면 향상을 위한 중재 프로그램을 조기에 적용할 수 있으며 잠재적 낙상을 방지할 수 있을 것이다. 이는 일반적인 노인들(예를 들어, 가벼운 낙상을 경험한 노인들과 낙상의 위험이 염려되는 노인들), 파킨슨병이나 다발성 경화증과 같은 진행성 신경학적 상태에 있는 사람들이나 다른 신경학적 상태로 인해 약간의 손상을 가진 사람들(예, 중등도의 뇌졸중)에게 중요하다. 천장효과가 없는 측정이 초기 균형 기능부전이나 약간의 기능부전을 결정할 때 유용할 것이다.

조기 균형기능 부전 평가가 도움이 될 것 같은 환자군은 파킨슨병을 진단받은 사람들이다. 진단 시점부터 그 후 수년 동안, 주요 중재방안은 일반적으로 약물이다. 관련 건강 요법은 약물의 효과가 떨어지거나 중등도의 기능 손상이 나타날 때까지 지연된다. 파킨슨병을 진단받은 직후에 환자의 균형, 이동능력, 기능을 종합적으로 평가하면 조기에 기능부전을 규명할 수 있으며 집중적인 치료 프로그램으로 향상될 수 있을 것으로 보인다. 여기에는 자세정렬과 균형을 위한 보조기구, 다른 운동과 활동, 안전, 영양 등이 포함될 수 있다. 도중에 재평가를 실시하면 관리 프로그램에 추가적으로 필요한 세세한 것을 규명할 수 있으며 장기간 동안 수행력이 악화되는 정도를 줄일 수 있다.

균형 훈련 요소를 포함하는 운동은 노인(Gardner 등 2000, Province 등 1995)과 뇌졸중처럼 중등도의 신경학적 기능부전이 있는 사람(Chen 등 2002), 그리고 파킨슨병이 있는 사람들의(Cornelia 등 1994, de Goede 등 2001) 낙상을 줄이고 수행 능력을 향상하는데 효과적이라고 밝혀졌다. 균형의 잠재적 향상을 극대화하는데 필요한 수많은 중요한 원리가 있다. 요약하자면 다음과 같다.

- 균형 시스템에 중등도의 요구를 줄 수 있는 적당한 균형 훈련 수준을 정하라.
- 평가에서 규명한 기여 인자와 특정한 기능 문제에 맞춰진 다양한 훈련 항목을 선택하라.
- 지지면 변화시키기, 더 동적인 과제로 진행하기, 시각적 보조 감소하기, 감각 조작하기, 이중 과제 사용하기 등으로 균형 시스템에 부가되는 복잡성을 증가시키는 것을 생각하라.
- 균형 과제를 기능적 항목과 통합하라.
- 기능적 균형의 필요성을 반영할 수 있는 다양한 열린 환경open and variable environment에서 과제 연습하기.
- 연습의 가변성을 기능적 균형 과제로 통합하라(예, 다양한 속도와 진폭으로 팔 뻗기 또는 발 딛기).
- 관리감독하에서의 훈련과 관리감독이 없는 상태에서의 훈련 기회를 최대화할 수 있는 전략을 사용하라.
- 적절하고 민감도가 있는 측정 도구로 규칙적으로 재평가하여 환자에게 되먹임을 주고 현재 진행 중인 치료 항목을 환자에게 알려라.

물론 재활 프로그램이 다양한 신경학적 상태에 있는 환자들의 균형에 긍정적인 영향을 주고 있지만 여전히 균형 기능부전과 낙상은 주요 문제로 남아 있다. 이런 문제를 더 적절하게 처리하기 위한 재활 항목을 규명하기 위해서는 더 발전된 연구뿐만 아니라 평가와 치료 프로그램도 더 발전할 필요가 있다.

4 결론

평가에 대한 체계적인 접근법을 발달시키는데 있어 중요한 과제는 치료사들이 그 평가를 알고 받아들여 사용하게 하는 것이다. 치료사와 연구자들이 밀접한 관계를 유지하는 것이 중요하다. 이 책에는 다양한 장애를 가진 환자들을 대상으로 실험실-기반 측정에서 얻어낸 정보가 어떻게 임상 실기에 도움을 주는지에 대한 수많은 예가 있다. 우리는 움직임 연구를 하는 사람들이 환자의 움직임 문제를 표현할 때 사용하고 이해하고 있는 공통된 언어를 찾아내야 필요가 있다. 이를 통해 이론적 용어뿐만 아니라 실용적 용어 면에서도 발전이 있다. 물론 실질적 지식(그리고 근거)에 기반을 둔 임상실기를 만들기 위해 우리가 알아야 할 것과 평가에 대한 현재 우리의 지식 사이에는 큰 격차가 존재하지만, 이론과 실기의 성공적인 결합의 예는 많다. 이것의 훌륭한 예가 Carr와 Shepherd의 저서에 나와 있으며, 그들은 새로운 과학적 지식과 임상 실기를 성공적으로 통합시켰다. 결국, 우리가 평가할 것을 선택하는 것은 우리가 가지고 있는 배경 지식에 크게 기초한다. 그리고 우리가 치료하는 것은 우리가 평가한 것에 달려 있다. 이런 이유에서 우리는 중요하다고 평가한 것을 목적으로 하는 훈련이 환자의 기능을 회복하는데 효과적인지를 결정해야 한다. 마지막으로 평가의 중요한 요소를 설명하는 방식은 환자의 움직임 장애를 설명하는데 사용하는 이론적 틀에 크게 좌우한다는 것을 기억해야 한다. 그래서 치료사들은 운동 기능부전에 기여하는 중요하지 않은 인자에서 중요한 인자를 구별하고 중요하지 않은 움직임 특성에서 중요한 특성을 구별해내는데 도움을 주는 연구 결과와 함께 동시대의 운동 조절 이론에 대해 알려주는 연구를 항상 참고해야 한다.

참고문헌

Ada L, Canning C 1990 Key issues in neurological physiotherapy. Butterworth-Heinemann, Oxford.

Allison L, Fuller K 2001 Balance and vestibular disorders, 4th edn. Mosby, St Louis, MO.

Ashbum A, Stack E, Pickering R M et al 2001 A community-dwelling sample of people with Parkinson's disease: characteristics of fallers and non-fallers. Age and Ageing 30(1):47-52.

Atkinson H W 1992 Principles of assessment. In: Downie P A (ed) Cash's textbook of neurology for physiotherapists, 4th edn. Wolf Publishing, London, pp 104-146.

Bate P 1997 Motor control theories-insights for therapists. Physiotherapy 83(8):397-405.

Berg K, Wood-Dauphinee S, Williams J et al 1989 Measuring balance in the elderly: preliminary development of an instrument. Physiotherapy Canada 41:304-311.

Bernhardt J 1998 Observational kinematic assessment of upper limb movement. PhD thesis, La Trobe University, Bundoora, Australia.

Bernhardt J, Bate P, Matyas T 1998a The scene through our eyes: observation experience doesn't matter. Fifth International Congress of the Australian Physiotherapy Association May;179.

Bernhardt J, Bate P J, Matyas T A 1998b Accuracy of observational kinematic assessment of upper-limb movements. Physical Therapy 78:259-270.

Bernhardt J, Ellis P Denisenko S et al 1998c Changes in balance and locomotion measures during rehabilitation following stroke. Physiotherapy Research International 3:109-122.

Bernhardt J, Matyas T, Bate P 2002 Does experience predict observational kinematic assessment accuracy? Physiotherapy Theory and Practice 18(3):141-149.

Bernhardt J, Bate P, Matyas T et al 2003 Important cues for visual assessment of the hemiplegic upper limb: can physiotherapists agree? 14th International World Confederation of Physical Therapy Congress, Barcelona.

Bloem B R, Grimbergen Y A, Cramer M et al 2001a Prospective assessment of falls in Parkinson's disease. Journal of Neurology 248(11):950-958.

Bloem B R, Valkenburg V V, Slabbekoom M et al 2001b The multiple tasks test. Strategies in Parkinson's disease. Experimental Brain Research 137(3-4):478-486.

Bloem B R, Valkenburg V V, Slabbekoom M et al 2001c The Multiple Tasks Test: development and normal strategies. Gait and Posture 14(3):191-202.

Bobath B 1990 Adult hemiplegia: evaluation and treatment, 3rd edn. Heinemann Medical Books, London.

Bond J M, Morris M 2000 Goal-directed secondary motor tasks: their effects on gait in subjects with Parkinson disease. Archives of Physical Medicine and Rehabilitation 81(1): 110-116.

Bond M J, Harris R D, Smith D S et al 1992 An examination of the factor structure of the Frenchay Activities Index. Disability and Rehabilitation 14(1):27-29.

Boucher P, Teasdale N, Courtemanche R et al 1995 Postural stability in diabetic polyneuropathy. Diabetes Care 18:638-645.

Bowen A, Wenman R, Mickelborough J et al 2001 Dual-task effects of talking while walking on velocity and balance following a stroke. Age and Ageing 30(4):319-323.

Brauer S G, Woollacott M, Shumway-Cook A 2001 The interacting effects of cognitive demand and recovery of postural stability in balance-impaired elderly persons. Journal of Gerontology 56(8):M489-496.

Broberg, R A 1991 Functional arm movement: the recovery of motor function following stroke. Proceedings of the Eleventh International Congress of the World Confederation for Physical Therapists, London, UK.

Carr J H, Shepherd R B 1987 A motor relearning programme for stroke, 2nd edn. Butterworth Heinemann, Oxford.

Carr J H, Shepherd R B 1998. Neurological rehabilitation: optimizing motor performance. Butterworth-Heinemann, Woburn, MA.

Carr J, Shepherd R 1990a A motor learning model for rehabilitation of the movement-disabled. Heinemann Medical, Oxford.

Carr J H, Shepherd R B 1990b Physiotherapy in disorders of the brain: a clinical guide. Heinemann Medical Books, London.

Carr J H, Shepherd R B, Nordholm L et al 1985 Investigation of a new motor assessment scale for stroke patients. Physical Therapy 65:175-180.

Carr J H, Shepherd R B, Gordon J et al 1987 Movement science: foundations for physical therapy in rehabilitation. Aspen Publishers, Rockville, MD.

Carr J H, Shepherd R B, Ada L 1995 Spasticity: research findings and implications for intervention. Physiotherapy 81:421-429.

Charlton J L 1992 Motor control considerations for assessment and rehabilitation of movement disorders. In: Summers J J (ed) Approaches to the study of motor control and learning. Elsevier Science, Amsterdam, pp 441-467.

Charlton J 1994 Motor control issues and clinical implications. Physiotherapy Theory and Practice 10:185-190.

Chen I C, Cheng P T, Chen C L et al 2002 Effects of balance training on hemiplegic stroke patients. Chang Gung Medical Journal 25(9):583-590.

Cheng P T, Wu S H, Liaw M Y et al 2001 Symmetrical body-weight distribution training in stroke patients and its effect on fall prevention. Archives of Physical Medicine and Rehabilitation 82(12):1650-1654.

Chieffi S, Gentilucci A, Allport A et al 1993 Study of selective reaching and grasping in a patient with unilateral parietal lesion. Brain 116:1119-1137.

Cirstea MC, Levin MF 2000 Compensatory strategies for reaching in stroke. Brain 123:940-953.

Cohen H, Blatchly C, Gombash L A 1993 Study of the Clinical Test of Sensory Interaction and Balance. Physical Therapy 73:346-351.

Cole B, Finch E, Gowland C et al 1994 Physical rehabilitation outcome measures. Canadian Physiotherapy Association, Toronto.

Cornelia C L, Stebbins G T, Brown-Toms N et al 1994 Physical therapy and Parkinson's disease: a controlled clinical trial. Neurology 44(3 Pt 1): 376-378.

Condron J, Hill K 2002 Reliability and validity of a dual task force platform assessment of balance performance: effect of age, balance impairment and cognitive task. Journal of the American Geriatrics Society 50:157-162.

Craik R L, Oatis C A 1985 Gait assessment in the clinic: issues and approaches. Churchill Livingstone, New York.

Davies P M 1985 Steps to follow: a guide to the treatment of adult hemiplegia. Springer-Verlag, Berlin.

Dean C M, Richards C L, Malouin F 2000 Task-related circuit training improves performance of locomotor tasks in chronic stroke: a randomized, controlled pilot trial. Archives of Physical Medicine and Rehabilitation 81(4):409-417.

Dean C M, Richards C L, Malouin F 2001 Walking speed over 10 metres overestimates locomotor capacity after stroke. Clinical Rehabilitation 15(4):415-421.

Di Fabio R, Anacker S 1996 Identifying fallers in community living elders with a clinical test of sensory integration of balance. European Journal of Physical Medicine and Rehabilitation 6:61-66.

Dite W, Temple V 2002a A clinical test of stepping and change of direction to identify multiple falling older adults. Archives of Physical Medicine and Rehabilitation 83:1566-1571.

Dite W, Temple V 2002b Development of a clinical measure of turning for older adults. American Journal of Physical Medicine and Rehabilitation 81:867-868.

Duncan P, Badke M 1987 Determinants of abnormal motor control. Year Book Medical Publishers, Chicago.

Duncan P, Weiner K, Chandler J et al 1990 Functional Reach: a new clinical measure of balance. Journal of Gerontology 45:M192-197.

Duncan P, Richards L, Wallace D et al 1998 A randomised, controlled pilot study of a home-based exercise program for individuals with mild and moderate stroke. Stroke 29:2055-2060.

Eastlack M, Arvidson J, Snyder-Mackler L et al 1991 Interrater reliability of videotaped observational gait-analysis assessment. Physical Therapy 71:465-472.

Fisk J D, Goodale M A 1988 The effects of unilateral brain damage on visually guided reaching: hemispheric differences in the nature of the deficit. Experimental Brain Research 72:425-435.

Forster A, Young J 1995 Incidence and consequences of falls due to stroke: a systematic inquiry. British Medical Journal 311:83-86.

Friedman P, Richmond D, Baskett J 1988 A prospective trial of serial gait speed as a measure of rehabilitation in the elderly. Age and Ageing 17:227-235.

Frzovic D, Morris M E, Vowels L 2000 Clinical tests of standing balance: performance of persons with multiple sclerosis. Archives of Physical Medicine and Rehabilitation 81(2):215-221.

Gardner M M, Robertson M C, Campbell A J 2000 Exercise in preventing falls and fall related injuries in older people: a review of randomised controlled trials. British Journal of Sports Medicine 34(1):7-17.

Gentile A M 1987 Skill acquisition: action, movement, and neuromotor processes. In: Carr J H, Shepherd R B (eds) Movement science: foundations for physical therapy in rehabilitation. Aspen Publishers, Rockville, MD, pp 93-154.

de Goede C J, Keus S H, Kwakkel G et al 2001 The effects of physical therapy in Parkinson's disease: a research synthesis. Archives of Physical Medicine and Rehabilitation 82(4):509-515.

Goldie P, Matyas T, Spencer K et al 1990 Postural control in standing following stroke: test-retest reliability of some quantitative clinical tests. Physical Therapy 70:234-243.

Goodale M A, Milner A D, Jakobson L S et al 1990 Kinematic analysis of limb movements in neuropsychological research: subtle deficits and recovery of function. Canadian Journal of Psychology 44(2):180-195.

Granger C, Cotter A, Hamilton B et al 1993 Functional assessment scales: a study of persons after stroke. Archives of Physical Medicine and Rehabilitation 74:133-138.

Guyatt G H, Sullivan M J, Thompson P J et al 1985 The 6-minute walk: a new measure of exercise capacity in patients with chronic heart failure. Canadian Medical Association Journal 132(8):919-923.

Haggard P, Cockbum J, Cock J et al 2000 Interference between gait and cognitive tasks in a rehabilitating neurological population. Journal of Neurology, Neurosurgery and Psychiatry 69(4):479-486.

Hamilton B, Granger C 1994 Disability outcomes following inpatient rehabilitation for stroke. Physical Therapy 74:494-503.

Hawthorne G, Richardson J, Osbome R 1999 The Assessment of Quality of Life (AQoL) instrument: a psychometric measure of health-related quality of life. Quality of Life Research 8(3):209-224.

Herbert R, Moore S, Moseley A et al 1993 Making inferences about muscle forces from clinical observations. Australian Journal of Physiotherapy 39:195-201.

Herdman S J, Blatt P, Schubert M C et al 2000 Falls in patients with vestibular deficits. American Journal of Otolaryngology 21(6):847-851.

Higgins J R, Higgins S 1995 The acquisition of locomotor skill. Mosby Year Book, St Louis, MO.

Hill K 1998 Studies of balance in older people. PhD thesis, University of Melbourne.

Hill K, Stinson A A pilot study of falls, fear of falling, activity level and falls prevention actions in older people with polio. Ageing: Clinical and Experimental Gerontology 16:126-131.

Hill K, Bernhardt J, McGann A et al 1996 A new test of dynamic standing balance for stroke patients: reliability, validity and comparisons with healthy elderly. Physiotherapy Canada 48:257-262.

Hill K, Ellis P, Bernhardt J et al 1997 Balance and mobility outcomes for stroke patients: a comprehensive audit. Australian Journal of Physiotherapy 43:173-180.

Hill K, Schwarz J, Flicker L et al 1999 Falls among healthy community dwelling older women: a prospective study of frequency, circumstances, consequences and prediction accuracy. Australian and New Zealand Journal of Public Health 23:41-48.

Hill K, Miller K, Denisenko S et al 2001 Manual for clinical outcome measurement in adult neurological physiotherapy. Australian Physiotherapy Association (Neurology Special Group), Melbourne.

Holden M K, Gill K M, Magliozzi M R 1986 Gait assessment for neurologically impaired patients. Standards for outcome assessment. Physical Therapy 66:1530-1539.

Huxham F, Goldie P, Patla A 2001 Theoretical considerations in balance assessment. Australian Journal of Physiotherapy 47:89-100.

Hyndman D, Ashbum A, Stack E 2002 Fall events among people with stroke living in the community: circumstances of falls and characteristics of fallers. Archives of Physical Medicine and Rehabilitation 83(2): 165-170.

Jeng S, Schenkman M, O'Riley Pet al 1990 Reliability of a clinical kinematic assessment of the sit-to-stand movement. Physical Therapy 70:512-520.

Jones R G, Donaldson I M, Parkin P J 1989 Impairment and recovery of ipsilateral sensory-motor function following unilateral cerebral infarction. Brain 112:113-132.

Kantner R M, Rubin A M, Armstrong C W et al 1991 Stabilometry in balance assessment of dizzy and normal subjects. American Journal of Otolaryngology 12(4): 196-204.

Karnath H, Dick H, Konczak J 1997 Kinematics of goal-directed arm movements in neglect: control of hand in space. Neuropsychologia 35:435-444.

Keshner E A 1991 Commentary. Physical Therapy 71(11):828-829.

Kurtzke J 1983 Rating neurologic impairment in multiple sclerosis: an expanded disability status scale (EDSS). Neurology 33:1444-1452.

Langhome P, Stott D, Robertson L et al 2000 Medical complications after stroke: a multicenter study. Stroke 31:1223-1229.

Levin M F 1996 Interjoint coordination during pointing movements is disrupted in spastic hemiparesis. Brain 119:281-293.

Lord S R, Allen G M, Williams P et al 2002 Risk of falling: predictors based on reduced strength in persons previously affected by polio. Archives of Physical Medicine and Rehabilitation 83(6):757-763.

Lough S 1987 Visual control of arm movement in the stroke patient. International Journal of Rehabilitation Research 10:113-119.

Lough S, Wing A M, Fraser C et al 1984 Measurement of recovery of function in the hemiplegic upper limb following stroke: A preliminary report. Human Movement Science 3:247-256.

Lundin-Olsson L, Nyberg L, Gustafson Y 1997 'Stops walking when talking' as a predictor of falls in elderly people. Lancet 349:617.

Lynch M, Grisogono V 1991 Strokes and head injuries: a guide for patients, families, friends and carers. John Murray, London.

McGinley J L, Goldie P A, Greenwood K M et al 2003 Accuracy and reliability of observational gait analysis data: judgments of push-off in gait after stroke. Physical Therapy 83(2): 146-160.

Malouin F 1995 Observational gait analysis. In: Craik R L, Oatis C A (eds) Gait analysis: theory and applications. Mosby Year Book, St Louis, MO, pp 112-124.

Marchese R, Bove M, Abbruzzese G 2003 Effect of cognitive and motor tasks on postural stability in Parkinson's disease: a posturographic study. Movement Disorders 18(6):652-658.

Marshall S C, Grinnell D, Heisel B et al 1997 Attentional deficits in stroke patients: a visual dual task experiment. Archives of Physical Medicine and Rehabilitation 78(1):7-12.

Maylor E, Wing A 1996 Age differences in postural stability are increased by additional cognitive demands. Journal of Gerontology 51B:P143-154.

Means K, Rodell D, Sullivan P 1996 Use of an obstacle course to assess balance and mobility in the elderly. American Journal of Physical Medicine and Rehabilitation 75:88-95.

Morgan P 1994 The relationship between sitting balance and mobility outcome in stroke. Australian Journal of Physiotherapy 40(2):91-96.

Morris M, Iansek R, Smithson F et al 2000 Postural instability in Parkinson's disease: a comparison with and without a concurrent task. Gait and Posture 12:205-216.

Morris S, Morris M E, Iansek R 2001 Reliability of measurements obtained with the Timed 'Up and Go' test in people with Parkinson disease. Physical Therapy 81(2):810-818.

Mulder T, Pauwels F, Nienhuis B 1995 Motor recovery following stroke: towards a disability-orientated assessment of motor dysfunction. Churchill Livingstone, Edinburgh.

Murray K, Hill K, Carroll S 2001 Relationship between change in balance and self-reported handicap following a course of vestibular rehabilitation therapy. Physiotherapy Research International 6:251-263.

Nashner L 1993 Practical biomechanics and physiology of balance. In: Jacobson G, Newman C, Kartush J (eds) Handbook of balance function testing. Mosby Year Book, St Louis, MO, pp 61-79.

Newton R A 2001 Validity of the multi-directional reach test: a practical measure for limits of stability in older adults. Journal of Gerontology 56(4):M248-252.

O'Shea S, Morris M E, Iansek R 2002 Dual task interference during gait in people with Parkinson disease: effects of motor versus cognitive secondary tasks. Physical Therapy 82(9):888-897.

Patla A E, Clouse S D 1988 Visual assessment of human gait: reliability and validity. Rehabilitation Research (October) 87-96.

Pavlova M, Staudt M, Sokolov A et al 2003 Perception and production of biological movement in patients with early periventricular brain lesions. Brain 126:692-701.

Perry J 1992 Gait analysis: normal and pathological function. McGraw-Hill, New York.

Podsiadlo D, Richardson S 1991 The timed 'Up and Go': a test of basic functional mobility for frail elderly persons. Journal of the American Geriatrics Society 39:142-148.

Province M, Hadley E, Hombrook M et al 1995 The effects of exercise on falls in elderly patients: a preplanned meta-analysis of the FICSIT trials. Journal of the American Medical Association 273:1341-1347.

Richards M, Marder K, Cote L et al 1994 Interrater reliability of the Unified Parkinson's Disease Rating Scale motor examination. Movement Disorders 9:89-91.

Rothstein J M 1985 Measurement and clinical practice: theory and application. Churchill Livingstone, Broadway, NY.

Salbach N M, Mayo N E, Higgins J et al 2001 Responsiveness and predictability of gait speed and other disability measures in acute stroke. Archives of Physical Medicine and Rehabilitation 82(9):1204-1212.

Saleh M, Murdoch G 1985 In defense of gait analysis. Journal of Joint and Bone Surgery 67B(2):237-241.

Sawner K A, La Vigne J M 1992 Brunnstrom's movement therapy in hemiplegia: a neurophysiological approach. J B Lippincott, Philadelphia.

Scandalis T A, Bosak A, Berliner J C et al 2001 Resistance training and gait function in patients with Parkinson's disease. American Journal of Physical Medicine and Rehabilitation 80(1):38-43; quiz 44-46.

Scroggie G 1998 An investigation into the kinematic characteristics of upper limb segments of stroke patients performing an object transport task. Honours thesis, LaTrobe University, Bundoora, Australia.

Shumway-Cook A, Horak F 1986 Assessing the influence of sensory interaction on balance: suggestion from the field. Physical Therapy 66:1548-1550.

Simeonsson R J, Lollar D, Hollowell J et al 2000 Revision of the International Classification of Impairments, Disabilities, and Handicaps: developmental issues. Journal of Clinical Epidemiology 53(2): 113-124.

Smidt G 1974 Methods of studying gait. Physical Therapy 54:13-17.

Smith A 1990 The measurement of human motor performance. Butterworth-Heinemann, Oxford.

Smithson F, Morris M, Iansek R 1998 Performance on clinical tests of balance in Parkinson's disease. Physical Therapy 78:577-592.

Spencer K, Goldie P, Matyas T 1992 Criterion-related validity of visual assessment of the temporal symmetry of hemiplegic gait. In: Proceedings of the Australian Physiotherapy Association National Congress, p 68.

Stack E, Ashbum A 1999 Fall events described by people with Parkinson's disease: implications for clinical interviewing and the research agenda. Physiotherapy Research International 4(3): 190-200.

Teasell R, McRae M, Foley N 2002 The incidence and consequences of falls in stroke patients during inpatient rehabilitation: factors associated with high risk. Archives of Physical Medicine and Rehabilitation 83(3):329-333.

Thomas S A 1989 Clinical decision making. In: King N, Remenyi A G (eds) Psychology for the health sciences. Nelson-Wadsworth, Melbourne, pp 163-170.

Thorbahn L D, Newton R A 1996 Use of the Berg Balance Test to predict falls in elderly persons. Physical Therapy 76(6):576-583; discussion 584-585.

Tinetti M 1986 Performance-oriented assessment of mobility problems in elderly patients. Journal of the American Geriatrics Society 34:119-126.

Trombly C A 1993 Observations of improvement of reaching in five subjects with left hemiparesis. Journal of Neurology, Neurosurgery and Psychiatry 56(1):40-45.

Tyson S, DeSouza L 2003 A clinical model for the assessment of posture and balance in people with stroke. Disability and Rehabilitation 25:120-126.

Vanclay F 1991 Functional outcome measures in stroke rehabilitation. Stroke 22:105-108.

Vertesi A, Darzins P, Lowe S et al 2000 Development ofthe Handicap Assessment and Resource Tool (HART). Canadian Journal of Occupational Therapy 67(2):120-127.

van Vliet P M, Turton A 2001 Directions in retraining reaching. Criticial Reviews in Physical and Rehabilitation Medicine 13(4):313-338.

van Vliet P, Kerwin D G, Sheridan M R et al 1995a Study of reaching movements in stroke patients. In: Harrsion M (ed) Physiotherapy in stroke management. Churchill Livingstone, Edinburgh, pp 183-191.

van Vliet P, Sheridan M, Kerwin D G et al 1995b The influence of functional goals on the kinematics of reaching following stroke. Neurology Report 19(1):11-16.

Wade D T 1992 Measurement in neurological rehabilitation. Oxford University Press, Oxford.

Willen C, Sunnerhagen K S, Grimby G 2001 Dynamic water exercise in individuals with late poliomyelitis. Archives of Physical Medicinc and Rehabilitation 82(1):66-72.

Wing A M, Lough S, Turton A et al 1990 Recovery of elbow function in voluntary positioning of the hand following hemiplegia due to stroke. Journal of Neurology, Neurosurgery and Psychiatry 53:126-134.

Wu C, Trombly C A, Lin K et al 2000 A kinematic study of contextual effects on reaching performance in persons with and without stroke: influences of object availability. Archives of Physical Medicine and Rehabilitation 81:95-101.

Yardley L, Beech S, Zander L et al 1998 A randomized controlled trial of exercise therapy for dizziness and vertigo in primary care. British Journal of General Practice 48(429):1136-1140.

제3장

유아의 운동 수행 측정을 위한 연구

THE QUEST FOR MEASUREMENT OF INFANT MOTOR PERFORMANCE

학습목표

1 평가의 원리
2 가역성, 중재와 측정
3 유아의 운동 수행에 효과적인 측정 방법의 기원
4 TIMP 항목의 발달 : 구성과 구성 타당도
5 TIMP의 예측 타당도
6 임상에서의 적용
7 과학적인 검사에 기초한 재활 이론들
8 감사의 글

1 평가의 원리

영상기법으로 뇌손상의 증거를 제시하여도 뇌성마비cerebral palsy, CP의 징후를 확실하게 인지할 수 없기 때문에 많은 아동들의 진단과 물리치료 제공에 장기간 지연을 가져온다. 뇌성마비 아동들은 대개 9~12개월쯤, 아동들이 서기와 보행을 하지 못할 때 진단과 치료를 받는다(Weindling 등 1996). 이러한 상황은 손상 후 9~12개월 동안 치료를 받지 않은 외상성 뇌손상이나 뇌졸중을 가진 성인과 유사하다. 그러나 실제로 이러한 사항은 초기 유아에서 정상적인 상태의 뇌는 빠르게 발달하고 있기 때문에 동등하게 비교할 수 있는 상황이 아니다. 유아의 뇌에 대해 잘 알려진 가역성에서 보면, 최대한 회복을 촉진시킬 수 있는 최적의 기간이 완전히 없어진다. 결과적으로 우리는 뇌성마비 아동의 일상 삶에서 손상impairment과 장애disability를 제한할 수 있는 것이 무엇인지를 알지 못한다.

2 가역성, 중재와 측정

> ... 최적의 기능을 회복하도록 환자를 돕는데 효과적인 재활(물리치료를 포함하는)을 위해, 손상된 팔다리의 집중적인 사용방법과 과제 지향적인 경험 및 훈련 제공을 더욱더 강조해야 할 필요가 있다. 신경계의 재조직화가 사용양상을 반영한다는 많은 증거가 있다(Carr와 Shepherd 1998, p.3).

비록 Carr와 Shepherd가 주로 성인의 신경계 회복을 증대시키는데 이용 가능한 가역성에 대해 서술하였지만, 나는 뇌손상의 성공적인 치료는 재활을 시작하고 진행할 때 근육계의 통합을 유지하면서 과제 특이성 상황에 적응하기 위한 체계 촉구를 포함하는 그들의 의견에 전적으로 동의한다. 물론, 신경근계 발달의 손상인 경우, 유아들은 운동 양상을 학습하고 그들이 경험하지 못했던 방법으로 중력을 이겨내는데 도움을 받아야 한다. 나는 임상생활 동안 뇌성마비 아동과 그 가족들이 함께 하면서, 그리고 신경 가역성의 놀라운 잠재력을 알기 위해 신경학자로서 연구하면서, 뇌성마비의 늦은 진단과 치료가 가능성의 기회를 상실시킨다는 것을 느꼈고 이 상황을 변화시키는데 나의 경력을 쏟아왔다. 효과 있는 변화를 위해 (1) 가능한 한 빨리 뇌성마비 아동을 알아내기, (2) 초기와 늦은 중재의 효율성(또는 그것에 관한)을 증명하기 위한 연구 촉진을 위해 신뢰할 수 있는 진단적 검사가 필요하다. 비록, 이론적으로 초기의 뇌 가역성은 신생아의 뇌손상 결과를 좋게 하기 위해 치료할 기회를 제공하지만, 치료중재 동안 뇌성마비 아동들의 궁극적인 장애 수준을 낮출 수 있는 결정적인 기간이 존재하는지 어떤지는 알려져 있지 않다.

> 많은 치료사와 임상의들은 뇌졸중과 같은 급성 손상 후 주요 장애가 강직spasticity이라고 믿기 때문에 근긴장 평가를 중요시한다. 그러나, 이러한 견해는 임상에서 사용하기에 적합한 어떤 객관적인 측정의 발달을 가져오지 못했다(Wade 1992, Carr와 Shepherd 1998, p.55 인용함).

여러 해 동안 나는 뇌성마비에서의 병태생리와 손상에 대하여 이용 가능한 정보를 연구했고 반사와 자세 긴장의 평가가 증후의 두드러진 요인들이기 때문에 초기 진단의 열쇠라고 믿었다. 신생아 집중관리실Neonatal Intensive Care Units, NICUs의 설립으로, 나는 저산소-허혈성hypoxic-ischaemic이나 출혈로 인해 중추신경계의 기능장애 위험이 있는 어린 아이들을 검사했다. 그 결과, 나는 비정상적인 긴장과 반사가 생후 처음 1년 동안 믿어지지 않을 만큼 관찰된다는 것을 다른 사람들과 함께 실감하였고, 그것의 일시적인 특성 때문에 예상했던 것보다 예측성이 낮았다. 나는 또한 비정상적인 긴장이 아마도 초기 유아에서 관찰할 수 있는 근본적인 장애가 아니고 본래의 중추신경계 기능장애에 대한 발달적인 적응인 것으로 믿어졌다. 손상된 자세와 운동의 다른 평가가 뇌성마비의 초기 징후의 특징을 알아내는데 필요하다.

3 유아의 운동 수행에 효과적인 측정 방법의 기원

> 평가는 많은 책임을 수반한다. 치료사들은 의료 동료들과 환자들에서 대답이 필요한 질문이 무엇인지 주의 깊게 고려해야 한다(Carr와 Sheperd 1998, p.62).

이 장에서는 다음의 질문에 대한 답변으로 유아의 운동 수행 검사Test of Infant Motor Performance, TIMT 도구의 발달 경로를 설명하였다:

1. 초기 유아에서 지연된 발달을 어떻게 알아낼 수 있고 중추신경계 기능 장애의 특정한 증거를 어떻게 자료화 할 수 있는가?(평가적 또는 진단적인 측정)
2. 기능적인 운동 수행과 자세 조절을 향상시키기 위한 치료 목표를 어떻게 결정할 수 있는가?(처방적인 측정)
3. 이용하는 특별한 치료 전략에 관계 없이, 기능적인 운동 수행을 향상시키기 위한 물리치료의 효과를 어떻게 양적으로 표시할 수 있는가?(치료결과의 측정)

Carr와 Shepherd가 주장했던 것처럼, 치료사는 기능적인 제한점을 측정하기 위한 정확한 도구가 있어야 하고 과학에 기초한 치료 중재 이론의 가치를 검사하기 위해 경과progress를 평가해야 한다.

물리치료사들은 질적으로 손상된 운동이 뇌성마비의 특징이라고 오랫동안 이해해 왔지만 측정 가능한 방법에서 그것의 특징을 설명하지 못했다. 1982년에 나는 조기출산 유아들과 내가 치료하고 있는 심각한 주산기의 의학적 합병증이 있는 유아들에서 자세와 운동 특징을 기록하기 위해 36개 항목으로 된 비정상적/미성숙한 운동 반응 목록Checklist of Abnormal/Immature Motor Responses을 고안했다. 관찰적인 범주로는 비정상적인 행위 목록(양성 징후)과 발달하지 못한 행위(음성 징후)를 포함한다. 여기에는 머리 조절, 안구 운동 조절, 자세 긴장, 운동 결핍이나 비대칭성, 자세 비정상(가위 형태scissoring, 넙다리뒤근 단축, 어깨뼈 모음, 활모양 강직 등), 성장, 신경계 반응[놀람, 클로누스clonus, 비대칭성 목반사], 항중력 활동(부족한 체중지지, 지지하여 앉은 자세에서 과도한 몸통굽힘, 엉덩관절 벌림의 결손 등)의 다양한 형태가 포함된다. 관찰해야 할 행위의 선택은 뇌성마비로 발달하는 유아들에서의 특징이 신체 중앙에 머리를 유지할 수 있는 능력 및 항중력 활동을 할 수 있는 능력과 같은 요인이 부족하다는 생각에 기초했다.

그 당시에, 유능한 물리치료사이자 신경발달치료 교육자인 Gay Girolami가 채플 힐Chapel Hill에 있는 노스 캐롤라이나North Carolina 대학에서 자신의 석사학위를 나와 함께 하기 위해서 왔다. 스위스에서 Mary Quinton에게 뇌성마비 유아의 치료를 훈련받고 있던 그녀는 재태기간 34주에서 비정상적인 반사의 출현으로 중추신경계의 기능장애 위험에 있는 미성숙한 유아들의 자세 조절을 촉진하는데 있어서 신경발달치료의 효율성을 평가하기로 하였다. 이 일을 하기 위해서는 신경발달치료의 효과에 감응하기 쉬운 신뢰할 수 있는 평가 도구를 찾아내야 했다.

Girolami는 자신의 연구 결과를 측정하기 위해 그 당시에 이용할 수 있는 신생아의 행위적인 체제의 몇 가지 표준화된 검사 중 브라질신생아행동평가척도Brazelton Neonatal Behavioral Assessment Scale, NBAS(Brazelton 1973)을 선택하였지만 NBAS가 자세적 조절에서 예상되는 증진에 대해 정확히 알아내지 못할 것 같다고 믿었기 때문에 그녀는 보완운동검사Supplemental Motor Test, SMT를 개발했다. Girolami는 내가 만든 목록 중 점수화된 자발적인 자세와 운동 항목을 나누어 몇 가지를 이용하고, 손 기능과 골반 들림과 같은 동작을 평가하기 위해 좀 더 나뉘어진 관찰된 항목을 첨가하고, 비대칭성 목반사를 점수화하기 위한 방법을 고안하여 0~4점 등급 점수를 사용하여 머리와 몸통 조절을 평가하기 위해 새로운 항목을 개발했다. 소규모의 조절된 임상시험에서, 재태기간이 거의 37주 된 고위험 조기 출산 유아들에게 7~17일 동안 하루에 2회씩 치료하여 SMT를 사용하여 자세 조절을 평가했을 때, SMT는 신경발달치료의 효과에 대해 믿을 수 없을 정도로 반응적이었고, 더구나 위약placebo 치료한 조기출산 대조군에서의 자세 조절보다는 정상적인 재태기간의 대조군 유아들의 자세 조절만큼 자세 조절을 더 잘한다는 것을 보였다(Girolami와 Campbell 1994).

이 연구는 NICU에서 시행한 신경발달치료가 고위험 조기출산 유아들의 자세 조절을 향상시킬 수 있었다는 것을 처음으로 증명한 것이었고, Girolami가 고안한 민감성 검사sensitive test가 치료 결과를 측정하는데 유용하고, 또한 초기 유아에서 치료 시작의 선행조건인 지연된 자세 조절의 발달을 진단하는 하나의 방법이 될 것이라고 제안했다. 더 많은 발달로, SMT는 4개월 이하의 유아들을 위한 기능적인 운동 척도인 유아의 운동 수행 검사Test of Infant Motor Performance, TIMP로 발달했다.

다른 연구자들은 다양한 방법으로 운동의 질적인 면을 평가하기 시작했다. 예를 들어, 유아운동평가Movement Assessment of Infants, MAI는 4개월과 8개월에서 반사, 자세적 긴장, 자발적인 운동과 자세에 기초한 하나의 진단적 측정임을 보였다; 4개월에서 MAI는 78% 특이성과 83%의 민감도를 보고했다(Swanson 등 1992). 후에, Prechtl과 그의 동료들이 주도한 고위험 유아들의 장기적인 영상비디오 관찰은 운동 동안 경련을 일으키는 증후의 유일한 진단적 가치로 인식하기에 이르렀고 운동의 질적인 측면을 발달시키지 못하는 것을 '안절부절못하는 것'fidgety으로 불렀다. 포괄적인 운동General Movement, GM 평가는 생리연령post-menstrual age 60주 전에 뇌성마비 진단을 위한 평가 연령에 따라 100%의 민감성과 92.5~100%의 특이성을 증명하였다(Ferrari 등 2002). 효과적인 치료를 위한 초기 진단과 검사의 문제가 첫 번째로 나타났다. 비록 그것의 양면적인 특성(정상 대 비정상으로서의 운동 진단) 때문에, GM 평가는 치료의 효과를 반영하지 못하거나 치료 목표를 결정하는데 도움이 될 것 같지 않지만, GM 평가는 개별적인 것을 알아내는데 사용할 수 있고, 뿐만 아니라 유아들이 구르기, 앉기, 기기나 걷기를 학습하지 못하는 것을 나타내기 전에 뇌성마비를 가지기 쉬운 유아들을 알아내는데 사용할 수 있다. GM 평가를 사용하여 3~4개월쯤 높은 신뢰성으로 뇌성마비 발달을 예측하는 것이 가능하다.

Prechtl 등이 초기 유아의 반복적인 검사를 통해 뇌성마비를 빨리 알아내는 진단적인 도구로서 GM 평가를 개발했던 당시에, Thelen에 의해 이끌어진 운동 발달에 대한 많은 관심은 정상적으로 발달하는 유아들에서 유아의 운동 수행에 대한 새로운 통찰을 일으켰다(Thelen 등 1987, Thelen

과 Smith 1994, Thelen 1995). 운동 발달 과정 연구를 지도하기 위한 역동적인 시스템 이론dynamic systems theory을 사용하여, Thelen과 그의 동료들은 다양한 독창적인 시험을 통해 운동 행위의 성숙이 원시적인 반사의 억제, 머리에서 다리로, 몸쪽에서 먼쪽으로의 발달과 유일한 운동 발달의 결정인자로서의 뇌에 기초한다고 오랫동안 유지된 믿음이 사실일 것 같지 않다는 것을 보였다(Thelen과 Fisher 1982, Thelen 1995). 비록 초기의 TIMP 발달이 임상 지식과 관찰에 기초하여 경험적으로 수행되었지만, 계속된 검사 발달로서 역동적인 체계 이론과 연구 결과를 검사의 과정 및 발전 내용을 통해 알리게 되었다.

> ... 결과를 평가하기 위한 효과적인 측정이 있고 ... 임상가들은 측정에 동의해야 하고, 평소에 신뢰성 있게 자료를 모으고, 평가의 결과대로 행동해야 한다. 그럼에도 불구하고, 완전한 척도를 찾기 위한 연구에서 임상가들은 자신들의 특정한 관심분야에서만 새로운 기능적인 척도를 발달시키고 있다... 그리고 이러한 풍토에서 실제로 환자의 수행을 평가하기 위해 이용 가능한 검사를 사용하는 것보다 신뢰성과 타당도의 계속된 검사에서 더 많은 시간과 돈이 쓰여질 것이다(Carr와 Shepherd 1998, p.63).

여기서 나는 Carr와 Shepherd의 이 말에 대해 정중히 반대한다. 이 장의 나머지 부분에서는, SMT에서 시작하여 TIMP의 발전과 검증 과정을 설명하면서, 소아 재활에서 사용될 새로운 기능적 운동 수행 진단 검사를 검증하기 위해 나와 내 동료들이 15년 이상과 100만 달러 이상의 자원을 투입한 가치를 입증하기를 기대한다.

4 TIMP 항목의 발달: 구성과 구성 타당도

SMT가 NICU에서 신경발달치료의 효과에 감응적이라는 것이 증명된 이후로, 나는 그 검사가 유아들의 초기 치료에 사용하기 위해 진단적이고, 처방적이고, 반응적인 측정으로 더 많이 발달하기를 희망했다. 1990년에, 내가 속해 있는 팀의 일원인, 물리치료사 Gay Girolami와 Thubi Kolobe 그리고 작업치료사 Beth Osten과 Maureen Lenke가 참여하였다. Girolami의 SMT는 원래 재태 연령에서의 자세와 반사 발달을 평가하기 위해 고안되었기 때문에, 제일 먼저 더 넓은 연령 범위를 포함하기 위한 항목 구성의 확장과 신체 모든 부분, 즉 생후 처음 몇 개월의 주요한 발달 지표인 머리 조절과 또한 팔, 다리 및 몸통 조절에서의 자세 조절을 반영하는 항목의 확장에 집중했다.

임상 경험과 문헌 고찰에 기초하여, 새로운 항목을 기고한 각 검사의 개발자들이 이전의 SMT 항목을 개정하거나 비정상적/미성숙한 운동 반응 목록에 있는 행위에 대해 등급화된 척도를 개발하여 개정한 검사의 연령 범위는 재태기간 32주에서 만기출산 후 13.5주였다. SMT는 원래 15개로 나뉜 관찰된 항목(유아의 자발적인 운동에 기초하여 점수화하는)과 28개의 유발된 항목(다양한 자세에 놓여있을 때나 관심 갖는 시선이나 소리로 자극되는 유아의 반응을 반영하는 리커드형 척도로 점수화함)을 포함했다. 유아의 운동수행 검사(Test of Infant Motor Performance, TIMP)라고 다시 이름을 붙인 검사는 22개(그 다음엔 27개)의 관찰된 항목과 30개의 유발된 항목으로 되어 있다. 추가 사항으로 손가락, 손목, 발목의 선택적인 운동을 평가하는 관찰된 항목, 그리고 외측 정위 반응, 목과 몸통 회전, 기기 운동, 매달려 엎드린 자세 및 선 자세에서의 항중력 반응, 눈위에 천을 놓을 때의 방어적인 반응을 평가하는 좀 더 유발된 항목을 포함했다. ATNR 측정 항목은 Girolami의 연구에서 독립적인 관찰자들에 의해 신뢰성 있게 평가되지 않았다는 것이 증명되었기 때문에 삭제되었다.

TIMP의 변형 2(TIMT version 2, TIMT V.2)는 전문가적인 판단에 기초한 만족스런 타당도, 평가자의 신뢰도(Osten, 발표되지 않은 연구, 1993), 연령 증가에 따른 반응성 검사와 타당도의 비례축소 특성(scaling properties)을 연구하는데 사용되었다. 라쉬 분석(Rasch psychometric analysis)은 다음을 평가하는데 사용했다:

1. 각 항목의 난이도 즉, 각기 다양한 능력(또는 연령들)의 아기들이 여러 가지 활동을 수행하는데 얼마나 성공할 수 있는지;
2. 구성 타당도 즉, 항목이 일상생활에서의 기능적인 수행을 위해 필요한 자세적 그리고 선택적인 운동 조절 같은 비슷한 구성을 얼마나 잘 반영하는지;
3. 항목 부적합 즉, 아기들이 우리의 기대에 적합하지 않은 방법으로 수행한 항목 또는 평가자들이 일치하지 않게 점수화한 항목(Wright 등 1993).

TIMP V.2의 유발된 항목은 소아물리치료, 작업치료, 심리학 분야의 전문가 21명이 검토하였다(Campbell 등 2002a, Conti와 Runde, 발표되지 않은 연구, 1990). TIMP의 구성 타당도를 지지한 결과: 전문가 검토자들은 항목이 시간에 따른 발달적 변화에 민감하고(항목 중 84%), 어린 유아들에서 발달적인 편차를 감별하는데 유용하다고(항목 중 96%) 믿었다.

TIMP V.2의 발달적인 변화의 민감도는 시카고 수도권 지역에서 3종류 인종: 비 라틴계열/백인, 흑인(아프리카 또는 아프리카-아메리카)과 라틴계열/멕시코 또는 푸에르토리코인으로 구성된 137명의 유아들에서 검사되었다(Campbell 등 1993, 1995). TIMP 수행은 r = 0.83으로 연령과 상관관계가 있어서(Campbell 등 1995) 유아의 점수가 연령 증가(또는 능력)와 함께 선상으로 증가하는 구성 타당도의 필요조건을 충족시킨다. 더구나, 좀 더 의학적 합병증이 있는 유아들이 같은 연령의 건강한 유아들보다 좀 더 적었다.

TIMP V.2에 대한 라쉬[Rasch] 분석 결과를 연구하고 전형적인 발달 및 비정상적인 결과의 예측 가능 인자에 관한 새로운 논문을 고찰한 후, 검사 개발자들은 TIMP에 대한 그들의 이론적인 이해를 통합했고 검사에 몇 가지를 더 수정했다. 그 결과, 28개의 관찰 항목과 31개의 유도 항목을 포함하는 TIMP V.3이 개발되었고 항목 중 6개는 신체의 다른 쪽을 검사하기 위해 사용된 짝지어진[pired] 항목으로 되어 있기 때문에 결과에서 비대칭적인 운동을 반영할 수 있었다.

비록 TIMP가 소아 물리치료사와 작업치료사들이 임상적 환경에서 사용하기 위해 개발되었지만, 검사 개발자들은 TIMP 항목이 유아들이 간병자들과 상호작용하는 일상생활에서 자연스럽게 접촉 동안 경험되는 운동을 위해 필요한 사항을 반영했다고 믿었다. 이 가설은 TIMP V.3을 사용한 Murney의 석사 논문에서 검사되었다.

Murney의 연구(Murney와 Campbell 1998)는 연령과 인종이 다양한 22명의 유아들에서 이들의 보호자나 간호사와 상호작용하는 목욕, 옷 입기 및 놀이 동안 나타나는 운동에 대해 필요한 사항을 평가했다. TIMP 항목이 일상생활의 수행에 필요한 사항을 얼마나 잘 반영하는지를 정량화하기 위하여 간병자들로 인해 나타나는 유아들의 운동을 25개의 독특한 TIMP V.3 유발된 항목을 위한 실행 훈련[administration instructions] 항목과 비교했다. 결과는 유아들에서 나타난 필요사항에서 TIMP 실행 훈련 항목의 92%가 간병자와 유아의 상호작용에서 자연스럽게 발생하는 필요사항과 비슷하다는 것을 나타냈다. 유아들은 전형적인 간병의 상호작용 동안 TIMP 유발된 항목의 약 37%와 비슷한 필요사항을 경험했다(범위 = 16~68%). 전형적인 간병 동안 유아들이 반복적으로 겪는 많은 필요사항이 TIMP 항목 중 평균 1.58 항목/min로 발생했다. 이 연구는 다음 TIMP 개정에 사용되었다: 간병자들에 의해 사용된 자연스럽게 발생하는 필요사항과 높게 관련된 TIMP V.4에서 제외시킬 만한 항목은 없었다(Campbell 등 2002a).

부모나 간호사에 의해 나타나는 필요한 사항 중 TIMP 항목 실행 과정과 비슷한 예로 기저귀를 갈거나 기저귀 발진이 있는 동안 나타나는 것과 유사한 다루기(누운 자세에서 다리를 들어 이완시키는 것), 옷 입기(유아의 팔이나 다리를 움직여서 한쪽으로 굴리는 것; 덮개를 바르게 하는 동안 유아를 엎드려 매달리게 하는 것), 놀이 시간 동안 움직이는 물체를 따라 유아의 눈과 머리를 움직이도록 하는 것, 간병자의 음성이나 말소리 같은 소리 나는 방향으로 주의를 끌게 하는 것이 포함한다(Campbell 등 2002a, Murney와 Campbell 1998). 간병자들은 또한 자주 누운 자세에서 유아를 당겨서 앉게 하고 머리를 지지하지 않은 채로 지지하여 앉거나 서게 하는 등의 유아들이 중력에 대항하는 능력을 기를 수 있는 자세로 해 놓는다. 부모들은 유아들을 엎드린 자세로 자주 놓지 않아서 TIMP의 엎드린 자세 항목과 자연적인 상호작용에서의 기능적인 필요사항 사이에서 조화가 되는지 알아내는 것이 더 어려웠다. 전반적으로 이 연구의 결과는 단지 임상적인 환경만이 아니라 생태학적으로 의미 있는 상황에서 필요한 운동을 찾아내는데 TIMP의 내용 타당도와 구성 타당도를 강하게 지지한다.

TIMP V.3의 항목은 1994~1999년 동안 계속된 장기적인 검사-재검사 신뢰성 연구에서, 159명의 유아들에서 얻은 1723개의 검사 결과와 함께 더욱더 연구되었다(Campbell 1999a, Campbell과 Hedeker 2001, Campbell과 Kolobe 2000). 라쉬 분석에 기초한 항목 난이도, 항목 비례축소[scaling]와 항목 부적합 평가 후에, V.3의 59개 항목은 42개 항목으로 된 V.4로 감소되었다(Campbell 등 2002a).

현재의 TIMP V.4를 이끌어낸 TIMP 변형의 연구 결과를 종합하여 보면, 주요 수정 부분은 주로 평가자들 사이에서 신뢰할 수 있는 점수를 촉구하기 위하여 각 항목의 수준에 따른 점수의 투명성을 향상시킬 목적이었다. 비록 TIMP의 발달 동안 다양한 항목이 첨가되고 제외되었지만, 발달 동안의 주요한 수정은 (1) 좀 더 많은 연령범위를 포함하기 위한 항목 내용의 확장, (2) 반사 즉, 비대칭성 목반사와 유아들에서 믿어지지 않게 많이 나타나는 것을 입증하는 팔/손 항목의 확장이다. 그 결과, TIMP V.4는 주로 공간에서 모든 자세에서의 머리와 몸통 조절, 시각적 그리고 청각적인 자극에 반응하는 머리와 몸통 조절의 포괄적인 운동 기능 수행을 분명히 평가할 수 있다. TIMP 항목의 기초가 되는 구성은 4개월(수정된) 이상의 일상생활활동에서 기능을 위해 필요한 자세적 그리고 선택적인 운동 조절이다. 3~4개월 연령에서 TIMP를 잘 수행하는 유아들은 혼자서 구르고 앉기로 이동할 때 필요한 머리와 몸통 조절을 갖는다. 평균에서 -0.5 표준편차보다 더 잘 수행하는 유아는 12개월에 전형적인 범위 내에서 정상적인 포괄적 운동발달을 가질 기회를 98% 갖는다(Campbell 등 2002b).

최근에, 부모들에게 교육적인 가치를 향상시키기 위해 TIMP V.4에 있는 유발된 항목의 각 수준 모두에서 수행하는 유아들의 사진을 검사 양식에 첨가하여 삽화가 들어있는 TIMP V.5.1 양식을 만들었다. 혼자서 배우는 컴퓨터디스크는 TIMP를 배우는데 치료사들의 도움을 받을 수 있다(Liao와 Campbell 2002). TIMP V.5.1은 현재 미국에서 저체중 유아들의 종족/인종/지리학적인 차이를 반영하기 위해 선택된 1200명의 유아들에게 표준이 되고 있다. 이 연구의 결과는 아마도 재태기간 34주에서 만기 후 16주까지 정상적인 2주의 연령 간격을 포함하여 기능적인 운동 수행의 지연을 진단하는데 사용되는 검사가 될 것이다. 더구나, 21개 항목 중 한 개 부분 항목[subset]은 척도의 선별[screening] 변형으로 발달시키기 위해 연구 중이다. 전체 검사는 수행 시간이 평균 30분 소요되고, 선별 변형은 약 10분이 소요될 것이다. 전체 TIMP에서의 수행과 선별 검사의 결과를 비교하여, 우리는 선별 검사에서의 결과를 검사하는데 전체 TIMP가 필요한지에 대해 임상적인 결정을 하기 위한 지침서를 제공할 수 있을 것이다. 이러한 개발은 임상 실습에서 전체 검사 시간을 감소시키고 좀 더 상태가 나쁜 유아들이 현재의 TIMP보다 간단한 변형으로 검사받을 수 있게 하여 TIMP의 사용을 촉구할 것이다.

5 TIMP의 예측 타당도

이제까지 설명한 연구는 TIMP가 초기 유아에서 자세적 및 선택적인 운동조절을 검사하는데 타당하고 신뢰할 만한 척도라는 것을 증명하였다. 즉, 연령 증가나 수행 능력과 함께 체계적으로 점수가 변한다. 유아들에서 유용한 검사는 발달 장애의 여러 가지 위험이 있는 유아들 사이에서 구별할 수 있어야 하고 결과를 예상할 수 있어야 한다. Campbell과 Hedeker(2001)는 다양한 정도의 의학적 합병증을 가진 유아들에서 TIMP 수행의 성장 곡선은 세로로 분포한다는 것을 증명하였다. Campbell과 그의 동료들에 의한 더 많은 연구(Campbell 등 2002b)는 3개월에서의 TIMP 수행력이 12개월 연령(필요한 경우 조산을 수정)에서 높은 정확성으로 알버트 유아운동척도Alberta Infant Motor Scale상의 운동 발달을 예측하는데 사용될 수 있다는 것을 증명하였다. 12개월에서 지연된 발달을 위한 예측 민감성은 0.92였고, 전형적인 발달을 위한 예측 특이성은 0.76이었다. 특이성이 민감성보다 낮은 것은 3개월에서 TIMP를 잘 수행하지 못하는 일부 아동들이 그럼에도 불구하고, 일부 장기간의 회복 기간이 필요한 출생 시 심각한 의학적 합병증을 가진 유아들에서 의외의 발견으로, 12개월쯤에 전형적인 범위 내에서 수행할 것이라는 것을 의미한다.

최근에, Kolobe 등(2003)은 수정된 3개월에서의 TIMP 점수와 4~5세에서의 피바디 발달운동척도Peabody Developmental Motor Scales상의 운동 수행 사이의 상호관계를 결정하기 위해 4~5세의 원래original TIMP 예측 타당도 연구에서 속한 82명 유아들 중 61명의 발달 결과를 평가했다. 포괄적인 운동 수행의 예측을 위한 3개월 TIMP의 민감성은 0.67이었고 특이성은 0.92였다. 제외된 아동들(3개월에서는 높은 점수이지만 4~5세 Peabody 점수는 낮은)은 심각한 포괄적인 운동 문제보다는 운동 검사에서 그들의 수행에 영향을 주는 집중 결손 같은 문제를 가졌을 것이다. 긍정적이고 부정적인 예측 타당도는 뛰어났다(0.73과 0.89). 이 연구의 결과는 수정된 연령 3개월쯤 회복할 수 있는 고위험 유아들이 4~5세에 정상적인 포괄적 운동 수행을 할 수 있을 높은 가능성(0.92)을 갖는다는 결론을 지지한다.

6 임상에서의 적용

초기 유아에서 낮은 TIMP 점수를 갖는 일부 아동들이 스스로 회복한다는 사실에도 불구하고, Lekskulchai와 Cole(2001)은 병원 퇴원 당시 낮은 점수의 조기 출산 유아들을 알아내기 위해 그리고 그들에게 가정에서의 물리치료 프로그램을 제공하기 위해 TIMP 점수를 사용하는 것은 4개월이 지난 후 운동 수행에서 유의하게 증가된다는 것을 증명하였다. 치료를 받은 보통의 유아들뿐만 아니라 퇴원 당시 TIMP 점수가 잘 나왔기 때문에 치료를 받을 필요가 없다고 생각된 유아들도 수행했다.

한편, 가정 프로그램을 받은 유아들은 퇴원 당시 점수가 낮았던 유아들 중 치료가 없는 대조군에 무작위로 서명했던 유아들보다 4개월에 현저하게 낮은 상태로 수행했다. TIMP 수행을 매달 평가한 이러한 장기적인 연구 설계는, 치료받은 유아들과 치료받지 않은 유아들의 평균 수행은 시간이 갈수록 차이가 나고 반면에 퇴원 당시 높은 수행자들과 치료받은 낮은 점수의 유아들 사이의 차이는 없어졌다는 것을 나타냈다. 따라서, TIMP는 퇴원 당시 조기 출산 유아들에서 지연된 발달을 진단하는데 유용하다는 것을 보였고, 또한 독립적인 연구자들이 수행한 크게 조절된 임상 시험에서 중재의 효과에 반응적이라는 것을 증명하였다.

곧바로 이용 가능한 미국 유아들의 수에 기초한 견본을 수행 표준으로 하여, 검사 개발자들은 NICU에서 그리고 임상에서 지연된 운동 발달을 진단하기 위한 평가적인 검사를 개발하는 그들의 목적을 달성할 것이다. 그러나 TIMP 역시 치료 목표를 계획하는데 사용할 수 있을까? 우리는 TIMP 항목구성이 유아들이 일상생활에서 자주 경험하는 기능적으로 중요한 운동 필요 사항을 반영하기 때문에 그럴 수 있을 것이라고 믿는다. Murney와 Campbell(1998) 그리고 Girolami와 Campbell(1994)의 연구 결과는 TIMP상의 수행이 유아들에게서 부족한 발달의 다음 단계를 알아내고 그것들의 치료와 결과 평가 계획 모두를 발달시키고 치료 목표를 알아내는데 사용할 수 있다는 생각을 지지한다(Campbell 1999b 참조).

이제까지의 연구는 다양한 진단을 가진 아동들 사이에서 특별한 차이를 나타내지 못했지만, Barbosa에 의한 현재 연구는 뇌성마비가 있는 유아들에서 TIMP상의 초기 수행 장애를 보고했고(Barbose 등 2003), 뇌성마비가 있는 유아들의 개개 항목 수행을 분석하기 위한 목적은 뇌성마비가 생후 처음 4개월에 걸려 발전하기 때문에 이 상태를 특징 짓는 운동 장애의 진단적 측면을 설명하는데 있다. 우리의 임상 경험은 또한 비대칭성을 반영할 수 있는 항목이 선천성 기운목torticollis이 있는 아동들의 발달을 설명하는데 유용하고, 머리 운동의 시각적 또는 청각적 자극을 포함하는 항목에서의 부족한 수행은 시각이나 청각 결손의 가능성을 평가해야 하는 아동들을 알아내는데 도움이 될 수 있고, 그리고 목과 몸통 굽힘이 필요한 항목은 특히 신생아 때 개방 심장 수술을 겪은 선천성 심장 질환을 가진 아동들에서 지연된다는 것을 제안한다.

7 과학적인 검사에 기초한 재활 이론들

> 환경과의 능동적인 상호작용은 동물이나 인간이 그 환경으로부터 적절한 정보를 얻어내는데 필요한 것으로 알려져 있다. 환경의 특성(신체적 구조, 사회적 상호작용을 위한 가능성, 신체활동 및 운동)이 뇌 조직화organization와 손상 후 뇌의 재조직화reorganization에 영향을 준다는 동물 연구에서 분명해진다(Carr와 Shepherd 1998, p.10).

과학에 기초한 재활 이론의 효율성을 검사하는 중요한 목적 중에, Murney와 Campbell(1998)은 4개월 이하의 유아들이 그들의 간병자들과의 자연스런 상호작용에서 발생하는 활동(과제)의 전형적인 운동 필요 사항과 자세 조절을 측정하는 TIMP 항목 사이에서의 상호관계를 증명하였다. 우리는 TIMP 항목에서의 수행이 과제-특이성 중재의 기능적 결과를 반영할 수 있고, 다양한 이론적인 접근에 기초하여 치료 효과를 비교하는데 사용될 수 있다고 믿었다. 뇌성마비 위험이 있는 유아들을 위해, 우리는 적어도 3가지의 검사해야 하는 이론적인 접근이 있다고 믿는다:

1. 신경발달치료, 뇌성마비에서 손상된 운동 조절 측면인 자세적 촉진과 선택적인 운동 조절에 목적을 둔 중요한 많은 신체적 다루기를 포함하는 접근(Girolami와 Campbell 1994);
2. 운동 조직화를 위한 차르누터 아카데미Tscharnuter Akademie for Movement Organization, TAMO 치료에 기초한 역동적인 체계, 신체적 활동의 생체역학을 최적화하기 위해 아동이 신체를 지지면에 접촉하는 것을 향상시키

도록 돕기 위한 최소한의 손 도움으로 아동이 시작한 운동을 강조하는 것이다(Tscharnuter 2002);

3. 부모-설정 목표와 환경적 조직화를 통해 운동 경험을 구조화하는 과제-지향 접근법은 뇌성마비[CP] 아동들에게 효과적인 것으로 나타났으나 신생아에게는 추가적인 연구와 검증이 필요하다(Ketelaar 등 2001).

이러한 접근은 처방된 많은 다루기에서, 어떠한 환경이 중재와 방법에 이용되는지에서 그리고 누가 치료 목적을 결정하는지에 따라 다양하다.

> 우리의 견해에서, 주요한 임상적 연구의 중요성은 뇌 형태학과 기능에 대한 것, 뿐만 아니라 행위에 대한 다른 재활 방법의 효과를 연구하는데 있다(Carr와 Shepherd 1998, p.4).

만일 성숙의 효과를 잘 조절했고 다양한 치료 전략을 비교하기 위해 잘 고안되었다면, 제안된 연구는 우리가 TIMP가 초기 중재의 효과에 민감한지 그리고 이 효과의 어느 만큼이 다양한 이론적 관점에서 파생된 치료 전략을 위한 것인지를 알 수 있게 할 것이다. 그러나, 나의 견지에서 볼 때, 중요한 질문은 초기와/나중에 중재한 치료가 뇌 발달 과정이 손상에서 회복하는 동안 중재로 인해 바뀌었다는 것을 내포하는 근본적인 장애 수준을 감소시킬 수 있는지이다. 우리는 이전에 장애가 있는 사람들의 기능적인 수행과 삶의 질이 중재로 영향받게 되는 과정을 연구하기 위해 중재 결과의 평가는 다차원적이어야 한다고 주장했다(Almeida 등 1997). 장애와 기능적 결과의 변화를 평가하는 것과 뇌 영상을 통해 형태학적 또는 생리적 변화를 평가하는 것을 결합하면, 중재 타이밍의 효과에 대한 질문을 다루는데 특히 유익할 것이다.

> 뇌는 어떠한 형태든 손상 후에 조직화(적응)할 것이라는 것은 분명하다. 그러나, 조직화에 대한 차별적이고 상황에 의존하는 효과의 연구에서 증명하듯이, 조직화는 손상 후 특히 재활과정 동안 수용되는 자극과 요구되는 결과에 의존한다는 것을 가정할 수 있다… 물리치료 중재는 전형적으로, 실제적인 회복(조직화) 과정 그 자체에 영향을 주거나 추진하기보다는 오히려 손상 후 남아있는 정적인 체계 대부분을 가능하게 하는 것으로 생각된다. 그러나 사람이

> 재활에서 하는 것과 경험하는 것, 그리고 재활 환경 그 자체가 회복 과정에 영향을 준다는 논쟁에 대한 신경과학에서의 지지가 증가하고 있다(Carr와 Shepherd 1998, p.9).

현재 존재하는 이론적인 견해에 대한 다른 방도는 뇌 조직화와 가역성의 연구, 그리고 신경계에 대한 훈련 효과와 운동 탐구에 고도로 집중된 접근일 것이다(Black 1998, Sporns와 Edelman 1993). 내가 믿는 것처럼 만일, 뇌 손상을 가진 유아들에서 회복 과정과 장애의 발전을 바꾸게 하는 결정적인 기간이 있다면, 발달하는 체계는 오늘날 초기 중재에서 전형적으로 제안되는 것보다 발달 과정에서 더 빨리 그리고 훨씬 더 심한 수준에서 손상되었을 운동 능력을 훈련시켜야 한다. Black(1998)이 제안했듯이, 병적 경험으로부터의 손상은 오래 지속되고 원래 상태로 돌리기가 매우 어렵기 때문에 중재는 초기에 시작해야 하고 중요한 가치가 있어야 한다. 더구나 결과를 변화시키는 결정적인 기간을 알아내기 위해서 일부 아동들은 생후 첫 4개월 동안, 반면에 다른 아동들은 두 번째 4개월 동안에만 같은 정도의 중재 양과 강도로 치료해야 할 것이다(Bruer 2001).

집중적인 치료를 초기에 시작해야 한다는 생각은 또한 지금은 일반적으로 수용된 "고위험 유아는 과도한 자극을 피해야 한다"는 생각에 대한 하나의 도전이 될 것이다(Campbell 1999b). 이 생각은 인간의 유기적 조직체는 원래가 스스로-조직화하는 경향(Thelen 등 1987)이 있어 전형적인 발달을 촉진할 것이라는 믿음에 기초한다; 그러나, 뇌손상을 가진 아동들의 능력은 이러한 기전을 효과적으로 사용한다는 것이 확실하지 않다. 사실, 우리는 그런 아동들이 심지어는 운동 수행에서 퇴행을 보인다는 것을 알았다.

뇌성마비를 가진 10명의 유아들에서 시간의 경과에 따라 TIMP 수행 자료를 분석한 Barbosa 연구(Barbosa 발표되지 않은 자료)에 기초하여, 우리는 발달 과정 동안 다음과 같은 중요한 음성 징후를 알았다:

1. 수정된 연령 3~4주에서 누운 자세에서 머리의 위치를 중앙선에 유지하지 못함;
2. 5~6주에서 잡아당겨 앉힐 때 중력에 대항하는 팔 운동과 목 굽힘이 부족함;
3. 9주에서 신생아의 목 바로서기 반응을 억제하지 못하고 똑바른 머리조절이 부족함;

4. 12주에서 구르기 촉진 동안 누운 자세에서 엉덩관절 굽힘으로의 다리 반응과 머리 바로서기 결핍, 엎드린 자세에서 소리 나는 쪽으로 돌아가는 것과 같은 활동 동안 머리와 몸통 및 다리에서의 폄근 협력 발달의 결핍 및 엎드린 자세에서 머리조절 부족.

더구나, 발차기 운동과 분리된 발목 운동 같은 항중력적인 고관절 굴곡을 수행하는 능력에서 퇴행이 발생할 것이다. 이러한 발견은 뇌성마비를 가진 아동들에서 관찰된 가장 초기의 손상이 머리 조절 발달이라는 보편적인 생각을 확실히 하는 것이고, 생후 첫 4개월에서의 치료는 이 기능에 전적으로 목표를 두어야 한다. 우리가 기록한 다리 운동의 퇴행은 또한 다리 근육의 근력 강화와 팔다리 사이의 교차적인 협응을 이끌어내기 위한 중추에서의 생성 요인[central pattern generator]의 활성을 훈련하는 집중적인 접근을 제안한다(Piek 2001, Piek와 Gasson 1999). 발달 동안 양상[patterns] 형성에 관한 Turvey와 Fitzpatrick(1993)의 개념에 기초하여, 퇴행을 예방하기 위해 그리고 운동성을 유발하기 위해 유아의 다리 운동 조절 능력에 기초를 둔 눈-귀-다리 의 지각 활성 양상을 촉진하는 Angulo-Kinzler 등(2002)의 범례를 사용하여 다리 운동 행위를 형성하는 것 또한 효과적일 것이다. 그러나, 발달 과정에서 나타나야 하는 단단한 팔다리 내의 분리를 어떻게 촉진시킬 수 있는지(Vaal 등 2000) 고려할 필요가 있다.

제안된 연구는 많은 정도의 윤리적인 항의를 일으킨다. 미국에서 정의되어 있는 발달 진단이나 발달 지연이 증명된 유아들은 연방 법률의 보호를 받아서 나라에서 지원해주고 제공해주는 초기 치료를 받을 권리가 있다. 이러한 상황에서 치료를 받지 않은 대조군의 포함은 신중한 고려와 정당화가 필요하지만, 오늘날 뇌성마비[CP] 아동은 대개 9개월 이전에 진단 및 치료를 받지 않는다는 점을 고려할 때, 이는 받아들여질 수 있을 것으로 생각된다. 아동이 치료 대상자로 판정된 후에도 대부분의 주 시스템에서는 중재를 받기까지 오랜 지연이 발생한다. 나는 뇌성마비 아동의 장애 수준을 줄이기 위한 조기 중재에 중요한 시기가 존재하는지에 대한 연구는 이 아동들 대부분이 치료받지 않거나 매우 제한된 치료를 받는 시점에 적절한 치료를 포함하도록 하는 토대가 될 것이라 생각한다. 나는 Carr와 Shepherd(1998 p.3)의 연구에서 효과적인 운동 생성을 위한 강도 있는 치료는 차이를 두어야 할 필요가 있을 것이기 때문에 심지어는 보통의 치료를 받는 대조군이 비교적 체계화되지 않은 성격의 훨씬 적은 치료를 받을 것이라는 말에 동의한다. 뇌 손상을 가진 유아들을 위한 초기 중재에서 과학에 기초한 접근 관련 연구 노력에도 불구하고, 그런 아동들을 일생 동안 치료하는 경제 비용과 그들의 가족에게 직면한 어려움을 위해서 이 연구가 행해져야 한다.

8 감사의 글

이 장은 물리치료 재단Foundation for Physical Therapy, 미국 공중보건서비스US Public Health Service의 국립 재활의학 연구센터National Center for Medical Rehabilitation Research, 국립보건원National Institutes of Health, 그리고 브라질 교육부Ministry of Education of Brazil, Barbosa의 지원을 받아 작성된 것이다. TIMP 검사 자료과 스스로 배우는 컴퓨터디스크는 유아운동수행척도Infant Motor Performance Scales LLC, 1301 W. Madison St#526, Chicago, IL 60607-1953, USA. URL:www.thetimp.com에서 이용할 수 있다.

참고문헌

Almeida G L, Campbell S K, Girolami G L et al 1997 Multi-dimensional assessment of motor function in a child with cerebral palsy following intrathecal administration ofbaclofen. Physical Therapy 77:751-764.

Angulo-Kinzler R M, Ulrich B, Thelen E 2002 Three-month-old infants can select specific leg motor solutions. Motor Control 6:52-68.

Barbosa V M, Campbell S K, Sheftel, D et al 2003 Longitudinal performance of infants with cerebral palsy on the Test of Infant Motor Performance and on the Alberta Infant Motor Scale. Physical and Occupational Therapy in Pediatrics 23:7-29.

Black J E 1998 How a child builds its brain: some lessons from animal studies of neural plasticity. Preventive Medicine 27:168-171.

Brazelton T B 1973 The Neonatal Behavioral Assessment Scale. Clinics in Developmental Medicine No. 50. J B Lippincott, Philadelphia.

Bruer J T 2001 A critical and sensitive period primer. In: Bailey D B Jr, Bruer J T, Symons F J et al (eds) Critical thinking about critical periods. Paul H Brookes, Sydney, pp 3-26.

Campbell S K 1997 Therapy programs for children that last a lifetime. Physical and Occupational Therapy in Pediatrics 17(1):1-15.

Campbell S K 1999a Test-retest reliability of the Test of Infant Motor Performance. Pediatric Physical Therapy 11:60-66.

Campbell S K 1999b The infant at risk for developmental disability. In: Campbell S K (ed) Decision making in pediatric neurologic physical therapy. Churchill Livingstone, New York, pp 260-332.

Campbell S K, Osten E, Kolobe T H A et al 1993 Development of the Test of Infant Motor Performance. Physical Medicine and Rehabilitation Clinics of North America 4(3):541-550.

Campbell S K, Kolobe T H A, Osten E T et al 1995 Construct validity of the Test of Infant Motor Performance. Physical Therapy 75:585-596.

Campbell S K, Kolobe T H A 2000 Concurrent validity of the Test of Infant Motor Performance with the Alberta Infant Motor Scale. Pediatric Physical Therapy 12:1-8.

Campbell S K, Hedeker, D 2001 Validity of the Test of Infant Motor Performance for discriminating among infants with varying risk for poor motor outcome. Journal of Pediatrics 139:546-551.

Campbell S K, Wright B D, Linacre J M 2002a Development of a functional movement scale for infants. Journal of Applied Measurement 3(2):191-205.

Campbell S K, Kolobe T H A, Wright B D et al 2002b Validity of the Test of Infant Motor Performance for prediction of 6-, 9-, and 12-month scores on the Alberta Infant Motor Scale. Developmental Medicine and Child Neurology 44:263-272.

Carr J, Shepherd R 1998 Neurological rehabilitation: optimizing motor performance. Butterworth-Heinemann, Oxford.

Ferrari F, Cioni G, Einspieler C et al 2002 Cramped synchronized General Movements in preterm infants as an early marker for cerebral palsy. Archives of Pediatrics and Adolescent Medicine 156:460-467.

Girolami G, Campbell S K 1994 Efficacy of a Neuro-Developmental Treatment program to improve motor control of preterm infants. Pediatric Physical Therapy 6(4):175-184.

Ketelaar M, Vermeer A, 't Hart H et al 2001 Effects of a functional therapy program on motor abilities of children with cerebral palsy. Physical Therapy 81:1534-1545.

Kolobe T H A, Bulanda M, Sussman L 2003 Predictive ability of the Test of Infant Motor Performance at preschool age (abstract). Pediatric Physical Therapy 15:68.

Lekskulchai R, Cole J 2001 Effect of a motor development program on motor performance in infants born preterm. Australian Journal of Physiotherapy 47:169-176.

Liao P-J M, Campbell S K 2002 Comparison of two methods for teaching therapists to score the Test of Infant Motor Performance. Pediatric Physical Therapy 14:191-198.

Mumey M E, Campbell S K 1998 The ecological relevance of the Test of Infant Motor Performance Elicited Scale items. Physical Therapy 78:479-489.

Piek J P 2001 Is a quantitative approach useful in the comparison of spontaneous movements in fullterm and preterm infants? Human Movement Science 20:717-736.

Piek J P, Gasson N 1999 Spontaneous kicking in fullterm and preterm infants: are there leg asymmetries? Human Movement Science 18:377-395.

Spoms O, Edelman G M 1993 Solving Bernstein's problem: a proposal for the development of coordinated movement by selection. Child Development 64:960-981.

Swanson M W, Bennett F C, Shy K et al 1992 Identification of neuromotor abnormality at 4 and 8 months by the Movement Assessment of Infants. Developmental Medicine and Child Neurology 34:321-337.

Thelen E 1995 Motor development: a new synthesis. American Psychologist 50:79-95.

Thelen E, Fisher D 1982 Newborn stepping: an explanation for a disappearing reflex. Developmental Psychology 18:760-775.

Thelen E, Smith L B 1994 A dynamic systems approach to the development of cognition and action. MIT Press, Cambridge, MA.

Thelen E, Kelso J A S, Fogel A 1987 Self-organizing systems and infant motor development. Developmental Reviews 7:39-65.

Tschamuter I 2002 Clinical application of dynamic theory concepts according to Tschamuter Akademie for Movement Organization (TAMO) therapy. Pediatric Physical Therapy 14:29-37.

Turvey M T, Fitzpatrick P 1993 Commentary: development of perception-action systems and general principles of pattern formation. Child Development 64:1175-1190.

Vaal J, van Soest A J, Hopkins B et al 2000 Development of spontaneous leg movements in infants with and without periventricular leukomalacia. Experimental Brain Research 135:94-105.

Wade D T 1992 Measurement in neurological rehabilitation. Oxford University Press, Oxford.

Weindling A M, Hallam P, Gregg J et al 1996 A randomized controlled trial of early physiotherapy for high-risk infants. Acta Paediatrica 85:1107-1111.

Wright B D, Linacre J M, Heinemann A W 1993 Measuring functional status in rehabilitation. Physical Medicine and Rehabilitation Clinics of North America 4(3):475-491.

제4장

뇌졸중 후 근수행력

MUSCLE PERFORMANCE AFTER STROKE

학습목표

1. 평가의 원리
2. 근력
3. 대항근의 협력수축
4. 비정상적 근긴장
5. 근긴장 증가의 비신경성 요소
6. 수의적 근활성도
7. 파워 발생
8. 근수행력과 기능 사이의 관계
9. 근력훈련
10. 결론

1 평가의 원리

Janet Carr와 Roberta Shepherd의 선구자적 업적은 많은 방식에서 신경계 재활에 대한 물리치료사들의 접근방법을 근본적으로 바꾸었으며 이 영역에 상당한 기여를 하였다. 1980년대, 물리치료사들은 신경학적 상태에 있는 많은 사람의 장애disability에 근거하여, 널리 쓰이고 있는 재활 기법이 이에 적당하지 않다고 믿었다. 게다가 그들은 재활 기법 자체가 남아 있는 장애에 좋지 않은 영향을 줄 수도 있다고 생각하였다(Carr와 Shepherd 1980, 1982).

그 당시에는 뇌졸중 재활 분야에 있는 치료사들에게 가장 큰 영향을 끼

쳤던 것이 바로 보바스 기법(Bobath 1969, 1970, 1990), 루드(Goff 1969, Rood 1954, Stockmeyer 1967), PNF(Knott와 Kabat 1954, Voss 1967)였다. 각기 다른 접근법이지만, 이들은 모두 발달학적 움직임 패턴에 기초하고 있으며, 공통적으로 자세 안정성과 정상 움직임 패턴, 그리고 근 긴장에 중점을 두고 있다. 강직spasticity/근긴장muscle tone 방지와 치료가 가장 중요한 것으로 간주되었다. 강직이나 근긴장을 증가시키거나 만들 수 있는 것을 해서는 안 되는 것으로 간주하였다. 그래서 어렵거나 과다한 노력을 만드는 일은 하지 않았다. 이러한 접근법을 따르는 사람들의 생각은 조직적으로 만들어졌으며 신경과학에서 만들어진 지식에 전혀 주의를 주지도 않았고 상황-의존적 특성의 움직임context-dependent nature of movement도 고려하지 않았다.

Carr와 Shepherd는 운동재학습 프로그램Motor Relearning Programme, MRP을 개발하였다. MRP에서는 불필요한 근육활동의 제거, 되먹임 그리고 연습practice과 함께, 운동조절을 기능의 가장 핵심적인 기여인자로 간주한다. 이들은 각기 다른 상황에서의 정상 움직임과 비정상적 움직임의 분석과 함께, 뇌손상과 뇌 회복과 관련된 변화를 이해하려 했던 신경생리학적 지식을 받아들였다. 이 무렵, 뇌는 이전에 상상하던 것처럼 고정된hard-wired 것이 아니라는 근거가 나오기 시작하였으며, Carr와 Shepherd는 운동학습의 개념을 뇌졸중이 발생한 뇌의 가역성plasticity을 향상시키기 위한 방법에 통합시켰다. 이 새로운 접근법은 신경 재활의 장을 열었으며, 근력muscle strength의 역할과 같이 이전에는 고려하지 않았던 영역을 적극적으로 고려하기 시작하였다.

뇌졸중 재활은 복합적이고 다분야전문 패키지multiprofessional packages로 이루어져 있다(Young 1996). 물리치료사들이 흔히 잘못된 방식으로 이 패키지의 많은 요소에 기여하고 있고(Pomeroy와 Tallis 2002a), 치료사들의 치료방법도 매우 다양하며, 이 방법은 개별 치료사가 선호하는 접근법에 달려 있다(Woldag과 Hummelsheim 2002). 신체적 중재 방안은 크게 (1) 손상이 장애나 장해로 전환되는 것을 방지하는 것에 목적을 두는 높은 수준, 그리고 (2) 손상을 감소시키는데 목적을 두는 낮은 수준으로 나뉜다(Pomeroy와 Tallis 2002b). 치료 전략이 두 효과를 모두 가지는 경우에는 지나친 단순화일 수도 있다. 일반적으로, 높은 수준의 중재 방안은 뇌졸중 후 기능을 회복하는데 도움을 주지만, 가용한 운동능력의 정도에 의해 제한을 받을 수도 있다. 만약 운동능력이 낮은 수준 전략으로 향상될 수 있다면 기능 회복의 잠재력은 훨씬 커진다(Pomeroy와 Tallis 2002a).

이번 장에서는 근수행력muscle performance—뇌졸중에 대한 영향과 재활에서 근수행력 향상의 역할—에 중점을 둘 것이다. 대뇌 가역성에 관한 현재의 지식을 간략하게 고찰하고 뇌졸중 후 기능을 향상시키기 위해 재활 기법이 가역성을 촉진하는 방식(방법)에 대해 알아볼 것이다.

2 근력

근력은 비교적 최근에 와서야 비로소 뇌졸중 재활 분야에서 중요하게 고려되기 시작했다. 측정방법을 신뢰할 수 없으며(예를 들어, Rothstein 등 1989), 근력운동이 근긴장을 증가시킬 것이라는 초기 염려는 대부분의 근육 그룹에서 사실로 드러나지 않았다(Bohannon 1989, Eng 등 2002, Gregson 등 2000, Hsu 등 2002, Levin과 Hei-Chan 1994, Pohl 등 2002).

많은 연구는 뇌졸중을 가진 사람들이 등척성 수축을 하는 동안 약하다는 것을 보여준다 – Ng과 Shepherd(2000)이 진행한 고찰과 다른 사람들의 연구(Andrews와 Bohannon 2000, 2003, Canning 등 1999, Chae 등 2002a, Davies 등 1996, Levin 등 2000, Maeda 등 2001, Newham과 Hsiao 2001, Sunnerhagen 등 1999)를 보라. 몸쪽proximal의 근육보다 먼쪽distal 근육이, 폄근보다는 굽힘근이 – 흔히 발생하는 것으로 생각되는 것과는 다른 약화의 분포로 – 더 손상을 입는 것으로 보인다(Andrews와 Bohannon 2000).

약화는 뇌졸중을 가진 사람들과 조건을 맞춘 건강한 대상자들과 비교할 때 찾아볼 수 있다. 약화는 경미한 뇌졸중에서 심한 뇌졸중 후에 넙다리네갈래근(대퇴사두근)과 넙다리뒤근(슬괵근군)에서 바로 나타나서 천천히 회복한다**(그림 4-1)**(Newhan과 Hsiao 2001). Davis 등(1996)은 뇌졸중 발생 후 42개월 이상(범위 3~42개월)이 지난 사람들의 근육에서 현저한 약화가 발생하는 것을 알아냈다.

일반적인 재활 패키지가 정상적인 근력을 회복시키지 않는다는 것은 확실하다. 최근의 실험적 근거는 근력 약화가 활동이 증가하면서 자발적으로 회복될 것이라는 고정관념에 반론을 제기하며, 재활 동안에 근력을 직접 다루어야 한다고 제안한다.

흔히 어떤 근육 약화는 활동하지 않아 생기는 무사용 위축으로 인해 발생한다고 추측하고 있다. 그러나 뇌졸중 발생 직후 바로 위축이 발생한다는 것을 밝힌 연구 결과(Andrews와 Bohannon 2000, 2003, Newham과 Hsiao 1998, 1999, 2001)는 이를 지지하지 않는다. Harris 등(2001)은 뇌졸중 후 첫 일주일에 외부에서 자극한 넙다리네갈래근의 힘이 감소한다고 보고하였다. 이 변화는 너무 빨라서 무사용 위축으로 인해 발생했다고 볼 수 없으며, 적어도 드러나는 일부 근육 약화는 직접적이고 장기간 지속되는 뇌병변 결과로 인해 발생했음을 의미한다. 근육 약화, 심지어는 비-마비측의 약화도, 뇌졸중 후 아주 빠르게 발생한다는 우리의 연구 결과도 이를 지지한다(Hsiao와 Newham 1999, 2001). 임상에서는, 근력이 본질적으로 정상이라고 여겨지는 경우가 많다.—대개 주관적인 도수근력검사MMT 결과를 바탕으로 함—그러나 실제로는 대항근의 과도한 동시수축co-contraction 혹은 증가된 근육 긴장이 근력을 감소시킬 수 있다.

[그림 4-1]

넙다리네갈래근(a)과 넙다리뒤근(b)의 등척성 최대 수의적 토크Isometric maximal voluntary torque (a). 대조군 (◆)과 뇌졸중 후 첫 6개월 시점에 있는 뇌졸중대상자의 마비측 다리(■)와 비마비측 다리(▩). 첫 3개월 동안 마비측 다리의 토크는 대조군보다 현저하게 떨어졌다(P<0.01-0.0002). 평균과 표준편차(Newham과 Hsiao [2001] 연구 데이터)

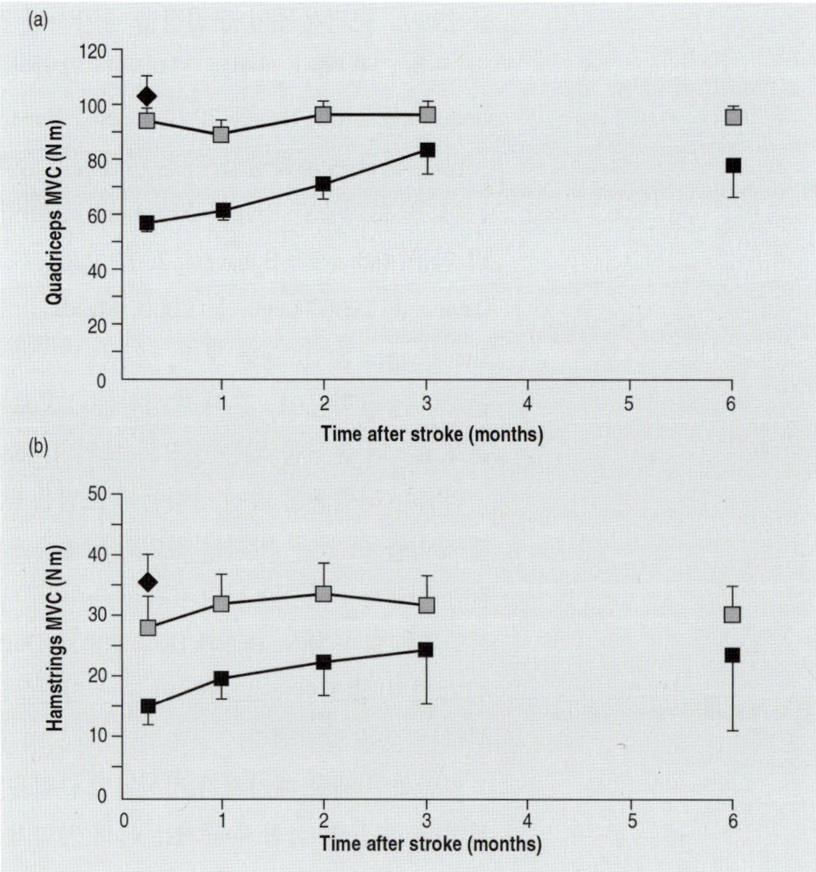

3 대항근의 협력수축

등척성 수축

대항근군의 과도한 동시수축의 존재와 크기에 관한 문헌에서 논란이 되는 몇몇 사항이 있다. 우리는 등척성 수축 동안, 과도한 대항근의 동시수축에 대한 근거를 발견하지 못했으며(Davies 등 1996, Newman과 Hsiao 1998, 2001), 이는 Svantesson 등(2001)과 Gowland 등(1992)과도 일치한다. 그러나 대항근의 과도한 동시수축은 Chae 등(2002a)에 의해 보고된 바 있다. 이것과 관련해서는 특정 뇌졸중 군집의 차이가 있을 수 있으며, 동시수축의 정도는 지절 간과 근육군 간에 다양하며**(그림 4-2)**(Newham과 Hsiao 2001), 수축에 필요한 속도(Basmajian과 De Luca 1985)와 과제의 유사성(De Luca와 Mambrito 1987)으로도 다양하게 나타날 수 있다. 팔 근육은 뇌졸중 후 작용근[agonist]과 대항근[antagonist]의 과도한 동시수축에 의해 더 많이 영향을 받는다는 근거도 있다(Kamper와 Rymer 2001).

우리는 최대 등척성 무릎관절 폄과 굽힘 동안, 뇌졸중 대상자의 두 다리에서 나타나는 동시수축의 정도가 대조군과 유사함을 알아냈다**(그림 4-2)**(Davies 등 1996, Newman과 Hsiao 1998, 2001). 더욱이, 동시수축의 크기는 근력과 기능이 모두 향상된 수개월이 지난 뇌졸중 대상자에서도 비슷한 정도로 남아있었다. **그림 4-2**는 최대 수의적 등척성 수축을 하는 동안 강직 동시활성 지수[Spasticity Co-activation Index](Fung와 Barbeau 1989)로 측정한 대항근의 동시수축 양을 보여준다. 강직 동시활성 지수[Spasticity Co-activation Index]는 작용근으로 작용할 때 그 근육이 만들어 낼 수 있는 최대량에 대한 비율로 나타낸 대항근 근전도 활동이다.

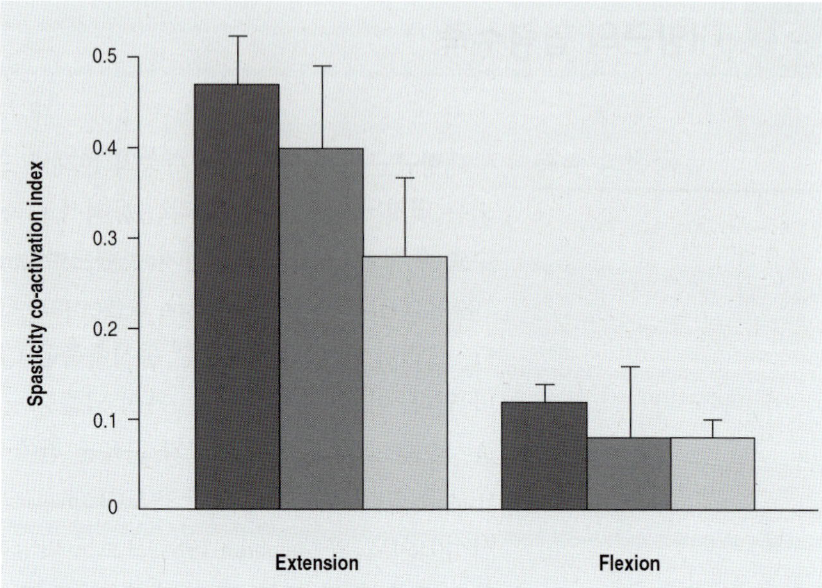

[그림 4-2]
비슷한 수준의 대항근 그룹 협력수축을 등척성 무릎관절 폄과 굽힘 노력effort 동안 볼 수 있다. 대조군(■)과 뇌졸중 환자의 마비측 다리(■) 그리고 비마비측 다리(□). 평균과 표준편차(Newham과 Hsiao [2001] 연구 데이터)

동적 수축

강직은 속도 의존성velocity-dependent 현상이다. 그러므로 강직이 힘 발생force generation을 손상시킨다면, 높은 속도의 수축 시에 더 큰 영향을 끼쳐야 한다. 우리는 등속성 동력계를 사용하여 300°/s 이상의 각속도에서 최대 등속성 굽힘과 폄을 하는 동안 이 사항을 연구하였다(Newham과 Hsiao 1998, 2001, 미출간 자료). 대조군 대상자들의 경우, 등척성 수축**(그림 4-2)**보다는 동적 수축 시에 협력수축이 더 크게 일어났으며, 속도가 증가함에 따라서 증가하는 경향이 있었다**(그림 4-3)**. 뇌졸중 대상자들의 두 다리는 속도가 증가함에 따라 동시수축의 양이 규칙적인 변화를 보이지 않았으며, 뇌졸중 후 첫 6개월 동안에는 대조군과 비교했을 때 유의한 차이가 없었다. 이 자료는 대항근 동시수축의 비정상적인 속도-의존성 증가가 뇌졸중 환자들에게 나타난다는 어떠한 암시도 주지 않는다. 이는 Bierman과 Ralston(1965)가 보고한 결과와도 일치한다. 이와는 대조적으로 Knutsson과 Martensson(1980)은 움직임 속도와 함께 증가하는 대항근 동시수축을 발견하였다; 그러나 개별 변인variation이 컸으며, 임상적으로 수동적 움직임을 평가한 저항의 크기는 우리가 연구한 대상자들보다 더 컸다.

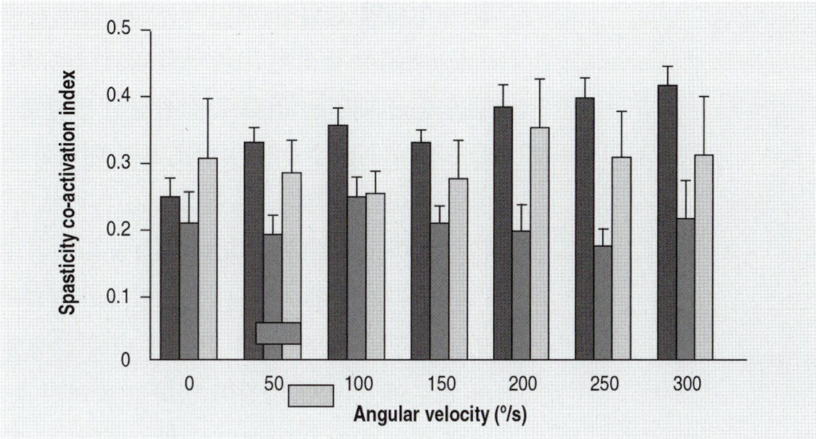

[그림 4-3]
동적 최대 노력으로 무릎관절을 펴는 동안 뒤넙다리근의 협력 수축. 대조군(■)과 뇌졸중 후 첫 3개월 시점에 있는 뇌졸중 대상자의 비마비측 다리(■)와 마비측 다리(□). 대조군에서만 속도와 함께 협력수축의 양이 증가하였다. 3그룹 간의 유의한 차이는 없었다. 뇌졸중 후 첫 6개월에 걸쳐 같은 사례로 남아있었다. 평균과 표준편차

4 비정상적 근긴장

주로 뇌졸중과 관련된 비정상적 근긴장tone은 오랫동안 재활의 주요 초점 중 하나였으며, 수년 동안, '정상적인' 근긴장의 회복은 핵심이 되는 치료 중 하나였다. 근긴장은 뇌병변 직후 떨어질 수도 있지만, 일반적으로 재활 단계에서 문제는 근긴장 증가이다. 여러 관절을 조사했음에도 불구하고, 근긴장 증가의 발생률은 최근 뇌졸중 후 1년이 된 사람들 중 38%로 추산되고 있다(Watkins 등 2002). 이 수치는 이전에 추산된 것보다 더 낮으며, 비정상적 근긴장을 큰 문제로 여겼던 이전보다는 덜 중요하게 여기는 임상적 견해와도 일치한다. 이 이유에 대해서는 잘 밝혀지지 않았으며 약물치료, 재활치료, 혹은 둘의 결합의 결과로 인해 그런 것일 수도 있다.

위운동신경원 병변 후 근긴장 증가 현상은 '과긴장증hypertonia'으로 간주한다. 이 용어는 흔히 강직과 서로 바꿔 사용된다. 가장 널리 받아들이고 있는 강직의 정의는 '긴장성 신장 반사가 속도 의존적으로 증가하는 특징이 있는 운동장애'(위운동신경원 증후군의 한 구성요소로써 신장반사의 과흥분으로 발생하는 과다한 건반사가 동반되는 "근긴장tone"; Lance 1980)이다. 그러나 수동운동에 대한 저항 증가(과긴장증)는 신장반사에 의해서만 영향을 받는 것이 아니라 신경성 요소와 비신경성 요소를 모두 포함한다.

임상적으로 강직은 흔히 수정된 아쉬워스 척도Modified Ashworth Scale, MAS(Bohannon과 Smith 1987)와 같은 주관적 평가로 측정한다. MAS는 수동적 움직임에 대

한 저항감에 등급을 매긴다. 이와 관련된 한 가지 명백한 문제는 강직의 속도-의존성 특성이 고려되지 않았다는 점이다. 수동적 움직임에 대한 저항을 등급 매기는 척도로는 신경성 인자로 인한 근긴장 증가와 수축성 결합조직이나 비수축성 결합조직의 뻣뻣함[stiffness]의 변화로 발생하는 것 사이의 차이를 구별할 수 없다(Katz 등 1992). 더욱이 그런 평가법의 신뢰성은 약하다고 보고되고 있다(예, Pomeroy 등 2000).

만약 근긴장 증가가 신경성 인자의 결과라면, 수동 움직임은 근전도[EMG]로 감지할 수 있는 근육 활동에 의해 발생할 것이다. 우리는 MAS 측정에서 경도와 중등도 강직이 있다고 밝혀진 환자 그룹을 대상으로 수동움직임에 대한 저항감을 연구하였다. 이 연구에서 우리는 뇌졸중이 있는 사람들의 무릎관절을 펴는 동안 수동적 움직임에 대한 저항이 EMG 활동없이 증가했음을 알아냈다(Davies 등 1996). 수동 움직임에 대한 저항은 수동적인 무릎 폄 동안 양쪽에서 증가했지만, 수동 무릎관절 굽힘 시에는 증가하지 않았다(그림 4-4). Wilson 등(1999)은 최근 뇌졸중이 발생한 사람들에게서는 근방추 활동이 정상이며, 방추운동[fusimotor] 기능부전은 운동 결손에 영향을 미치지 못했다고 말하였다. 만약 근긴장 증가가 수의적 근육 활동이나 반사성 근육 활동을 일으키는 신경 작용의 결과로 인한 것이 아니라면, 이는 비수축성 조직으로 인한 것으로 봐야 한다.

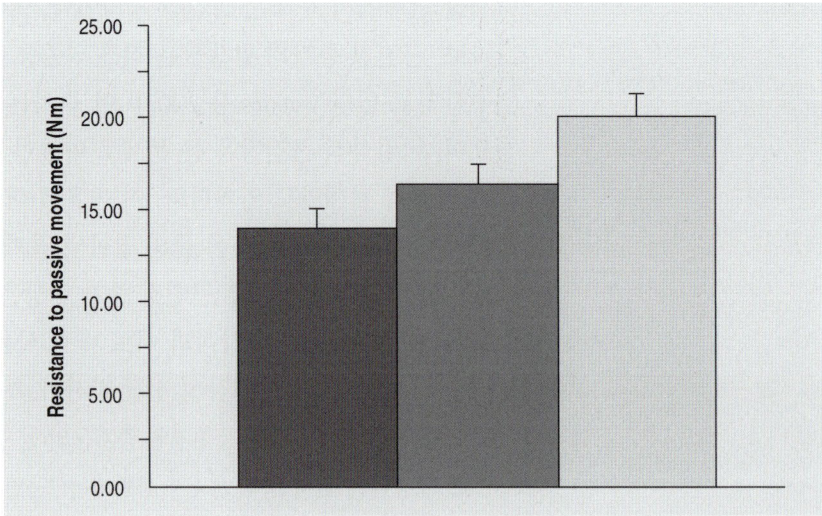

[그림 4-4]

30°/s의 각속도에서 수동 무릎관절 폄에 대한 저항감. 대조군(■)과 비교했을 때 뇌졸중 환자의 비마비측 다리(■)와 마비측 다리(□) 모두 저항감이 증가하였다(진한 파랑)(P<0.01). 평균과 표준오차(Davies 등[1996]으로 부터의 데이터)

5 근긴장 증가의 비신경성 요소

비신경성 뻣뻣함non-neural stiffness의 변화가 뇌졸중 후에 볼 수 있는 근긴장 증가의 주요 인자라는 가설을 지지하는 많은 근거가 있다. EMG 활동 증가 없이, 수동 움직임에 대한 저항 증가와 관련이 있는 우리의 연구 결과(Davies 등 1996; **그림 4-4**)가 이를 입증한다. 게다가, Fowler 등(1998)과 Ada 등(1998)의 연구 결과는 과반사증hyperreflexia보다는 연부조직 변화가 수동운동에 대한 저항을 증가시킨다고 말하였다.

Svantesson와 Sunnerhagen(1997)은 신장-단축주기stretch-shortening cycle에 관한 연구에서 먼저 일어난 활동이 EMG 활동 증가 없이 마비측 다리의 구심성 토크를 증가시킨다는 것을 알아냈다. 그들은 이같은 결과가 근육의 뻣뻣함으로 인해 탄성에너지가 더 많이 발생하여 일어난 것으로 결론 내렸다. 연이어, Santesson 등(2001)은 마비측 다리의 장딴지근에서 근육 뻣뻣함은 더 높았지만 힘줄 뻣뻣함은 더 낮았다고 보고하였다. 같은 근육군에서, 근육-힘줄 복합체의 수동적 뻣뻣함이 비마비측 사지나 대조군 사지보다 마비측 사지로 보행하는 동안 전체 근육의 뻣뻣함에 더 많이 기여하는 것으로 밝혀졌다(Lamontagne 등 2000).

Singer 등(2001)은 종설 논문에서 후천적 뇌 손상 후 비신경성 변화의 중요성을 강조하였다. 비신경성 변화에는 콜라겐 증식과 비수축성 물질이 포함된 재구성remodeling이 해당되며, 연결교cross-bridge 해체율을 감소시키는 액틴과 미오신 결합체의 증가도 이에 해당된다. 후자는 마비근육의 수축의 끝에서 나타나는 것으로 보고되는 지속적인 활동prolonged activity으로 인해 발생한 것일 수도 있다(Riley와 Bilodeau 2002).

6 수의적 근활성도

수의적 힘 발생voluntary force generation 감소를 설명하는 또 다른 가능성은 불완전한 수의적 활동이다. 공통적 결과를 보이는 많은 근육뼈대계 조건에서, 주로 연축중첩기법twitch superimposition technique을 이용하여(Belanger와 McComas 1981, Hurley 등 1994, Newham과 Hsiao 1998, 2001, Rutherford 등

1986) 등척성 수축 동안에 이 사항을 연구하였다.

뇌졸중 후에는 수의적 활동 기능부전voluntary activation failure이 있다는 증가가 있다. 신경학적 질환은, 특히 뇌병변, 최대 수의적 활동에 필요한 능력을 손상시킬 수도 있음에도 이를 직접 조사한 적은 드물다. 몇몇 간접적 근거가 EMG 연구를 통해 얻어졌다(Gowland 등 1992, Sahmann과 Norton 1977, Tang과 Rymer 1981). 또한 뇌졸중 후에는 많은 기능적 운동단위가 감소하며(McComas 등 1973), 또 운동단위의 발화 주기가 감소하는 것을 보였다(Rosenfalck와 Andreassen 1980, Tang과 Rymer 1981). 연축 속도 또한 감소하였다(Mewham 등 1996). 이러한 요인은 모두 수의적 활동에 영향을 줄 수 있다.

우리는 뇌졸중 후 6개월에 걸쳐 등척성 수축을 하는 동안 넙다리네갈래근의 수의적 활동 부전을 연구하였다(Hsiao 1998, Newham과 Hsiao 2001). 맞춤 대조군에 비해 분명한 수의적 활동 부전이, 양측에서 발생하였다. 게다가 마비근군에서 더 컸으며 6개월 경과에도 변화되지 않은 채 남아 있었다(**그림 4-5**). 유사한 연구 결과가 Kamper와 Rymer(2001) 등이 마비측 상지를 연구한 연구에서도 나왔으며, Riley와 Bilodeau(2002)도 지속적인 활동 동안 활동 부전의 정도가 심해졌음을 밝혀냈다.

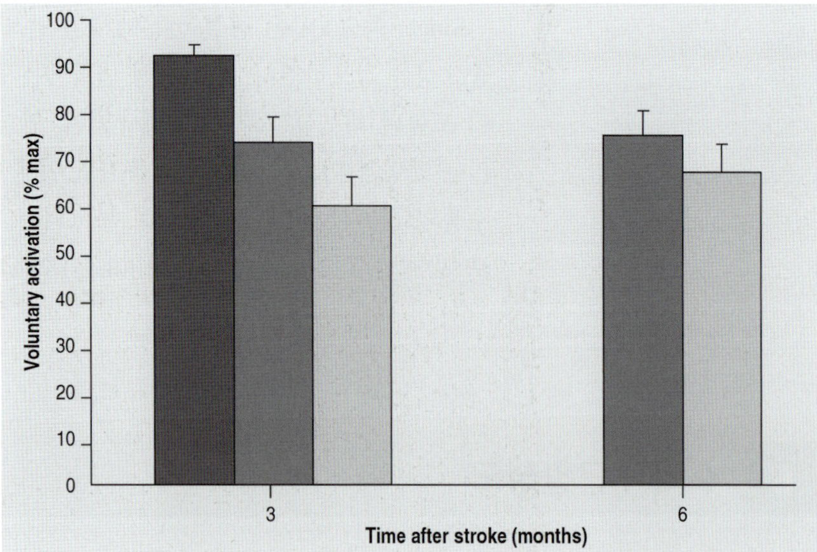

[그림 4-5]
등척성 수축 동안 넙다리네갈래근의 수의적 활동 정도는 대조군(■)과 비교했을 때 뇌졸중 환자의 비마비측 다리(■, P<0.0002)와 마비측 다리(□, P<0.0005) 모두에서 감소하였다. 평균과 표준편차(Newham과 Hsiao[2001] 연구 데이터)

수의적 활동 부전의 존재는 신경학적 손상이 뼈대근에 직접적 영향을 준다는 이론을 입증한다. 이는 운동단위 동원 실패로 인한 것일 수도 있으며, 활동하는 운동단위의 발화율이 감소하여 발생한 것일 수도 있다. 게다가 우리 연구에서 활동 부전이 양측성이었다는 것은 인상적이었다. 많은 연구에서 소위 '비손상측' 팔다리를 조사하지는 않았지만, 편측 뇌졸중으로 인한 결과가 양측성으로 나타난다는 근거가 많아지고 있다(Bohannon과 Walsh 1992, Chollett 등 1991, Colebatch와 Gandevia 1989, Davies 등 1996, Harris 등 1997).

또한 수의적 활동 부전은 과도한 대항근 활동이 함께 공존할 것이라고 추측할 수도 있지만, 우리 연구에서는 그 경우가 아니었다(그림 4-2). 이 활동 부전은 뇌졸중 후 겉질척수로의 활동 중단으로 인해 발생할 수도 있다. 만약 그렇다면, 활동 부전의 회복은 중추신경계의 재구성이나 측부발아collateral sprouting가 발생했다는 것을 의미한다. 그러나 우리는 6개월기간이 경과해도 활동 부전의 크기에는 변화가 없음을 보았다.

뇌졸중 직후, 너무 이른 시점에 빈번히 발생하는 이완성flaccidity 출현은 활동 부전이 뇌손상의 일반적인 특징이라는 것을 증명한다. 상당한 수준의 활동 부전이 지속되며 양측성으로 발생한다는 연구결과가 기능회복과 재활에 중요한 암시를 가지는 것은 당연하다. 어느 정도의 근력훈련 기간이 뇌졸중을 가진 사람들의 수의적 활동 수준을 증가시킬 것인가는 좀 더 지켜봐야 한다.

7 파워 발생

뇌졸중 후, 등척성 근력과 동적 근력에 대해 많은 연구가 있었다. 이 연구가 분명하게 일치하는 점은 정상적인 기능에 불리한 영향을 주는 것으로 생각되는 어느 정도의 약화가 존재한다는 점이다. 이 연구가 매우 가치가 있긴 하지만, 우리가 근육에 바라는 주된 요구는 파워power를 만들어 내는 것임을 명심해야 한다. 파워는 힘force과 속도velocity의 결과이기 때문에, 힘이 발생되는 속력speed이 중요하다. 만약 움직임이 기능에 필요한 것보다 낮은 속도에서만 수행된다면, 많은 힘을 발생시킬 수 있는 큰 근육을 가지는 기능적 이득은 없다. 지금부터, 뇌졸중 후 파워 발생에 대한 문헌을 통해 속력과 속력의 결정 요소를 살펴볼 것이다.

수축 속도의 기여

뇌졸중을 가진 사람들의 근육은 수축과 이완이 느리게 발생한다는 데에는 일반적인 동의가 이뤄진 것으로 보인다. 마비근의 경우, 단일 넙다리네갈래근 연축이 최대힘peak force의 절반 정도로 이완하는데 걸리는 시간은 정상보다 현저하게 더 길었으며(P<0.01), 비마비측 사지에서는 좀 더 길어지는 경향이 있었다(그림 4-6)(Newham 등 1996). 또한 우리는 경도의 강직을 가진 만성 뇌졸중 환자들은 넙다리네갈래근과 뒤넙다리근에서 대조군보다 더 낮은 각속도를 보인다는 것을 발견하였다(Davies 등 1996). 마비측 사지는 더 느렸다. 이는 중추성 기전의 참여를 다시 한번 시사하는 것이다. 뇌졸중 후 첫 6개월이 경과한 환자들은 3개월에서는 변하지 않았던 최대 움직임 속력이 양측성으로 감소하였다(P<0.005-0.00005)(Hsiao와 Newham, 2001). 6개월 후, 마비측 사지의 움직임은 정상보다 여전히 느렸다(P<0.01; 그림 4-7). 이것은 뇌졸중 환자들이 힘을 만들어 내기 위해서는 정상보다 2배에서 3배 정도 더 오래 걸린다는 연구결과와도 일치한다(Canning 등 1999). 수축시간과 이완시간 지연은 신체 장애와 관련이 있다(Chae 등 2002b). 또한 일어서기 활동 동안에도 느린 움직임 속력이 보고되었다(Carr 등 2002).

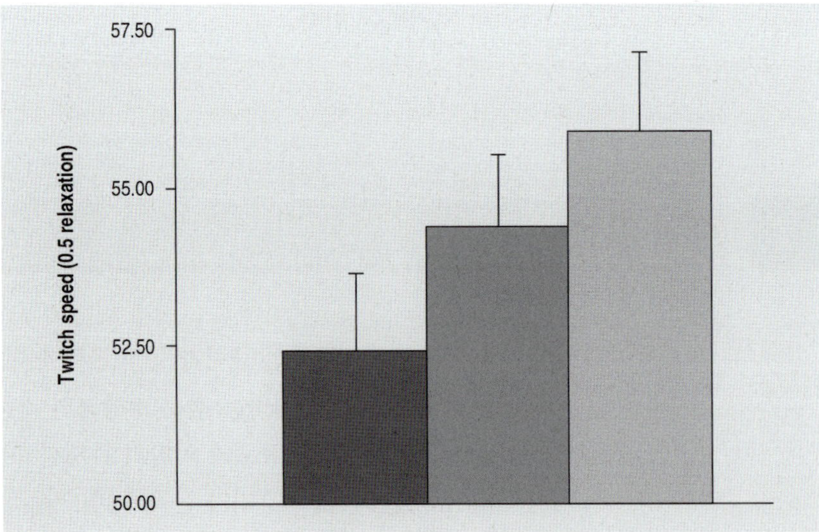

[그림 4-6]

넙다리네갈래근 단일 연축 후 이완속도. 대조군(■), 만성 뇌졸중 환자들 비마비측 다리(■)와 마비측 다리(□). 마비측 다리에서는 현저했던 반면 비마비측근육 그룹에서는 천천히 이완되는 경향을 보였다(P<0.01). 평균과 표준편차

[그림 4-7]
무릎관절을 펴는 동안 만들 수 있는 최대 각 속도. 대조군(◆)과 뇌졸중 후 첫 6개월 시점에 있는 뇌졸중 대상자의 마비측 다리(□)과 비마비측 다리(■). 뇌졸중 환자의 경우, 초기에 양측성으로 감소했으며, 첫 3개월 시점에서는 변화가 없었다. 그리고 6개월 후 마비측 다리는 정상보다 낮은 채로 남아 있었다. 평균과 표준편차

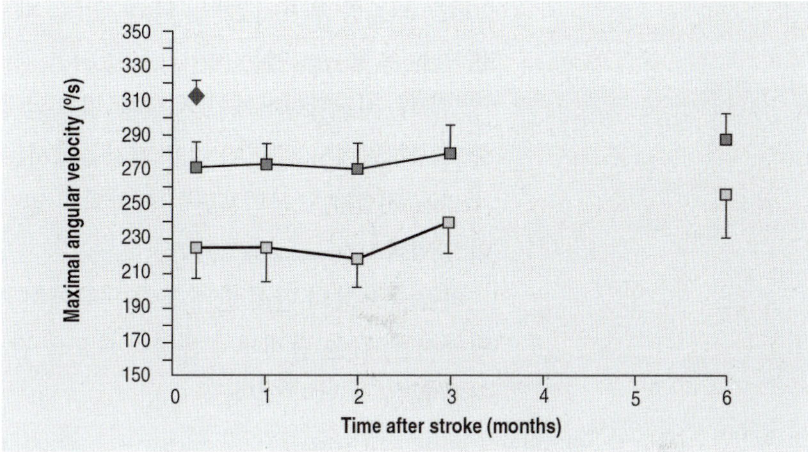

연속선상의 근절sarcomere의 수—즉, 근섬유의 길이—는 어떤 근육이 수축하고 이완할 수 있는 속력에 비례한다(Jones와 Round 1996). 따라서, 만약 근절의 수가 감소하게 된다면, 관절 움직임 소실이 수축 속도를 감소시킬 수도 있다. 이것이 관절 범위가 상실된 만성 뇌졸중의 경우에는 시나리오가 될 수 있겠지만, 뇌졸중 직후에 볼 수 있는 느려짐slowing이나, 관절 범위가 유지되어 있으며 근절의 수도 일정하게 남아 있는 만성적 사례를 설명하지는 않는다. 근육/힘줄의 뻣뻣함stiffness 변화도 수축 속력에 영향을 미친다. 그런 변화는 뇌졸중 후에 보고되지만, 급성 단계의 뇌졸중에서는 발생하지 않는 듯하며, 뇌졸중 후 수축 속력에서 보이는 초기 변화의 원인은 아니다.

수축 기능contractile function의 주요 결정자 중 하나는 바로 type I 근섬유(유산소성, 느린-연축, 쉽게 피로해지지 않음)와 type II 근섬유(무산소성, 빠른-연축, 매우 피로해지기 쉬움)의 비율이다. 신체 활동이 감소하면 무사용성 위축이 발생하며 특히 type I 근섬유의 크기에 영향을 미친다. 이것이 근력과 수축 속력을 감소시켜 파워 출력power output을 떨어뜨리지만, 피로fatiguability를 줄이는 것으로 생각되지는 않는다. 뇌졸중 후 근육 구성type에 대한 연구가 있기는 하지만, 급성기에서의 연구는 드물다. 한 연구는 뇌졸중 후 7일 시점에 근육의 크기가 일시적으로 줄어드는 것을 보고하였다(Jorgensen과 Jacobsen 2001). 흥미롭게도, 2개월 시점에 걸을 수 있었던 환자들의 비마비측 다리에서만 1년 후에 근육 크기가 회복되었다. 하지만 이 시점에서 걸을 수 없었던 사람들은 전혀 회복되지 않았다. 전체 근육 위축과 근육내 지방 성분의 증가량은 뇌졸중 후 6개월 시점보다 더 적었다(Ryan 등

2002). 뇌졸중 후 6~12개월 된 환자들을 대상으로, Sunnerhagen 등(1999)은 섬유 유형 구성에는 차이가 없었지만, 지구력 탈훈련detraining과 무활동inactivity과 비교할만하게 모세혈관 밀도는 감소했다고 보고하였다. 뇌졸중 후 9개월에서 12년이 지난 환자들에서는 type II 위축이 보고되었으며(Toffola 등 2001), 근력훈련이 포함되지 않은 재활 프로그램 후에도 위축이 있었다(Hachisuka 등 1997).

뇌졸중 회복의 만성 단계 동안 근육에서 많은 변화가 발생하는 것은 분명하지만, 급성 단계에서 움직임 속도를 감소시키는 인자는 명확히 밝혀지지 않은 채 남아 있다.

파워 출력

등척성 근력 발생에 관한 연구는 가치가 있으며 유용한 정보가 된다. 그렇지만 골격근에 대한 주요 기능적 요구는 파워power를 발생시키고 움직임을 일으키는 것이라는 사실을 기억해야 한다. 파워가 힘과 속도의 결과물이기 때문에, 뇌졸중 후 힘과 속도가 모두 감소된 것을 보여주었던 등척성 근력 연구는 파워 또한 감소한다는 것을 분명하게 보여준다. 그러나 파워 감소는 힘이나 속도 한 가지만 감소한 것보다 더 클 것이다. 뇌졸중 후 파워 출력power output에 관한 직접적 연구는 드물다.

우리는 무릎관절 폄근과 굽힘근의 파워 출력을 뇌졸중 후 첫 6개월 시점에 300°/s 이상의 각속도 범위에서 연구하였다(Hsiao와 Newham 2001). 대부분의 뇌졸중 대상자들은 250°/s 이상의 각속도에 도달할 수 없었으며, 분석에 필요한 자료가 불충분했다. 뇌졸중 후 첫 주시점에, 남아있는 움직임 속도에서는 뇌졸중 대상자들의 마비측과 비마비측 다리 모두에서 파워 출력이 대조군에 비해 더 적었다(각각, $P<0.01$-0.000a, $P<0.045$-0.01). 비마비측 사지의 감소는 마비측보다 일관되지 않았지만less consistent, 낮은 속도(≥150°/s)에서는 두 사지 모두에서 감소가 더 두드러졌다. 뒤넙다리근은 일반적으로 넙다리네갈래근보다 파워 출력이 더 많이 감소함을 보였다. 시간이 경과함에 따라 느리게 향상이 되긴 했지만, 뇌졸중 후 6개월 시점에 파워 출력은 – 특히 마비측에서 – 낮은 채로 유지되었으며 더 느린 속력에서는 보다 확연하게 나타났다(**그림 4-8**).

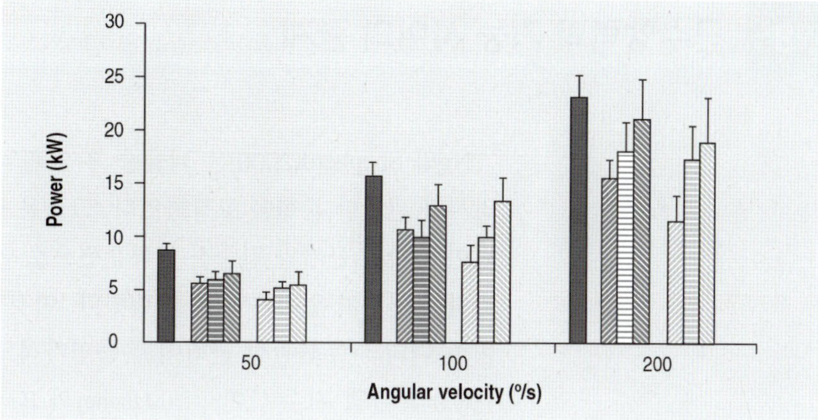

[그림 4-8]

세 가지 각속도에서 넙다리네갈래근의 최대 파워 출력. 대조군(■), 뇌졸중 대상자의 비마비측 다리(■)와 마비측 다리(□). 뇌졸중 대상자는 뇌졸중 후 0.25개월, 2개월, 6개월 시점에 검사하였다(Rt → Lt). 파워 출력은 양측성으로 감소했으며, 시간이 지남에 따라 변화는 적었다. 평균과 표준오차

Kautz와 Brown(1998)은 중등도 강도의 사이클 에르고미트리cycle ergometry를 하는 동안, 마비측 다리의 넙다리네갈래근과 뒤넙다리근의 EMG와 파워 출력을 연구하였다. 그들은 마비측 다리의 외부 역학적 일 출력external mechanical work output이 현저하게 떨어졌음을 알아냈다. 넙다리네갈래근과 뒤넙다리근의 EMG 활동의 비정상적 타이밍이 대조군에 비해 양적 일positive work [concentric contraction]은 더 떨어뜨리고, 음적 일negative work[eccentric contraction] 더 많이 발생케 하였다. Brown과 Kautz(1999)는 다시 뇌졸중 후 6개월 이상이 된 뇌졸중 환자들을 대상으로 각기 다른 페달밟기pedalling 속도에서 발생한 일work과 일부하workload를 연구하였다. 그 결과, 페달밟기 속도가 감소함에 따라 일과 일부하가 감소했다. 하지만 EMG 활동패턴은 속도에 따라 변하지 않았기 때문에, 그들은 역학적 요인으로 인해 감소한 것으로 결론지었다.

Nadeau 등(1997)은 뇌졸중 후 발바닥 굽힘근에 대한 동력 측정dynamometry 연구에서, 뇌졸중을 가진 사람들의 최대토크peak torque는 비슷하긴 했지만, 움직임 시작 지점에서 토크 발생이 느려져서 파워 출력이 감소하여 나타났다. 토크, 파워, 토크 발생률은 서로 상관관계가 있으며, 모두는 아니지만 몇몇 임상 측정과도 관련이 있다.

뼈대근의 수행력이 뇌졸중으로 인해 손상받는다는 것은 분명하다; 직후에 너무 빠르게 나타나기 때문에 단순히 무사용의 결과라고는 할 수 없다. 게다가 단지 마비측만이 아니라 두 다리 모두 영향을 받으며, 일반적인 재활로는 완전하게 회복되지 않는다. 문제의 핵심은 이런 비정상적인 상태가 기능과 관련성이 있느냐 없느냐이다.

8 근수행력과 기능 사이의 관계

Ng와 Shepherd(2000)은 뇌졸중 후 약화와 그것이 기능과 재활에 주는 암시와 관련한 문헌을 고찰하였다. 그들은 근력이 기능과 직접적으로 관련이 있다는 근거와 집중적 근력훈련으로 어떠한 역효과 없이 향상될 수 있다는 근거가 있다는 결론을 내렸다. 이것은 뇌졸중 후 첫 몇 주에서 마비측 다리의 무릎관절 근력이 운동평가척도motor assessment scale, MAS(Carr 등 1985)와 바텔 지수Barthel Index(Mahoney와 Barthel 1965)의 앉아서 서기sit to standing 요소와 보행 요소와 분명한 관련이 있다는 우리의 연구 결과(P = 0.01-0.002)와도 일치했지만, 10미터 걷기 시간 요소와는 관련이 없었다(Hsiao와 Newham 1999). 6개월 후, 장애에 대한 이 측정법은 모두 넙다리네갈래근 근력과 관련이 있었다(P = 0.03-0.0002). 항상, 근력과 최대 움직임 속도 사이에는 유의한 관계가 있었다(P<0.0005). 근력과 기능 사이의 유의한 상관관계는 보다 최근에 다른 연구자들도 보고하였다(Andrews와 Bohannon 2001, Chae 등 2002a, 2002b, Maeda 등 2001, Nadeau 등 1999, Suzuki 등 1999, Teixeira-Salmela 등 1999).

9 근력훈련

근육약화의 존재와 중요성을 받아들인다면, 그다음 당연한 질문은 근육약화를 향상하기 위해 무엇을 해야 하나이다. 뇌졸중 환자들의 근육은 비대가 불가능하다는 것을 믿을 이유가 없다. 그리고, 근력훈련에는 신경성 반응과 말초성 반응이 발생한다고 알려져 있기 때문에, 반복적 고-강도 노력은 당연히 수의적 활동 불능을 향상시킬 것이다.

전통적인 믿음은 고-강도 근수축이 비정상적인 근긴장을 일으키고 증가시키기 때문에 고강도 근력훈련은 피해야 한다는 것이었다. 그러나 이 믿음을 지지하는 근거는 없다. Ng와 shepherd(2000)은 수많은 연구를 인용한 고찰논문에서, 근력훈련은 비정상적인 근육활동을 증가시키지 않고 근력과 기능 모두를 향상시켰다고 결론지었다.

우리는 근력훈련 동안에 이용될 수 있는 반복 최대 등척성 수의적 수축과 등속성 최대 수의적 수축 전후 시점에 넙다리네갈래근 신장반사의 특성을 검사하였다(Hsiao와 Newham 1999). 뇌졸중 후 6개월 기간에서, 등속성 최대 수의적 수축 후 신장반사의 흥분성 증가를 말해주는 암시는 없었다(표 4-1). 그리고 때때로 감소를 보였다. 실험에 참가했던 대상자들이 자신들의 근육이 '더 나아졌다' '더 느슨해졌다' 는 것을 느꼈다고 자발적으로 보고했다는 것에 주목할 필요가 있다. 근육 활동 증가나 연합 반응의 징후는 없었다.

[표 4-1] 30~ 300°/s 각속도에서 반복적 최대 등척성 수축과 등속성 수의적 수축으로 구성된 운동 전후의 넙다리네갈래근 신장반사 특성. 운동 후 흥분성 증가에 대한 암시는 없었다.

	Non-paretic		Paretic	
	Before	After	Before	After
Amplitude (mV)	0.18 ± 0.03	0.18 ± 0.03	0.13 ± 0.03	0.11 ± 0.02
Onset latency (ms)	19.25 ± 0.67	20.85 ± 1.09	20.05 ± 0.69	19.47 ± 0.78
Peak latency (ms)	24.10 ± 0.64	25.55 ± 0.93	25.68 ± 0.97	25.29 ± 1.09

보다 최근에는, 많은 연구자가 고-강도 운동이 뇌졸중 대상자들의 기능이나 근육 긴장에 미치는 역효과 없이 이점을 주는 효과가 있다는 것을 비슷하게 보고하고 있다(Badics 등 2002, Brown과 Kautz 1998, Kim 등 2001, Smith 등 1999, Teixeira-Salmela 등 1999, 2001, Weiss 등 2000). 이런 많은 연구가 급성 단계와 만성 단계에 있는 뇌졸중 대상자들이 참여했다는 것과 두 그룹 모두에서 근력훈련으로 향상이 있었다는 것에 유념할 필요가 있다.

10 결론

이번 장의 내용은 뇌졸중 재활 분야에서의 Carr와 Shepherd가 이룬 중요하고 값진 업적을 강조한다. 그들은 뇌졸중을 가진 사람들의 기능에 있어 근력의 역할에 관심을 가졌던 선구자들이었다. 뇌졸중 후에 근력이 약해지며 근육 약화는 기능과 관련이 있다는 것은 그들과 다른 여러 연구자에 의해 명확해졌다. 약해진 근육은 전통적 재활로 더 강해지지 않았으며, 활동 증가에 따라 자발적으로 강해지지 않았다. 그러나 어떤 상황에서도 피해야 할 것처럼 보였던, 고-강도 수축은 근육긴장도를 증가시키지 않았으며 근력과 기능 모두를 향상시켰다. 수의적 활동 불능을 밝혀내고, 근수행력에 작용하는 뇌 병변의 직접적 활동을 알아내고 그 영향이 마비측 다리를 제한시키지 않는다는 것을 밝혀낸 연구는 근육과 뇌졸중에 대한 Carr와 Shepherd의 관심으로 시작되었다. 이들의 성과는 임상 분야와 과학적 분야, 그리고 뇌졸중을 가진 사람들에게 중요성을 가지는 주목할 만한 성과이다. 이 결과가 임상적 실기로 적용되기 위해서는, 근수행력이 뇌졸중 후 기능에 미치는 영향과 근 수행력의 역할을 더 연구하기 위해 해야 할 일이 아직 많다.

참고문헌

Ada L, Vattanasilp W, O'Dwyer N J et al 1998 Does spasticity contribute to walking dysfunction after stroke? Journal of Neurology, Neurosurgery and Psychiatry 64:628-635.

Andrews A W, Bohannon R W 2000 Distribution of muscle strength impairments following stroke. Clinical Rehabilitation 14:79-87.

Andrews A W, Bohannon R W 2001 Discharge function and length of stay for patients with stroke are predicted by lower extremity muscle force on admission to rehabilitation. Neurorehabilitation and Neural Repair 15:93-97.

Andrews A W, Bohannon R W 2003 Short-term recovery of limb muscle strength after acute stroke. Archives of Physical Medicine and Rehabilitation 84:125-130.

Badics E, Wittmann A, Rupp M et al 2002 Systematic muscle building exercises in the rehabilitation of stroke patients. Neurorehabilitation 17:211-214.

Basmajian J V, De Luca C J 1985 Muscles alive; their functions revealed by electromyography. Williams & Wilkins, Baltimore.

Belanger A Y, McComas A J 1981 Extent of motor unit activation during effort. Journal of Applied Physiology 51:1131-1135.

Bierman W, Ralston H J 1965 Electromyographic study during passive and active flexion of the normal subject. Archives of Physical Medicine and Rehabilitation 46:71-75.

Bobath B 1969 The treatment of neuromuscular disorders by improving patterns of coordination. Physiotherapy 55:18-22.

Bobath B 1970 Adult hemiplegia: evaluation and treatment. Heinemann Medical Books, London

Bobath B 1990 Adult hemiplegia: evaluation and treatment, 3rd edn. Heinemann Medical Books, London.

Bohannon R W 1989 Is the measurement of muscle strength appropriate in patients with brain lesions? A special communication. Physical Therapy 69:225-236.

Bohannon R W, Smith M B 1987 Interrater reliability of a modified Ashworth scale of muscle spasticity. Physical Therapy 67:206-207.

Bohannon R W, Walsh S 1992 Nature, reliability and predictive value of muscle performance measures in patients with hemiparesis following stroke. Archives of Physical Medicine and Rehabilitation 73:721-725.

Brown D A, Kautz S A 1998 Increased workload enhances force output during pedalling exercise in persons with poststroke hemiplegia. Physician and Sportsmedicine 26:598-606.

Brown D A, Kautz S A 1999 Speed-dependent reductions of force output in people with poststroke hemiparesis. Physical Therapy 79:919-930.

Canning C G, Ada L, O'Dwyer N 1999 Slowness to develop force contributes to weakness after stroke. Archives of Physical Medicine and Rehabilitation 80:66-70.

Carr J H, Shepherd R B 1980 Physiotherapy in disorders of the brain. Heinemann Medical Books, London.

Carr J H, Shepherd R B 1982 A motor learning programme for stroke. Heinemann Medical Books, London.

Carr J H, Shepherd R B, Nordholm L et al 1985 Investigation of a new motor assessment scale for stroke patients. Physical Therapy 65:175-180.

Carr J H, Ow J E G, Shepherd R B 2002 Some biomechanical characteristics of standing up at three different speeds; implications for functional training. Physiotherapy Theory and Practice 18:47-53.

Chae J, Yang G, Kyu Park B et al 2002a Muscle weakness and cocontraction in upper limb hemiparesis: relationship to motor impairment and physical disability. Neurorehabilitation and Neural Repair 16:241-248.

Chae J, Yang G, Park B K et al 2002b Delay in initiation and termination of muscle contraction, motor impairment, and physical disability in upper limbhemiparesis. Muscle and Nerve 25:568-575.

Chollett F, Di Piero V, Wise R J S et al 1991 The functional anatomy of motor recovery after stroke in humans; a study with positron emission tomography. Annals of Neurology 29:63-71.

Colebatch J G, Gandevia S C 1989 The distribution of muscle weakness in upper motor neuron lesions affecting the arm. Brain 112:749-763.

Davies J M, Mayston M J, Newham D J 1996 Electrical and mechanical output of the knee muscles during isometric and isokinetic activity in stroke and healthy adults. Disability and Rehabilitation 18:83-90.

De Luca C J, Mambrito B 1987 Voluntary control of motor units in human antagonist muscles; coactivation and reciprocal activation. Journal of Neurophysiology 58:525-542.

Eng J J, Kim C M, Macintyre D L 2002 Reliability of lower extremity strength measures in persons with chronic stroke Archives of Physical Medicine and Rehabilitation 83:322-328.

Fowler V, Canning C G, Carr J H et al 1998 Muscle length effect on the pendulum test. Archives of Physical Medicine and Rehabilitation 79:169-171.

Fung J, Barbeau H 1989 A dynamic EMG profile index to quantify muscular activation disorder in spastic paretic gait. Electroencephalography and Clinical Neurophysiology 73:233-244.

Goff B 1969 Appropriate afferent stimulation. Physiotherapy 51:9-17.

Gowland C, deBruin H, Basmajian J V et al 1992 Agonist and antagonist activity during voluntary upper limb movement in patients with stroke. Physical Therapy 72:624-633.

Gregson J M, Leathley M J, Moore A Petal 2000 Reliability of measurements of muscle tone and muscle power in stroke patients. Age and Ageing 29:223-228.

Hachisuka K, Umezu Y, Ogata H 1997 Disuse muscle atrophy of lower limbs in hemiplegic patients. Archives of Physical Medicine and Rehabilitation 78:13-18.

Harris M L, Polkey M I, Bath P M W et al 1997 Acute hemiplegic ischaemic stroke causes contralateral quadriceps weakness. Journal of Neurology, Neurosurgery and Psychiatry 62:214.

Harris M L, Polkey M I, Bath P M et al 2001 Quadriceps muscle weakness following acute hemiplegic stroke. Clinical Rehabilitation 15:274-281.

Hsiao S-F 1998 Neuromuscular and functional performance in stroke patients; the effect of physiotherapy intervention. PhD thesis, University of London.

Hsaio S-F, Newham D J 1999 The non-paretic side of stroke patients; extent of deficit in mechanical output. Clinical Rehabilitation 13:80-81.

Hsiao S-F, Newham D J 2001 Bilateral deficits of voluntary thigh muscle contraction after recent stroke. In: Gantchev N (ed) From basic motor control to functional recovery. II. Towards an understanding of the role of motor control from simple systems to human performance. Academic Publishing House (Bulgarian Academy of Science), Sofia, pp 376-384.

Hsu A L, Tang P F, Jan M H 2002 Test-retest reliability of isokinetic muscle strength of the lower extremities in patients with stroke. Archives of Physical Medicine and Rehabilitation 83:1130-1137.

Hurley M V, Jones D W, Newham D J 1994 Arthrogenic quadriceps inhibition and rehabilitation of patients with extensive traumatic knee injuries. Clinical Science 86:305-310.

Jones D A, Round J M 1996 Skeletal muscle in health and disease; a textbook of muscle physiology. Manchester University Press, Manchester.

Jorgensen L, Jacobsen B K 2001 Changes in muscle mass, fat mass, and bone mineral content in the legs after stroke: a 1 year prospective study. Bone 28:655-659.

Kamper D G, Rymer W Z 2001 Impairment of voluntary control of finger motion following stroke: role of inappropriate muscle coactivation. Muscle and Nerve 24 673-681.

Katz R T, Rovai G P, Brait C 1992 Objective quantitation of spastic hypertonia; correlation with clinical findings. Archives of Physical Medicine and Rehabilitation 73:339-347.

Kautz S A, Brown D A 1998 Relationships between timing of muscle excitation and impaired motor performance during cyclical lower extremity movement in post-stroke hemiplegia. Brain 121:515-526.

Kim C M, Eng J J, MacIntyre D L et al 2001 Effects of isokinetic strength training on walking in persons with stroke: a doubleblind controlled pilot study. Journal of Stroke and Cerebrovascular Diseases 10:265-273.

Knott M, Kabat H 1954 Proprioceptive facilitation therapy for paralysis. Physiotherapy 40:171-176.

Knutsson E, Martensson A 1980 Dynamic motor capacity in spastic paresis and its relation to prime mover dysfunction; spastic reflexes and antagonist co-activation. Scandinavian Journal of Rehabilitation Medicine 12:93-106.

Lamontagne A, Malouin F, Richards C L 2000 Contribution of passive stiffness to ankle plantarflexor moment during gait after stroke. Archives of Physical Medicine and Rehabilitation 81:351-358.

Lance J W 1980 Symposium synopsis. In: Feldman R G, Toung R R, Koella W P (eds) Spasticity: disordered motor control. Year Book Medical Publishers, Chicago, pp 485-494.

Levin M F, Hui-Chan C 1994 Ankle spasticity is inversely correlated with antagonist voluntary contraction in hemiparetic subjects. Electromyography and Clinical Neurophysiology 34:415-425.

Levin M F, Selles R W, Verheul M H et al 2000 Deficits in the coordination of agonist and antagonist muscles in stroke patients: implications for normal motor control. Brain Research 853:352-369.

McComas A J, Sica R E P, Upton A R M et al 1973 Functional changes in motoneurones of hemiparetic patients. Journal of Neurology, Neurosurgery and Psychiatry 36:183-193.

Maeda T, Oowatashi A, Kiyama R et al 2001 Discrimination of walking ability using knee joint extension muscle strength in stroke patients. Journal of Physical Therapy Science 13:87-91.

Mahoney F I, Barthel D W 1965 Functional evaluation: the Barthel Index. Maryland State Medical Journal 14:61-65.

Nadeau S, Gravel D, Arsenault A B et al 1997 Dynamometric assessment of the plantarflexors in hemiparetic subjects: relations between muscular, gait and clinical parameters. Scandinavian Journal of Rehabilitation Medicine 29:137-146.

Nadeau S, Arsenault A B, Gravel D et al 1999 Analysis of the clinical factors determining natural and maximal gait speeds in adults with a stroke. American Journal of Physical Medicine and Rehabilitation 78:123-130.

Newham D J, Hsiao S-F 1998 Muscle performance of patients with recent stroke: weakness or antagonist restraint? Clinical Rehabilitation 12:163-164.

Newham D J, Hsiao S-F 1999 Voluntary strength and activation of quadriceps after stroke; the first six months. Clinical Rehabilitation 13:92.

Newham D J, Hsiao S-F 2001 Knee muscle isometric strength, voluntary activation and antagonist co-contraction in the first six months after stroke. Disability and Rehabilitation 23:379-386.

Newham D J, Mayston M J, Davies J M 1996 Quadriceps isometric force, voluntary activation and relaxation speed in stroke. Muscle and Nerve Suppl 4:S53.

Ng S S, Shepherd R B 2000 Weakness in patients with stroke: implications for strength training in neurorehabilitation. Physical Therapy Reviews 5:227-238.

Pohl P S, Startzell J K, Duncan P W et al 2000 Reliability of lower extremity isokinetic strength testing in adults with stroke. Clinical Rehabilitation 14:601-607.

Pomeroy V M, Tallis R C 2002a Restoring movement and functional ability after stroke: now and the future. Physiotherapy 88:3-17.

Pomeroy V M, Tallis R C 2002b Neurological rehabilitation; a science struggling to come of age. Physiotherapy Research International 7:76-89.

Pomeroy V M, Dean D, Sykes L et al 2000 The unreliability of clinical measures of muscle tone: implications for stroke therapy. Age and Ageing 29:229-233.

Riley N A, Bilodeau M 2002 Changes in upper limb joint torque patterns and EMG signals with fatigue following a stroke. Disability and Rehabilitation 24:961-969.

Rood M S 1954 Neurophysiologic reactions: a basis for physical therapy. Physical Therapy Review 34:444-449.

Rosenfalck A, Andreassen S 1980 Impaired regulation of force and firing pattern of single motor units in patients with spasticity. Journal of Neurology, Neurosurgery and Psychiatry 43:907-916.

Rothstein J M, Riddle D I, Finucane S D 1989 Commentary. Physical Therapy 69:230-235.

Rutherford O M, Jones D A, Newham D J 1986 Clinical and experimental application of the percutaneous twitch superimposition technique for the study of human muscle activation. Journal of Neurology, Neurosurgery and Psychiatry 49:1288-1291.

Ryan A S, Dobrovolny C L, Smith G V et al 2002 Hemiparetic muscle atrophy and increased intramuscular fat in stroke patients. Archives of Physical Medicine and Rehabilitation 83:1703-1707.

Sahrmann S A, Norton B S 1977 The relationship of voluntary movement to spasticity in the upper motor neurone syndrome. Annals of Neurology 2:460-465.

Singer B, Dunne J, Allison G 2001 Reflex and non-reflex elements of hypertonia in triceps surae muscles following acquired brain injury; implications for rehabilitation. Disability and Rehabilitation 23:749-757.

Smith G V, Silver K H C, Goldberg A P et al 1999 Task oriented exercise improves hamstring strength and spastic reflexes in chronic stroke patients. Stroke 39:2112-2118.

Stockmeyer S A 1967 An interpretation of the approach of Rood to the treatment of neuromuscular dysfunction. American Journal of Physical Medicine 46:900-955.

Sunnerhagen K S, Svantesson U, Lonn L et al 1999 Upper motor neuron lesions: their effect on muscle performance and appearance in stroke patients with minor motor impairment. Archives of Physical Medicine and Rehabilitation 80:155-1561.

Suzuki K, Imada G, Iwaya T et al 1999 Determinants and predictors of the maximum walking speed during computer-assisted gait training in hemiparetic stroke patients. Archives of Physical Medicine and Rehabilitation 80:179-182.

Svantesson U, Stibrant Sunnerhagen K 1997 Stretch-shortening cycle in patients with upper motor neuron lesions due to stroke. European Journal of Applied Physiology and Occupational Physiology 75:312-318.

Svantesson U, Takahashi H, Carlsson U et al 2000 Muscle and tendon stiffness in patients with upper motor neuron lesion following a stroke. European Journal of Applied Physiology and Occupational Physiology 82:275-279.

Tang A, Rymer W Z 1981 Abnormal force-EMG relations in paretic limbs of hemiparetic human subjects. Journal of Neurology, Neurosurgery and Psychiatry 44:690-698.

Teixeira-Salmela L F, Olney S J, Nadeau S et al 1999 Muscle strengthening and physical conditioning to reduce impairment and disability in chronic stroke survivors. Archives of Physical Medicine and Rehabilitation 80:1211-1218.

Teixeira-Salmela L F, Nadeau S, McBride I et al 2001 Effects of muscle strengthening and physical conditioning training on temporal, kinematic and kinetic variables during gait in chronic stroke survivors. Journal of Rehabilitation Medicine 33:53-60.

Toffola E D, Sparpaglione D, Pistorio A et al 2001 Myoelectric manifestations of muscle changes in stroke patients. Archives of Physical Medicine and Rehabilitation 82:661-665.

Voss D E 1967 Proprioceptive neuromuscular facilitation. American Journal of Physical Medicine 46:838-898.

Watkins C L, Leathley M J, Gregson J M et al 2002 Prevalence of spasticity post stroke. Clinical Rehabilitation 16:515-522.

Weiss A, Suzuki T, Bean J et al 2000 High intensity strength training improves strength and functional performance after stroke. American Journal of Physical Medicine and Rehabilitation 79:369-376.

Wilson L R, Gandevia S C, Inglis J T et al 1999 Muscle spindle activity in the affected upper limb after a unilateral stroke. Brain 122:2079-2088.

Woldag H, Hummelsheim H 2002 Evidence based physiotherapeutic concepts for improving arm and hand function in stroke patients: a review. Journal o fNeurology 249:518-528.

Young J 1996 Rehabilitation and older people. British Medical Journal 313:677-681.

제5장

뇌졸중 후 운동 손상이 신체 장애에 미치는 영향에 대한 관점의 변화

CHANGING THE WAY WE VIEW THE CONTRIBUTION OF MOTOR IMPAIRMENTS TO PHYSICAL DISABILITY AFTER STROKE

학습목표

1. 양성 손상
2. 음성 손상
3. 결론

신경학자 Hughlings Jackson은 19세기 후반에 중추신경계 병변으로 발생하는 운동 문제를 양성positive 손상과 음성negative 손상으로 구분할 수 있다고 보았다. 음성 손상은 이전에 있던 기능 즉, 근력과 기민성dexterity이 소실된 것을 나타내며, 양성 손상은 비정상적 자세, 고유감각반사(즉, 강직)spasticity의 증가, 표피반사 증가와 같이 추가된 것을 의미한다. 게다가, 뇌 손상은 일반적으로 해결하는데 시간이 걸리는 손상을 초래하기 때문에, 일차 손상에 대한 적응으로 구축이나 심혈관계 능력 저하와 같은 이차 손상이 발생한다. 신경계 물리치료사들의 주요 관심사는 장애에 대한 양성 대 음성 손상의 상대적 기여도, 일차 대 이차 손상의 기여도를 이해하는 것이다(그림 5-1). 이 장에서는 이에 대한 이해를 높이고자 뇌졸중으로 인한 뇌손상에 대해 시드니대학교 물리치료학과에서 시행된 연구를 소개한다.

[그림 5-1]
뇌졸중 후 일차 운동손상과 이차 운동손상의 관계 그리고 장애와 이들 손상과의 관계를 보여주는 도식도

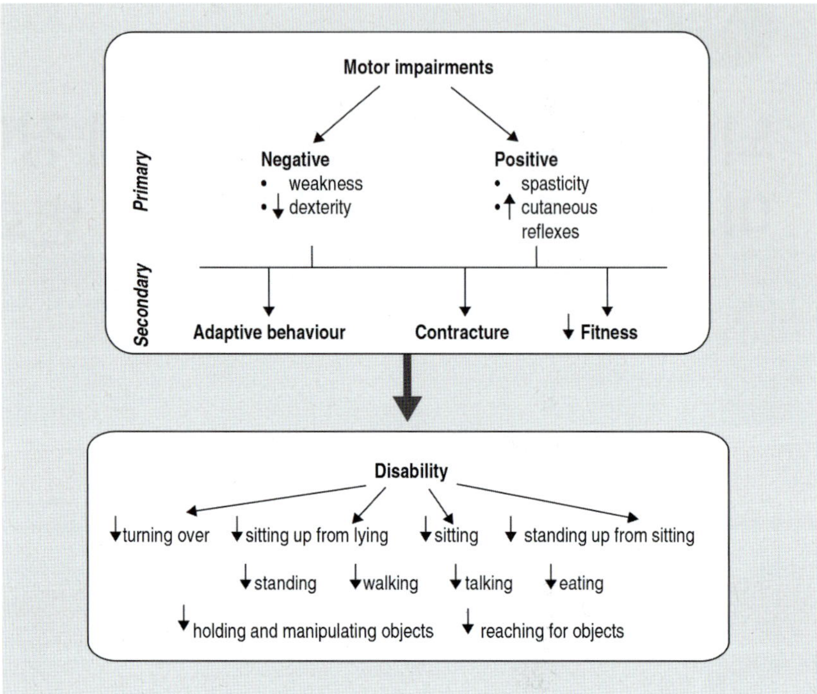

1 양성 손상

1970년대에는 신경생리학자와 치료사들이 양성 손상 특히 강직을 장애의 주요인으로 보았다. 1974년에는 Landau가 이 견해에 의문을 던지는 획기적인 논문을 발표했다(Landau 1974). 그 후 10여 년 동안 장애 움직임에 대한 강직의 기여도에 대해 수많은 조사가 진행되었다. 그중 한 연구 방법에서는 수의적 움직임 동안 근육 활동을 검사하여 과도한 대항근antagonist 활동이 비정상적 움직임을 일으키지 않았다고 결론지었다(예, Dietz 등 1981, Norton과 Sahrmann 1978, Sahrman과 Norton 1977). 다른 방법에서는 약물(McLellan 1977)이나 훈련(Neilson과 McCaughey)을 이용하여 강직을 감소시킨 후 연구한 결과, 기능이 향상되지 않았다고 말했다. 근래에 Carr와 Shepherd는 강직을 일시적으로 감소시키는 것은 가능하지만 그렇다고 기능이 반드시 향상되는 것이 아니라는 것을 임상에서 관찰하였다. 1982년에 출간된 책 '뇌졸중을 위한 운동재학습 프로그램Motor Relearning Programme for Stroke(Carr와 Shepherd 1982)'에서 이미 두 사람은 강직

을 감소시키기보다는 운동 조절을 훈련하여 음성 손상을 치료해야 한다고 강조했었다. 이런 입장은 자신들의 임상적 관찰과 과학적 문헌을 반영한 것이었다. 관심이 음성 손상 쪽으로 이동함에 따라, 강직과 구축과의 관계와 같은 강직에 대한 새로운 질문이 대두되기 시작하였다(Dietz 등 1981, Perry 1980). 이런 상황이 양성 손상을 조사한 다음 연구를 위한 연구 배경을 제공하였다.

강직의 특성

넓은 범위의 운동 손상(양성, 음성 손상 모두)을 설명하기 위해 강직이라는 단어를 사용해왔으며, 이 때문에 강직이 장애에 주는 기여도를 이해하는 것이 어려웠었다. 그러나 1980년도 초, 신경학자들과 신경생리학자들이 모인 컨퍼런스에서 다음과 같이 강직의 정의를 합의하였다. '긴장성 신장반사가 속도 의존적으로 증가되는 특성을 가지는 운동 장애로 신장반사가 과흥분한 결과 힘줄반사가 과장되어 나타난다(Lance 1980, 1990).

이렇게 널리 받아들여진 강직에 대한 정의가 있었기에 일관된 이론적 견해를 가지고 강직에 대한 연구가 이루어졌다. 이 정의에 따르면 강직은 신장반사의 비정상성을 강조하기 때문에 이 정의에서 말하고 있는 근긴장의 증가가 과반사증의 결과라는 것을 확증할 수 있는 근육활동 측정이 꼭 필요하다.

이 정의에 입각하여 강직을 검사하고 설명하는 적절한 방법을 사용하면 강직의 특성을 정밀하게 검사할 수 있다. 예를 들어, 강직과 연합반응 사이의 관계를 조사하는 일이다(Ada와 O'Dwyer 2001). 연합 움직임(또는 공동운동)synkinesis은 수의적 움직임에 동반되는 의도하지 않은 움직임이다(Zülch와 Müller 1969). 잠재병변이 있거나 신경학적 상태에 있는 경우, 어떤 과제를 수행할 때 흔히 관찰할 수 있는 연합 움직임을 연합반응associated reaction이라 한다(Walshe 1923). 연합반응은 강직의 결과로 생각해왔다. 즉, 강직은 강직 증후군의 한 부분이라고 알려져 왔으며(Walshe 1923), 강직이 있는 경우에만 나타난다고 생각해왔다(Bobath 1990, Cornall 1991, Stephenson 등 1998). 한 연구자는 뇌졸중 환자들을 대상으로 하여 연합반응이 나타날 때 강직이 꼭 나타나는가에 대한 질문을 조사하였다(Ada와 O'Dwyer 2001).

다른 쪽 근육을 중등도로 수축하는 동안 나타나는 환측 근육의 활동을 연합반응이라고 규정한 다음, 환측에서 발생하는 토크torque를 측정하였다. Lance의 정의에 따라 비정상적 신장-관련 근활동이 있는가를 봄으로써 강직을 측정하였다**(그림 5-2)**. 대상자의 29%에서 연합반응이 나타났으며 이는 이전에 보고된 것과 비슷하였다. 연합반응의 발생이 강직의 발생(21%)과 비슷하게 나타났지만, 둘 사이는 관련이 없었으며, 이는 두 현상이 각기 다른 손상임을 의미한다. 더욱이, 편마비 대상자들을 훈련시키면 강직 감소 없이도 연합반응을 줄일 수 있었다(Dvir와 Penturin 1993). 연합반응은 근협응력 문제로 인해 발생하는 음성 손상이라고 생각하는 것이 더 논리적이다. 어쨌든 이 연구에서 발견된 연합반응은 크지 않았으며 이는 연합반응이 뇌졸중 후 일상생활 기능에 큰 문제가 되지 않는다는 것을 말해준다.

[그림 5-2]

수동 신장에 대한 정상반사를 보이는 뇌졸중 대상자(a)와 과항진 반사를 보이는 뇌졸중 대상자(b)의 반응. 가장 위 그래프는 관절이 움직인 각도이며, 아래 그래프는 근육의 신장을 나타내는 부분이다. 중간은 근육반응이다. 정상반응에서는 아래 그래프의 통합 근전도가 신장에 대한 근육 반응이 없음을 보여주는 반면 뇌졸중 대상자의 통합근전도는 신장에 대한 비정상적인 근육 반응의 타이밍과 유사성을 보여준다.

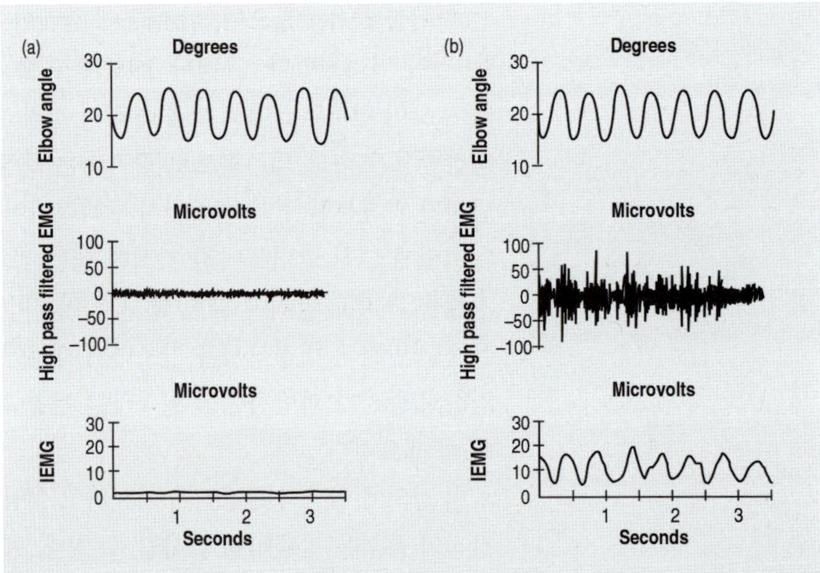

구축의 특성과 강직과의 관계

1980년 중반, 반사 과흥분(즉, 강직)보다는 다른 요인이 수동 움직임에 대한 저항을 증가(즉, 과긴장)시킬 수도 있다고 인지하기 시작하였다. 동물 연구에서는 근절 수의 감소와 함께 뻣뻣함stiffness이 동반되면서 관절운동 범위가 감소(즉, 구축)되었다고 보고하였다. 인간 대상의 연구에서는 비정상적인 움직임이 대항근의 활동 때문이라는 것을 입증하지 못했으며, 강직에 대하여 구축이 과긴장을 유발했을 것이라고 가정하였다(예, Dietz 등 1981). 이 문제를 처리하려면, 과긴장증과 강직을 분명하게 구분할 수 있어야 한다. 강직은 대부분 관절을 천천히 움직여 봄으로써(기계나 손으로) 측정하며 (1) 신장에 대항하는 저항감을 수량화하여 또는, (2) 신장할 때의 근전도EMG 활동을 수량화하여 측정한다. 그러나 첫 번째 방법은 과긴장을 측정하는 것이며 두 번째는 반사 과흥분성(즉, 강직)을 측정하는 것이다. 한 연구에서는 두 집단의 뇌졸중 환자들을 대상으로 이 측정 방법을 조사하여 그 관계를 알아보았다(Vattanasilp와 Ada 1999). 한 군에서만 두 측정 사이에 관계가 있었으며, 이는 다른 손상이 과긴장증에 기여할 수 있다는 것을 말해준다. 신장-유발 근활동을 근전도로 입증할 수 없다면 수동적 움직임에 대한 저항감 증가(즉, 과긴장증)가 무조건적으로 반사 과흥분성(즉, 강직)에 기여한다고 말할 수 없다.

구축이 과긴장을 일으킬 수 있느냐 없느냐를 결정하기 위해, 뇌졸중 발생 후 1년 이내에 있는 편마비 환자들을 대상으로 과긴장의 존재 여부, 강직, 구축을 평가하였다(O'Dwyer 1996). 과긴장증은 움직임에 대해 신장-관련 저항으로 측정하였다. 강직은 비정상적 신장-관련 근활동의 존재 여부로 측정하였다. 구축은 표준화된 힘을 이용하여 수동 관절운동 범위로 측정하였다. 흥미롭게도, 대상자들에서 구축은 강직보다 더 흔하게 나타났다. 과긴장증은 구축과 동반하여 나타났지만 반사 과흥분성과는 함께 나타나지는 않았다. 반사 증가는 구축을 가지고 있는 환자군에서만 관찰되었으며, 반사증가가 있는 경우 근육 길이의 끝부분에서만 반사가 증가하였다.

이 연구는 인간에서 구축이 뻣뻣함stiffness을 만든다는 것을 보여 준 첫 연구였다. 이 연구 결과는 다른 뇌졸중 대상자군 연구에서도 재차 확인되었는데, 뇌졸중 후 임상적으로 뻣뻣하다고 느껴지는 대상자들을 대상으로 요변성thixotrophy, 강직, 구축의 존재 여부를 검사하였다(Vattanasilp 등 2000). 과긴장증은 빠른 속도와 느린 속도 두 조건에서 측정하였다. 대상자들은 대부분 강직을 보였으며 약 1/3에서만 구축을 보였다. 그러나 느린 속도에서 측정했을 때는 구축만 뻣뻣함 측정에 영향을 주었다. 강직은 빠른 속도에서 측정했을 때에만 뻣뻣함에 기여했는데, 이것은 아마도 신장반사가 속도 의존성이기 때문인 것으로 보인다. 그래서 뇌졸중 후 과긴장증 출현은 강직의 결과만큼이나 구축의 결과로 인해 발생되는 것으로 보인다.

강직과 구축 사이의 인과관계를 알아보기 위해서는 시간적 순위를 밝히는 작업이 필요하다. 그래서 뇌졸중 발생 2주부터 1년까지 강직과 구축 발생을 추적하였다(Ada 등, unpublised work). 강직은 초기에 발생하여 1년에 걸쳐 계속 같은 낮은 수준으로 남아 있었다. 구축은 일반적으로 강직보다 더 흔하게 발생하며 4개월 시점까지 악화되다가 어느 정도 해소된다. 강직이 구축과 직접적으로 상관관계가 있다는 것을 말해주는 시점은 없었다. 그러나 처음에 발생한 강직은 최소한 구축이 생기는 4개월 시점까지는 구축과 관련이 있었다. 중등도 강직의 구축 발달과 상관관계가 있다는 결과는 강직 증상을 보이는 초기 뇌졸중 환자들에서 구축 발생을 적극적으로 방지하는 사례에 대한 강한 근거를 제시한다.

장애에 대한 강직 대 구축의 기여도

강직이 장애에 미치는 영향 정도를 평가하기 위해 움직임이 일어나는 동안 강직을 측정하는 것은 어렵다. 그 이유 중 하나는 수의적 수축이 신장반사 반응을 변화시키기 때문이다. 어떤 근육이 수동적으로 늘어날 때, 늘어나는 속도가 생리적 움직임 속도 내에 있다면 정상적으로는 전기적 반응은 나오지 않는다. 그러나 뇌졸중 후에는 반사 과항진(즉, 강직)의 결과로 비정상적인 반응이 나타난다. 이와는 달리 정상적인 근육이 늘어날 때 근육활동은 신장에 의해 조절된다. 보행 중 디딤기 동안 장딴지근이 활동하는데 처음에는 앞쪽으로 회전하는 하퇴부분을 감속시키기 위해 편심성으로 수축하다가 발가락이 떨어지기 전 발바닥굽힘을 만들기 위해 동심성으로 수축한다. 그래서 뇌졸중 후 강직이 보행에 주는 영향을 평가하기 위해, 장딴지근의 신장-관련 활동을 보행이 가능한 뇌졸중 환자를 대상으로 측정하여 대조군이 그 보행 디딤기를 흉내 낼 때 측정한 것과 비교하였다(Ada 등 1998). 길게 앉은 자세에서 장딴지 근육을 능동적으로 수축하고 그다음은 발목을 20도 발목굽힘하여 근육을 수동적으로 신장하였다. 뇌졸중 대상자들만 수동 조건하에서 반응을 보였다. 그러나 두 군 모두 능동 조건하에서 반응을 보였으며 뇌졸중 대상자들의 반사는 과다하게 나타나기보다는 대조군과 비슷한 크기를 보였다. 게다가 이 반사가 신장에 기여하는 정도가 더 높다는 근거는 나오지 않았다. 그러므로 보행이 가능한 뇌졸중 환자들은 디딤기 동안 발목이 등쪽 굽힘될 때 등쪽 굽힘에 대한 저항이 증가한 것은 과대해진 반사활동 때문만은 아닌 듯하다.

이 연구와 다른 연구들(Berger 등 1984, Ibrahim 등 1993)에서 나타난 결과는 뇌졸중 후에는 신장반사가 수동 조건과 능동 조건하에서 각기 다르게 반응하도록 조절될 수 없다는 것이다. 이 조절 능력이 재활 후 향상되는지를 알아보기 위해서 뇌졸중 후 회복 중인 환자들을 대상으로 보행 중 장딴지근의 신장반사를 조사하였다(Vattanasilp 1998). 이 연구에서는 수동 조건과 능동 조건하에서의 반사 간의 차이를 검사하여 신장반사 조절 능력을 알아보았다. 전체적으로 반사의 크기는 보행 전후에 차이가 없었다. 게다가 반사 조절은 증가하기보다는 같거나 감소하였다. 신장반사를 조절하지 못한다고 해서(강직이 있는 근육의 특성) 기능 회복이 방해를 받는 것은 아닌 것으로 보인다.

장애에 기여하는 일차 손상 대 이차 손상의 상대적 기여도와 양성 손상 대 음성 손상의 상대적 기여도가 의문으로 남아있다. 이를 결정하기 위해 강직의 진행(일차 양성 손상), 구축(이차 손상), 근육약화(일차 음성 손상)를 뇌졸중 환자를 대상으로 하여 1년 동안 측정하고 장애 정도를 비교하였다(Ada 등, unpublished). 강직은 4개월 시점에서는 유일한 기여 인자였으며 구축이 심해지는 시점인 2개월 시점에서는 초기 구축이 기능과 관련이 있었다. 그러나 근력은 항상 기능에 유의하게 기여하는 것으로 나타났다. 이 연구는 현재 널리 알려져 있는 생각, 즉 뇌졸중 후 장애에 가장 크게 기여하는 것은 양성 손상이 아니라 음성 손상이라는 것을 뒷받침한다.

강직과 구축의 평가

강직과 구축 두 손상을 서로 정확하게 감별하기 위해서는 강직과 구축 평가를 위해 타당한 임상 절차가 있어야만 적절한 중재를 제공할 수 있을 것이다. 구축을 평가하기 위해서는 신경입력에 영향을 미칠 수 있는 가동범위 마지막 범위 직전에서 수동적으로 움직여야 한다. 그래서 가장 쉬운 방법은 가능한 한 느리게 마지막 범위까지 천천히 관절을 움직이는 것이다. 왜냐면 이 방법으로 하면 속도 의존성인 신장반사가 나타나지 않을 수도 있기 때문이다.

강직을 정확하게 평가하기 위해서는 과긴장증에 대한 강직의 기여도를 분명히 해둘 필요가 있다. 한 연구에서는 움직임에 대한 신장-관련 근활동과 신장-관련 저항감을 정밀한 측정 장비와 아쉬워쓰 척도로 측정하여 두 결과를 비교하였다(Vattanasilp와 Ada 1999). 그 결과 아쉬워쓰 척도는 오직 움직임에 대한 신장-관련 저항(즉, 과긴장증)과 관련이 있었다. 신장-유발 근활동이 근전도로 증명될 수 없다면 수동 움직임에 대한 저항감의 증가는 반사 과흥분성 때문에 발생한 것이라고 추정할 수 없다. 그러나 신장-관련 근육활동을 임상에서 항상 측정한다는 것은 어려운 일이다. Tardieu는 아쉬워쓰 척도와 매우 유사하지만 2가지 점에서 다른 척도를 만들어 냈다(Tardieu 등 1954, Held와 Pierrot-Deseilligny 1969). 첫째, 이 척도는 각기 다른 지절 움직임 속도에서 과긴장증을 평가하며, 둘째, 근육 반응의 질적인 측면을 평가하여 비정상적인 신경 입력을 더 반영할 수 있다. 예를 들어, 아쉬워쓰 척도 3점은 '수동 움직임이 어려울 정도로 상당한 근긴장 증가'인 반면, 타디우스Tardieu 척도 3점은 '정확한 각도에서 보이는 피로해질 수 있는 간대성 경련'이다. 그러므로 타디우스 척도가 구축에서 강직을 구별해내기에 더 낫다고 가정하고, 이 가설을 검증하기 위해 강직과 구축이 혼합되어 있는 뇌졸중 환자들을 대상으로 하여 아쉬워쓰와 타디우스 척도를 사용하여 평가하였다(Patrick 2002). 또한 정밀한 실험실 검사로도 강직과 구축을 평가하였다. 타디우스 척도와 신장-관련 근전도로 측정한 강직 존재 여부 일치도는 100%였으며 아쉬워쓰 척도는 63%였다. 타디우스 척도와 표준화된 힘으로 측정한 가동범위 제한 여부로 측정한 구축에 대한 일치도는 97%였던 반면, 아쉬워쓰 척도는 구축을 감별하지 못하였다. 따라서 타디우스 척도는 아쉬워쓰 척도보다 더 정확한 강직 평가이며 임상 현장의 치료사들은 어떤 손상에 더 중점을 둬야 하는지를 알기 위해 이 척도를 사용하면 강직과 구축을 감별할 수 있다.

뇌졸중 후 강직과 구축 감소시키기

앞에서 언급한 연구들의 결과는 장애에 대한 강직과 구축의 기여도를 이해하는데 도움이 된다. 전반적으로 구축은 강직보다 더 흔히 발생한다. 설령 뇌졸중 환자에서 강직이 나타나더라도 일반적으로는 경도나 중등도 정도이다. 경도에서 중등도 강직은 기능과 관련이 없거나 기능을 방해하는 것으로 보이지 않기 때문에 대부분의 경우에서 무시될 수 있다. 강직에 대한 중재가 필요한 상황에서는 뇌손상 환자들이 생체되먹임 근전도를 이용하여 신장반사를 조절하는 것을 배우는 것이 가능하다고 알려져 있다(Neilson과 McCaughey 1982). 그러나 과반사증을 감소시키려면 음성 손상에 더 중점을 둬야 한다.

중등도의 강직이 구축 발달과 관련이 있다는 연구 결과는 특히 막 강직 징후를 보이기 시작하는 사람들에게는 구축방지가 재활에 항상 포함되어야 한다는 것을 의미한다. 뇌졸중 초기에는 움직이는데 도움을 받지 못하면 환자들은 의자에 앉아 시간을 보내야 한다. 이 자세에서 엉덩관절은 구부러져 있고, 바깥쪽으로 돌아가(회전) 있으며, 발목은 약간 발바닥쪽으로 굽혀져 있으며, 팔걸이에 올려놓은 어깨는 안쪽으로 돌아가 있으며, 아래팔은 엎침, 엄지손가락은 모아져 있다**(그림 5-3)**. 근육이 단축범위에 놓이게 되면 짧아질 위험이 있다. 동물 연구에 따르면 2일 동안 최대 범위로 15분간 근육을 신장시키면 부분적으로만 근단축을 방지하지만 매일 30분 동안 신장시키면 전체적으로 근단축을 예방할 수 있다(Williams 1990). 뇌졸중 후 30분 동안 어깨를 바깥돌림 위치에 두면 바깥돌림 범위 소실을 예방한다(Ada 등, unpublished). 최근 한 임상 지침에서는 구축이 발생될 위험이 있는 관절은 바깥범위(연장범위)에 최소 20~30분 이상 두어야 한다고 보고 있다. 이를 위해서는 수동적으로 위치시키는 운동이 일반적인 프로토콜이 되어야 한다. 예를 들어, 환측 발이 무릎 뒤에 있도록 하여 앉게 하면 등쪽 굽힘 범위를 유지하는데 도움이 된다. 이와 유사하게 앉아 있을 때 팔을 받침대 위에서 중립위치에 두면 어깨를 바깥돌림 범위에 유지하는데 도움이 된다(그림 5-3b).

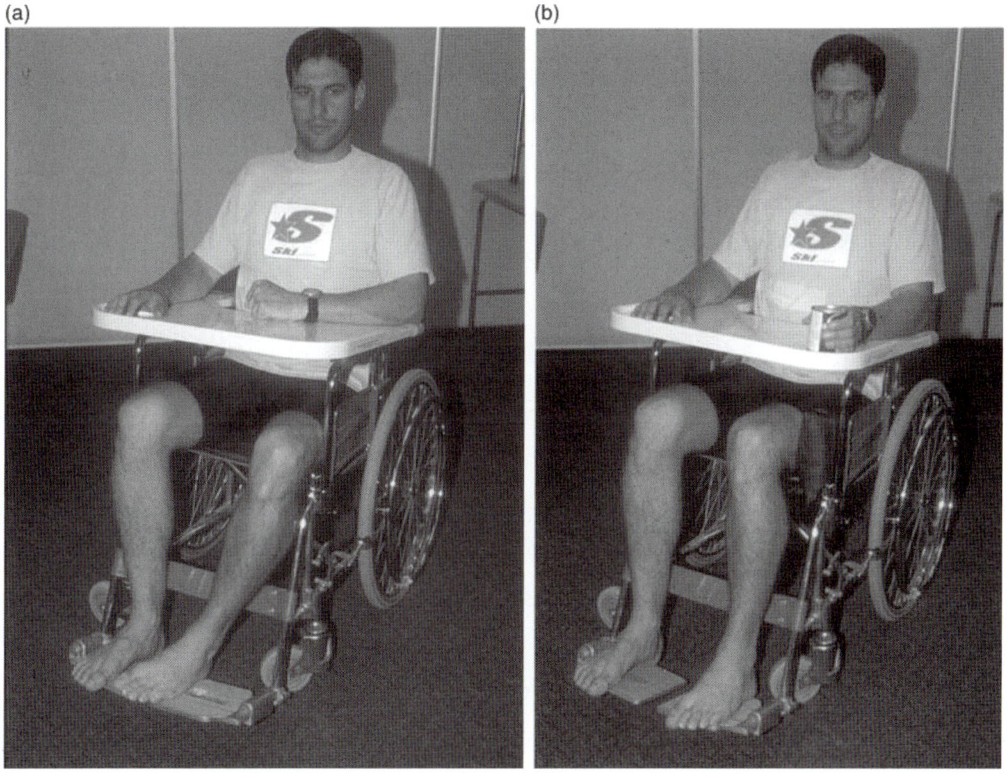

[그림 5-3]

(a) 뇌졸중 환자의 전형적인 앉기자세, 아탈구를 방지하기 위해 팔을 받침대[lap tray]에 올려놓았지만, 이런 휴식자세는 어깨 안쪽돌림근, 모음근, 엎침근과 엄지과 검지 사이[webspace]의 구축을 야기할 수 있다. 다리 휴식 자세는 엉덩관절 안쪽돌림근과 발목 모음근 구축을 야기할 수 있다. (b) 수정된 앉기 자세. 손을 받침대 앞쪽에 있는 원통형 물건에 두면 어깨는 약간 바깥돌림, 아래팔은 중간위치, 손목은 약간 폄, 엄지손가락은 약간 벌림 위치에 있게 된다. 휠체어 발판은 발목이 중립위치에 오도록 높이를 정확히 조절한다.

2 음성 손상

앞에서 언급한 연구들은 강직 존재 여부에 상관없이 음성 손상이 항상 장애를 일으킨다는 견해를 강조한다. 연구실과 임상에서는 음성 손상 즉, 근력과 기민성 소실 쪽으로 중점이 이동하게 되었다. 뇌졸중을 위한 운동재학습 프로그램A motor relearning programme for stroke 첫째 판과 둘째 판에서 Carr와 Shepherd(1982, 1987)는 운동조절 능력 훈련을 위한 전략을 언급하면서 음성 손상에 대한 치료를 강조하였다. 20세기 초, 그들은 자신들의 책에서 신경학적 손상 환자들의 근력 강화 훈련의 중요성을 강조하였다(Carr와 Shepherd 1998, 2003). 이제 치료의 목적은 뇌졸중 후 근력 증가와 기민성 향상이기 때문에, 과학적 기반에 근거를 둔 재활을 위해 치료사들은 근력과 기민성 소실의 특성뿐만 아니라 장애에의 기여도에 대해 가능한 한 많이 알고 있어야 한다. 아직 알려지지 않은 영역을 밝히기 위한 노력으로, 후속 연구가 음성 손상에 대해 다루고 있다.

기민성 소실의 특성

기민성 소실이란 비단 손의 기민성에 국한되는 것이 아니라, 환경적 요구에 맞게 조화로운 수의적 근육 활동을 하는 능력이 소실된 것을 의미한다(Bernstein 1991). 강직 감소와 더불어, 기민성(운동조절) 훈련이 재활의 주 초점이 되어 왔다. 일반적으로 근육 약화가 기민성 측정(일반적으로 기능 측정)을 혼란시키기 때문에 기민성 소실을 측정하기란 어려운 일이다.

이런 문제를 극복하기 위해 후속 연구에서는 최소 근력으로 정확한 협응력이 요구되는 특수한 과제로 기민성을 측정하였다. 대상자들은 작용근과 대항근의 능숙한 상호작용이 필요한 추적과제(가상으로 무작위로 움직이는 목표물을 추적하는 과제)를 하였다. 기민성은 목표물의 움직임과 관절 위치 사이의 유사성으로 측정한다**(그림 5-4)**. 기민성 검사로 이 방법을 사용한 첫 번째 연구에서는 뇌졸중 후 기민성이 근력과 관련이 없음을 즉, 분리된 운동손상임을 증명하였다(Ada 등 1996).

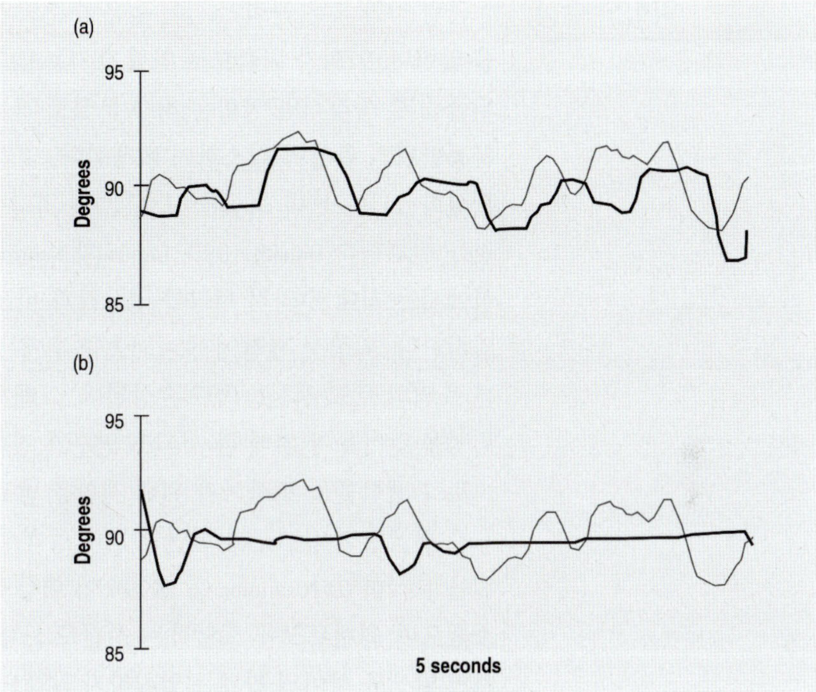

[그림 5-4]
정상적인 기민성을 가진 뇌졸중 대상자(a)와 낮은 기민성을 가진 뇌졸중 대상자(b)의 5초 동안의 추적경로의 일부. 검정선은 목표물의 경로이며 파란선은 대상자들의 반응이다. 정상반응에서 대상자는 시간상 지연되긴 하지만 목표 경로를 잘 만들어 냈지만 뇌졸중 대상자들은 목표 경로를 제대로 쫓아가지 못했으며 경직되어 있고 진폭이 거의 없이 움직였으며 시간지연[time delay]도 길었다.

근력 약화 그 자체에서 기민성 소실을 감별해내는 것이 중요하다. 기민성 소실은 환경적 요구에 맞는 움직임을 만드는데 필요한 공간적, 시간적 정확도 모두 소실된 반면, 근력 약화는 정확도와는 상관없이 높은 수준의 토크[torque]에 도달할 수 없는 것을 말한다. 뇌졸중 후 기민성 소실을 동반하는 근육활성화의 특성을 조사한 연구에서는 기민성 수행능력이 낮으면 과도한 위팔두갈래근 활성화와 목표 동작에 대한 근활성화의 협력이 감소되는 것으로 나타났다(Canning 등 2000). 특히 근력 약화에서 기민성 소실을 구별해 낼 수 있다고 하였다. 게다가 기민성 소실을 동반하는 비정상성은 강직과 과도한 협력 수축과 같은 양성 손상의 존재로 나타나는 것이 아니었다. 비정상적 근육활성화는 환경적 요구에 맞게 적절한 시·공간적 근육 활성화를 만들어내는 기술이 소실된 것을 말한다. 이 연구 결과는 치료 시에 과제의 시·공간적 요구와 일치하는 움직임을 만들어 내기 위해 정보처리를 요구하는 과제를 연습할 기회가 주어져야 한다는 점을 제안한다. 동시에 과제 수행 동안, 과도하고 불필요한 근육활동을 감소시키는데 주의해야 한다. 그러나 임상에서는 근력이 어느 정도 있을 때만 기민성 훈련을 시작할 수 있다.

약화의 특성

근력 약화 혹은 근력 소실은 높은 수준의 토크를 만들어 내지 못하는 것을 말한다. 약화가 위축으로 인해 생기는 많은 근육뼈대계 상태와는 달리, 뇌졸중 후 즉각적인 약화는 척수 분절로 가는 하행성 흥분의 소실로 인해 운동단위의 활성이 감소하여 발생한다. 몇몇 저자들은 뇌졸중 후 근육을 활성화시키는 능력 소실을 표현할 때 '약화weakness'라는 단어를 사용하는 것을 반대했다(Bobath 1990, Landau와 Sahrmann 2002). 그러나 임상적 검사에서는 최대 수의적 토크를 정상값과 비교하는데, 이는 약화의 정의와 일치한다. 임상적 관찰에서는 뇌졸중 후에는 최대 토크 감소에 더하여 다른 측면의 토크 생산능력도 손상된다. 그래서 뇌졸중 후 토크 생산능력의 특성을 알아보기 위해 한 시리즈 연구가 진행되었다.

토크 생산율을 조사하기 위해 재활을 받고 있는 뇌졸중 환자들을 대상으로 팔굽관절 굽힘근과 폄근의 최대 등척성 수축 동안 토크 발생 프로파일을 분석하였다(Canning 등 1999). 이 대상자들은 최대토크peak torque가 감소했으며 최대토크에 도달하는 시간도 느렸다. 게다가 최대토크 수준과 토크 발생률 사이의 관계는 일치하지 않았으므로 뇌졸중 후 이 두 가지 약화의 특성이 어느 정도는 독립적이다는 것을 말해준다. 그래서 뇌졸중 후 재활에서 어느 정도 힘이 생기면 근육의 수축 속도를 증가시키는데 중점을 둬야 할 필요가 있다.

뇌졸중 후 환자들은 어떤 관절 각도에서는 기능이 좋지만 다른 각도에서는 그렇지 않다는 임상적 관찰을 토대로 다른 시리즈 연구가 진행되었다; 예를 들면 뇌졸중 환자들은 흔히 약간 무릎이 굽힘된 자세에서는 체중 부하가 가능한 반면 똑바로 펴져 있을 때는 체중을 부하하지 못한다. 이 연구에서는 선택적 약화selective weakness와 선택적 기민성이 앞의 사례와 같은 임상적 현상을 설명할 수 있는지를 결정하기 위해 뇌졸중 후 관절 각도가 근력과 기민성에 미치는 영향을 정상인과 비교하였다(Ada 등 2000, 2003). 움직임 범위에 따라 기민성과 근력을 측정하였다. 뇌졸중군과 대조군 둘 다에서 기민성은 관절각도에 영향을 받지 않았다. 그러나 뇌졸중 환자의 근력 곡선의 모양은 대조군의 것과 유의하게 달랐다. 뇌졸중 환자들은 상대적으로 연장범위lengthened range에서 더 강했으며 단축범위shortened range에서는 더 약했다. 게다가 구축이 있는 사람들은 구축이 없는 사람들과 차이가 없었다. 그러므로 선택적 약화의 발생이 길이-관련 적응length-associated adaptation에 기여한다고 볼 수 없었다. 이 연구에서 확증하고 있듯이, 선택적 약화가 있다는 것은 어느 정도의 근육활동이 나타나자마자 단축 범위에 중점을 둔 근력훈련을 운동에 포함시켜야 한다는 것을 말해 준다.

약화에 대한 신경성 인자의 기여도를 조사하기 위해 만성 뇌졸중 환자를 대상으로 근력 측정 동안 근육활성화를 가동범위에 걸쳐 측정하여 대조군과 비교하였다(Doumit 2001). 뇌졸중 대상자들은 더 약했지만 근육활동이 비정상적이지는 않았다. 다시 말해 뇌졸중 환자들은 대조군만큼이나 성공적으로 동원 가능한 운동단위를 활동시킬 수 있었다. 이 연구는 장기간 약화가 운동단위들을 활성화시키는 능력의 결여 때문에 발생하는 것은 아니라는 것을 말해준다. 또 다른 연구들은 뇌졸중 후 첫 6개월 이내에 기능적 운동단위가 반으로 줄게 된다는 것이 밝혀졌으며(Hara 등 2000, McComas 등 1973) 이것이 앞의 결과를 뒷받침하는 가장 가능성 있는 기전이다. 그러므로 회복이 일어남에 따라 운동단위 소실을 방지하고 회복을 증진하기 위해서는 뇌졸중 직후 운동단위의 최대 흥분을 자극하는 것이 중요하다(필요하다면 전기자극으로도).

장애에 대한 기민성 소실 대 약화의 기여도

근력소실과 기민성 소실 둘 모두 뇌졸중 후 장애에 기여한다는 것은 분명하다. 그러나 뇌졸중 후 회복 동안 경험하는 신체장애에 대한 각 손상의 상대적 기여는 분명하지 않다. 그래서 뇌졸중 후 회복 첫 6개월 동안 기능에 대한 근력과 기민성의 상대적 기여도를 결정하기 위해 종적 연구longitudinal study가 시행되었다(Canning 등 2004). 당연하게 근력과 기민성이 함께 모든 시점에서 기능에 유의하게 기여하였다. 그러나 근력이 모든 시점에서 유의하게 기능에 추가적인 기여를 만들었다. 이 결과는 재활을 받고 있는 전형적인 뇌졸중 환자군은 기민성 소실보다는 근력 소실이 신체장애에 더 유의하게 기여했음을 말해준다. 그러므로 현저한 근육 약화가 있을 때에는 장애를 감소시키기 위해 근력을 증가시키도록 고안된 운동이 필요할 것이다. 이는 뇌졸중 재활에서의 패러다임 전환paradigm shift을 의미하며 이를 위해서는 치료사들이 뇌졸중 후 아주 약한 근육들을 강화시키는데 가장 효율적인 방법을 알아내야 한다.

약화와 기민성 소실의 평가

위에서 언급한 연구 결과는 근력과 기민성 소실이 장애의 주요 기여인자라는 것을 보여준다. 그러나 임상적으로는 효율적으로 중재를 하기 위해 장애에 대한 각각의 기여도를 결정해야 한다. 먼저 환자가 일상생활과제 수행을 시도할 때 관찰함으로써 장애 수준을 결정해야 한다. 그다음 개별적 기여도를 분석하기 위해 각 손상의 심한 정도를 결정해야 한다.

근력은 근육이 만들어내는 최대 토크이며 뇌졸중 직후 이 출력은 신경성 흥분neural drive을 반영하는 것이라 할 수 있다. 뇌졸중의 특성상 뇌졸중 후 근력 평가는 어렵다. 실어증과 같은 다른 손상도 지시에 따르는 것을 어렵게 만들 뿐만 아니라 많은 근육이 손상되었다는 사실도 환자가 주기적으로 위치를 바꾸는 것이 쉽지 않다는 것을 의미한다. 그러므로 가능하면 효율적이게 하는 것이 중요하며 각 근육군을 검사하기 위해 위치 변경을 필요로 하지 않는 방식으로 근력을 결정하는 것이 도움이 될 것이다. 또한 적절한 중재를 결정하려면 넓은 용어에서 근력 약화의 범위를 결정하는 일이 필요할 수도 있다. 예를 들어, 근육이 마비되었는지 혹은 매우 약한지(항중력 움직임이 불가능할 때처럼) 아니면 그 근육이 단지 약할 뿐인지(항중력 움직임이 가능하지만 정상 근력이 아닐 때처럼)를 분별하는 것이 필요하다. 왜냐하면 근력 강화 방법이 각기 달라지기 때문이다.

기민성은 근육활동을 조화롭게(협응) 하는 능력으로, 예를 들어, 바른 손가락 대립 움직임처럼 일반적으로 얼마간의 시·공간적 정확도가 필요한 조건에서 검사한다. 그러나 기민성 소실의 심한 정도를 결정하는 가장 쉬운 길은 가능한 한 빠르게 교대적 움직임을 검사하는 것이다[예, 상반운동반복장애dysdiadochokinesia 검사 시에 하는 엎침과 뒤침의 교대적 움직임]. 어느 정도 근력이 나타나야만 평가가 가능하기 때문에 뇌졸중 직후 기민성을 평가하는 것은 어려운 일이다. 분명 먼쪽 지절 움직임은 움직이는 부분이 적기 때문에 적은 근력만으로도 평가가 가능하다; 예를 들어 발가락 두드리기는 비교적 가벼운 발 분절을 움직이는 능력만을 필요로 한다.

뇌졸중 후 근력과 기민성 증가시키기

전통적으로 근력강화는 주로 뇌졸중 재활의 두드러진 요소는 아니었다. 이는 뇌졸중 후에는 강직이 장애에 대한 가장 중요한 기여인자이며 저항 운동이 강직을 증가시킬 것이다는 가정 때문이었다. 그러나 많은 연구는 뇌졸중 후 근력이 강직의 증가 없이 증가할 수 있음을 보여주었다(Badics 등 2002, Butefisch 등 1995, Sharp와 Brouwer 1997, Smith 등 1999, Teixeira-salmera 등 1999). 게다가 비록 모든 연구가 무작위 대조군 연구는 아니였지만 뇌졸중 후 근력강화훈련의 효과를 검사한 많은 연구가 있었다. 만성 뇌졸중에서의 근력강화운동이나(Badics 등 2002, Engardt 등 1995, Sharp와 Brouwer 1997, Teixeira-Salmela 등 1999, Weiss 등 2000), 뇌졸중 직후 근활성도와 근력을 재회복시키는데 초점을 둔 집중적 훈련을 조사한 임상 연구들(Biitefisch 등 1995, Chae 등 1998, Feys 등 1998, FranCisco 등 1998, Hummelsheim 등 1996)은 근력증가와 관련이 있었으며 때로는 장애 감소와도 관련이 있었다. 이런 임상 연구들은 대부분 이미 어느 정도 근력이 생긴 사람들을 대상으로 시행되었었다.

치료사들의 도전과제는 근력운동을 시행하는 것뿐만 아니라 근력과 기민성 훈련 사이에서 균형을 유지하는 것이다. **표 5-1**은 근력 수준에 맞춰 근력훈련과 기민성 훈련을 시행하기 위한 개념적 틀을 제공한다. 뇌졸중 초기에는 운동단위 활성화 결여로 인한 심한 약화가 있기에 근력훈련의 원리가 수정될 필요가 있다. 예를 들어, 최소한의 근육활동이 움직임을 만들 수 있도록 근력운동을 구성하는 것이 중요하다**(그림 5-5a,b)**. 이는 다음과 같은 절차를 통해 도달할 수 있다.

[표 5-1] 뇌졸중 후 근력과 기민성 훈련 사이의 연관성

	Group 1 마비 (torque = 0)	Group 2 매우약함 (torque < gravity)	Group 3 약함 (torque > gravity < normal)	Group 4 강함 (torque ≥ normal)
근련훈련	근육활동유발: 중간범위 중력이 제거된 위치 ↓마찰(현수, 스케이트보드, 파우더, 타올) 짧은레버 상상연습 EMG바이오피드백 전기자극 EMG-유도전기자극	운동: 전체범위 안쪽범위 지속수축 ↑속도 중간범위에서 저항추가	저항운동: 웨이트 장비 프리웨이트 체중(즉, 일러서기, 발꿈치들기, 스텝업) 쎄라밴드 악력계	중요사항 없음
기민성 훈련	연습없음	과제-관련 훈련 (부분 혹은 수정된): 침대옆으로 엉덩관절폄 일어서기 위해 어깨 앞으로 내밀기 부분적으로 체중을 지탱하며 걷기 아래팔을 지탱하면서 쥐었다 놓기	과제훈련(전체과제): 앉기 서기 서있기 걷기(트레드밀, 지면) 뻗기와 조작하기	과제훈련 (↑수행의 유연성) ↑인지요구 ↑신체요구

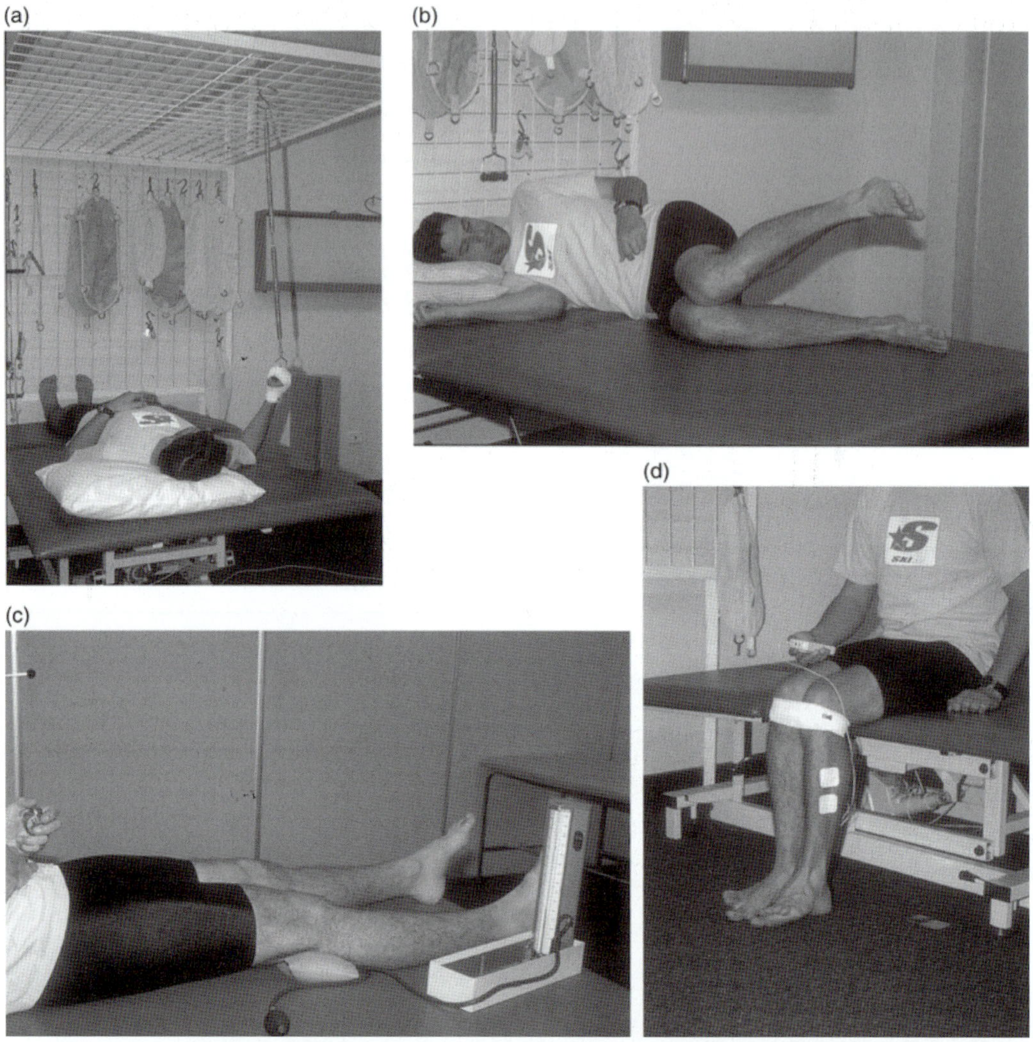

[그림 5-5]

(a) 어깨관절 돌림근 근력강화를 위한 위치. 마비된 손은 손잡이에 감아 놓을 수 있으며 아래팔에 약간의 현수를 제공하기 위해 저강도 스프링을 연결한다. 대상자는 목표물(네모난 상자) 쪽으로 손을 움직이려고 시도함으로써 중간 범위에서 바깥돌림을 연습한다. (b) 엉덩관절의 안쪽돌림근 근력강화를 위한 위치. 대상자는 무릎을 붙인 상태에서 발을 올리려고 시도하여 벌림근보다는 안쪽돌림근을 목표로 한다. (c) 단축범위에서 무릎관절 폄근 근력강화를 위한 위치. 팽창된 혈압계 커프를 무릎 아래에 둔다. 대상자가 아래로 누르면 혈압계의 수은주가 올라가 대상자들이 되먹임을 받을 수 있다. (d) 발목관절 벌림근 근력강화를 위한 위치. 무릎을 붙이고 (필요하면 고정하고) 발을 4~5 cm 벌린다. 대상자는 발목을 서로 쥐어짜려고 시도한다. 근육이 매우 약하면 그림에서처럼 근전도-유발 전기자극을 사용할 수 있다. 근력이 증가하면 발목 사이에 뻣뻣한 작은 물건을 넣어 저항을 제공한다.

- 일반적으로 가장 강한 근육길이의 중간 범위에 중점을 둔다.
- 중력의 영향을 감소시킨다(예, 중력으로 인한 저항을 제거하기 위해 몸 위치를 변경한다).
- 마찰을 감소시킨다(예, 현수 장치는 스케이트 판을 이용).
- 지절의 지레팔을 감소시킨다.

또한 노력effort은 정신적 연습mental practice의 원리를 따름으로써 향상될 수 있는데(van Leeuwen과 Inglis 1998), 움직임이 나오지 않는 상황에서 연습할 때는 목표와 되먹임 제공(근전도 생체 되먹임, 그림 5-5d), 미리 설정해 놓은 반복수를 기록하는 기록계가 포함되어야 한다. 매우 약하지만 근육이 어느 정도 수축을 할 수 있게 되면, 바로 전체 가동범위에 중점을 둬서 운동을 해야 하며 수축을 계속 유도하고 속도를 점차 증가시켜 중간 범위에 저항을 더하기 시작한다. 약하지만 근육이 중력을 이기고 수축할 수 있게 되면 웨이트장비나 프리 웨이트free weight, 세라밴드theraband, 체중과 같은 저항을 사용하여 저항운동을 실시한다.

어느 정도의 근력이 생기면 치료는 근력뿐만 아니라 기민성도 목표로 해야 한다. 왜냐하면 둘 모두 적절한 기능에 필요하기 때문이다. 그러나 기민성 훈련은 가능한 근력 수준에 적당해야 한다(표 5-1). 예를 들어 근육이 저항을 이길 정도로 충분히 강하지 않을 때는 전체 과제에 대한 연습을 수정해야 한다. 이는 전체 과제 수행을 할 때와 유사한 방식으로 근육이 작용하는 부분과제를 연습함으로써 이룰 수 있다(예, 서기 준비로 환측 다리에 부하를 주는 것을 연습하기 위해 침대 옆으로 엉덩관절 폄동작을 연습하는 것)(Carr와 Shepherd 1982, 1987, 1998, 2003). 또한 전체 과제를 수행하는 동안 필요한 근력을 감소시킴으로써 과제를 수정할 수 있다(예, 걷기 시 현수 장치를 이용하여 체중 지지를 도와주는 것). 근육이 저항을 이기고 움직일 정도로 충분히 강해지면, 보상 전략을 학습할 가능성이 낮은 상황에서 전체 과제를 연습할 수 있다. 그다음, 전체 과제 수행의 유연성flexibility을 훈련하기 위해, 인지와/또는 신체 요구를 더할 수도 있다(예, 물잔을 나르면서 걷거나 대화하면서 걷기).

임상적 상황에서는 예후를 지켜볼 필요가 있다. 예후를 관찰하는 가장 적절한 방식은 장애 척도(예, Motor Assessment Scale for stroke, Berg Balance Scale) 또는 표준화된 운동 수행 능력 검사10m walk test, 6-minute walk test, 9-hole peg test와 같은 효율적인 측정도구를 사용하여 시간 경과에 따른 장애 변화를 수량화하는 것이다. 다시 말해, 여러 손상이 장애에 미치는 기여도를 결정하기 위해 모든 손상의 정도를 평가하는 것도 중요하지만 중재 방안의 핵심이 되는 이런 손상만을 평가하는 것도 필요하다.

3 결론

우리는 100년도 더 지난 과거에 만들어진, 음성·양성으로 뇌손상 후 손상을 분류하는 방식이 뇌졸중 후 장애의 잠재적 원인을 조사하는데 유용한 틀임을 알았다. 강직이 장애의 주요 기여인자라는 가정에 대한 Carr와 Shepherd의 시도는 우리에게 관련된 질문을 유도함으로써 우리 연구의 방향에 영향을 주었다. 우리의 결과는 양성 손상인 강직이 일반적으로 중등도의 강도로 나타나며 뇌졸중 후 기능에 거의 영향을 주지 않는다는 현재의 견해를 재확인하였다. 이에 더하여 우리의 결과는 음성 손상인 약화와 기민성 소실이 장애를 일으키는 주요 요인이라는 일반적 견해도 재확인하였다. 약화와 기민성 소실의 특성 그리고 이들의 상호작용에 대한 보다 자세한 이해를 통해 정확한 평가 도구와 효과적인 중재 전략을 발전시키고 검증해야 한다.

참고문헌

Ada L, O'Dwyer N 2001 Do associated reactions in the upper limb after stroke contribute to contracture formation? Clinical Rehabilitation 15:186-194.

Ada L, O'Dwyer N J, Green J et al 1996 The nature of loss of strength and dexterity in the upper limb following stroke. Human Movement Sciences 15:671-687.

Ada L, Vattanasilp W, O'Dwyer N et al 1998 Does spasticity contribute to walking dysfunction following stroke? Journal of Neurology, Neurosurgery, and Psychiatry 64:628-635.

Ada L, Canning C, Dwyer T 2000 Effect of muscle length on strength and dexterity after stroke. Clinical Rehabilitation 14:55-61.

Ada L, Canning C, Low S-L 2003 Muscle length has a selective effect on strength after stroke. Brain 126:724-731.

Ada L, Goddard E, McCully J et al 2004 30 minutes of positioning reduces the development of shoulder external rotation contracture after stroke: a randomized controlled trial. Archives of Physical Medicine and Rehabilitation in press.

Badics E, Wittmann A, Rupp M et al 2002 Systematic muscle building exercises in the rehabilitation of stroke patients. Neurorehabilitation 17:211-214.

Berger W, Horstmann G, Dietz V 1984 Tension development and muscle activation in the leg during gait in spastic hemiparesis: independence of muscle hypertonia and exaggerated stretch reflexes. Journal of Neurology, Neurosurgery, and Psychiatry 47(9):1029-1033.

Bernstein N A 1991 On dexterity and its development. Physical Culture and Sport Press, Moscow (in Russian); cited in Latash L P, Latash M K 1994 A new book by Bernstein: 'On dexterity and its development'. Journal of Motor Behavior 26:56-62.

Bobath B 1990 Adult hemiplegia evaluation and treatment, 3rd edn. Butterworth-Heinemann, London.

Bütefisch C, Hummelsheim H, Denzler P et al 1995 Repetitive training of isolated movements improves the outcome of motor rehabilitation of the centrally paretic hand. Journal of the Neurological Sciences 130:59-68.

Canning C G, Ada L, O'Dwyer N 1999 Slowness to develop force contributes to weakness after stroke. Archives of Physical Medicine and Rehabilitation. 80:66-70.

Canning C G, Ada L, O'Dwyer N J 2000 Abnormal muscle activation characteristics associated with loss of dexterity after stroke. Journal of the Neurological Sciences 176:45-56.

Canning C, Ada L, Adams R et al 2004 Loss of strength contributes more to disability after stroke than loss of dexterity. Clinical Rehabilitation 18:300-308.

Carr J H, Shepherd R B 1982 A motor relearning programme for stroke. Heinemann Medical, London.

Carr J H, Shepherd R B 1987 A motor relearning programme for stroke, 2nd edn. Heinemann Medical, Oxford.

Carr J H, Shepherd R B 1998 Neurological rehabilitation: optimizing motor performance. Butterworth-Heinemann, Oxford.

Carr J H, Shepherd R B 2003 Stroke rehabilitation: guidelines for exercise and training to optimize motor skill. Butterworth-Heinemann, Oxford.

Chae J, Bethoux F, Bohine T et al 1998 Neuromuscular stimulation for upper extremity motor and functional recovery in acute hemiplegia. Stroke 29:975-979.

Comall C 1991 Self-propelling wheelchairs: the effect on spasticity in hemiplegic patients. Physiotherapy Theory and Practice 7:13-21.

Dietz V, Quintem J, Berger W 1981 Electrophysiological studies of gait in spasticity and rigidity. Brain 104:431-449.

Doumit M A 2001 Mechanisms of chronic weakness following stroke. Honours thesis, University of Sydney.

Dvir Z, Penturin E 1993 Measurement of spasticity and associated reactions in stroke patients before and after training. Clinical Rehabilitation 7:15-21.

Engardt M, Knutsson E, Jonsson M et al 1995 Dynamic muscle strength training in stroke patients: effects on knee extension torque, electromyographic activity and motorfunction. Archives of Physical Medicine and Rehabilitation 76:419-425.

Feys H, De Weerdt W J, Selz B E et al 1998 Effect of a therapeutic intervention for the hemiplegic upper limb in the acute phase after stroke: a single-blind, randomized, controlled multicentertrial. Stroke 29:785-792.

Francisco G, Chae J, Chawla H et al 1998 Electromyogram-triggered neuromuscular stimulation for improving the arm function of acute stroke survivors: a randomised pilot study. Archives of Physical Medicine and Rehabilitation 79:570-575.

Hara Y, Akaboshi K, Masakado Y et al 2000 Physiologic decrease of single thenar motor units in the F-response in stroke patients. Archives of Physical Medicine and Rehabilitation 81:418-423.

Held J P, Pierrot-Deseilligny E 1969 Reeducation motrice des affections neurologiques. J B Bailliere, Paris, pp 31-42.

Hummelsheim H, Amberger S, Mauritz K H 1996 The influence of EMG-initiated electrical muscle stimulation on motor recovery of the centrally paretic hand. European Journal of Neurology 3:245-254.

Ibrahim I K, Berger W, Trippel M et al 1993 Stretch-induced electromyographic activity and torque in spastic elbow muscles. Differentialmodulation of reflex activity in passive and active motor tasks. Brain 116:971-989.

Lance J W 1980 Symposium synopsis. In: Feldman R G, Young R R, Koella W P (eds) Spasticity: disordered motor control. Symposia Specialists, Miami, pp 485-494.

Lance J W 1990 What is spasticity? Lancet 335:606.

Landau W M 1974 Spasticity: the fable of a neurological demon and the emperor's new therapy [editorial]. Archives of Neurology 31:217-219.

Landau W M, Sahrmann S A 2002 Preservation of directly stimulated muscle strength in hemiplegia due to stroke. Archives of Neurology 59:1453-1457.

McComas A J, Sica R E, Upton A R etal 1973 Functional changes in motoneurones of hemiparetic patients. Journal of Neurology, Neurosurgery and Psychiatry. 36:183-193.

McLellan D L 1977 Co-contraction and stretch reflexes in spasticity during treatment with baclofen. Journal of Neurology, Neurosurgery and Psychiatry 40:30-38.

Neilson P D, McCaughey J 1982 Self-regulation of spasm and spasticity in cerebral palsy. Journal of Neurology, Neurosurgery and Psychiatry 45:320-330.

Norton B J, Sahrmann S A 1978 Reflex and voluntary electromyographic activity in patients with hemiparesis. Physical Therapy 58(8):951-955.

O'Dwyer N J, Ada L, Neilson P D 1996 Spasticity and muscle contracture following stroke. Brain 119:1737-1749.

Patrick E 2002 Is the Tardieu scale better at differentiating the presence of contracture from spasticity than the Ashworth Scale? Honours thesis, University of Sydney.

Perry J 1980 Rehabilitation of spasticity. In: Feldman R G, Young R R, Koella W P (eds) Spasticity: disordered motorcontrol. Symposia Specialists, Miami, pp 87-100.

Sahrmann S A, Norton B J 1977 The relationship of voluntary movement to spasticity in the upper motorneurone syndrome. Annals of Neurology 2:460-465.

Sharp S A, Brouwer B J 1997 Isokinetic strength training of the hemiparetic knee: effects on function and spasticity. Archives of Physical Medicine and Rehabilitation 78:1231-1236.

Smith G V, Silver K H C, Goldberg A P et al 1999 'Task-oriented' exercise improves hamstring strength and spastic reflexes in chronic strokepatients. Stroke 30:2112-2118.

Stephenson R, Edwards S, Freeman J 1998 Associated reactions: their value in clinical practice? Physiotherapy Research International 3:151-152.

Tardieu G, Shentoub S, Delarue R 1954 A la recherche d'une technique de mesure de la spasticite. Revue Neurologique 91(2):143-144.

Teixeira-Salmela L F, Olney S J, Nadeau S et al 1999 Muscle strengthening and physical conditioning to reduce impairment and disability in chronic stroke survivors. Archives of Physical Medicine and Rehabilitation 80:1211-1218.

Van Leeuwen R, Inglis J T 1998 Mental practice and imagery: a potential role in stroke rehabilitation. Physical Therapy Reviews 3:47-54.

Vattanasilp W 1998 Factors contributing to muscle stiffness and function following stroke. PhD thesis, University of Sydney.

Vattanasilp W, Ada L 1999 Relation between clinical and laboratory measures of spasticity. Australian Journal of Physiotherapy 45:135-139.

Vattanasilp W, Ada L, Crosbie J 2000 Contribution of thixotropy, spasticity and contracture to ankle stiffness after stroke. Journal of Neurology, Neurosurgery and Psychiatry 69:34-39.

Walshe F M R 1923 On certain tonic or postural reflexes in hemiplegia, with special reference to the so-called 'associated movements'. Brain 46:1-37.

Weiss A, Suzuki T, Bean J et al 2000High intensity strength training improves strength and functional performance after stroke. American Journal of Physical Medicine and Rehabilitation 79:369-376.

Williams P E 1990 Use of intermittent stretch in the prevention of serial sarcomere loss in immobilised muscle. Annals of the Rheumatic Diseases 49:316-317.

Zülch K J, Müller N 1969 Associated movements in man. In: Vinken P J, Bruyn G W (eds) Disturbances of nervous function: handbook of clinical neurology, vol 1. North Holland Publishing, Amsterdam, pp 404-426.

제6장

신장에 대한 근육은 어떻게 반응하는가?

HOW MUSCLES RESPOND TO STRETCH

학습목표

1 탄력적 반응
2 점성 반응
3 적응적인 반응
4 임상 연구
5 요약

1970년대에 신경학적 물리치료는 거의 신경생리학에 기초하여 실시되어져 왔다. Roberta Shepherd와 Janet Carr는 이를 변화시킨 사람들이다. 이들은 다른 분야, 특히 생체역학, 심리학 그리고 근육생물학이 물리치료에 미치는 영향을 잘 보여주었다. 1980년도 초 시드니대학 물리치료학과 학생으로서, 나는 Carr와 Shepherd의 연구에 감명을 받았고, 물리치료에 의미가 있는 근육생물학에 관한 문제를 연구하기 시작하였다. 이 장은 수년 동안 연구해온 근육생물학분야의 연구개요를 설명한다.

운동과제의 실행동안, 관절은 근육, 중력, 그리고 신체분절의 이동각속도에 의해 생성된 힘에 대한 반응으로 움직인다. 이 움직임의 범위는 관절 주변의 조직, 특히 근육과 인대에 의해 억제된다.

관절움직임에 대한 억제는 운동조절계가 작동해야 하는 범위 내에서 제한을 제공하기 때문에 흥미롭다. 관절움직임에 대한 비정상적인 억제(구축 또는 관절가동범위의 상실)는 운동수행력을 손상시킬 수 있기 때문에, 물리치료사는 운동수행력을 향상시키기 위해 관절움직임을 억제하는 요소를 감소시켜야 한다. 잠재적으로 관절움직임을 억제하는 요인의 특성에 대한 정보는 움직임 조절방법에 대한 분석법과 움직임 기능이상을 예방하고 치료하는 방법을 제공할 수 있다.

관절마다 움직임을 억제하는 요인은 다르다. 예를 들어, 무릎을 펴는 동작은 기본적으로 인대에 의해 제한을 받지만, 발목 뒤굽힘은 근육에 의해 제한을 받는다. 근육이 완전히 이완되어 있어도 움직임을 억제할 수 있다는 것은 중요하다. 이 장은 이완된 근육이 어떻게 움직임을 제한하는지에 대해 다룰 것이다.

이 장은 4개 부분으로 구성되어 있다. 첫 부분은 휴식상태에 있는 근육의 탄력적인 특성에 대해 다룬다: 근육장력과 길이 관계에 초점을 둔다. 두 번째 부분은 몇 초, 분, 또는 시간 동안 근육이 신장될 때 발생하는 점성 또는 시간-의존반응을 다룬다. 세 번째 부분은 매일 반복되거나 오랫동안 지속되는 신장 또는 신장이 없는 경우 발생하는 적응반응(성장과 구축)에 대해 다룬다. 근육신장의 효과에 대한 임상적 연구를 다루면서 결론을 내릴 것이다.

1 탄력적 반응

이완된 근육은 탄성밴드 또는 스프링처럼 작용한다. 짧아진 길이에서는 장력이 없고 느슨해지지만, 일정 역치길이(때로는 '느슨한 길이slack length'라 부른다) 이상 늘어난 경우는 장력이 발생하고 늘리려는 힘에 저항한다. 근육이 늘어나는 만큼 수동장력은 증가한다.

근육의 스프링 같은 특성은 동물근육에서 상대적으로 쉽게 측정할 수 있다. 근육을 집게 사이에 고정하고 근육을 늘이면서 근육의 장력과 길이를 측정한다. 근육의 장력과 길이 관계는 수동적 길이-장력 곡선으로 표현된다(그림 6-1).

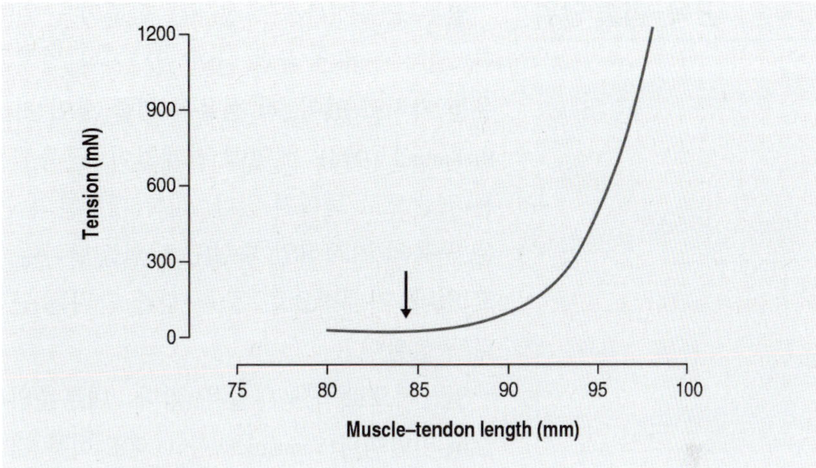

[그림 6-1]
토끼 가자미근-힘줄의 수동적 길이-장력 곡선. 화살표는 느슨한 길이지점이다.

근육의 수동적 장력-길이의 관계는 곡선모양이다. 느슨한 길이 아래는 장력이 없다. 느슨한 길이를 넘어서자마자, 근육길이의 큰 변화는 약간의 장력을 발생시킨다.—근육은 매우 탄력적이다. 길이가 점차 늘어나면, 길이 변화에 비해 상대적으로 크게 장력이 증가한다.—근육은 상대적으로 단단해진다. 근육길이 증가에 따라 근육의 탄력성compliance은 줄어들고 뻣뻣함stiffness은 증가한다.

가용한 관절운동범위 끝부분에서 근육이 충분히 짧아져 느슨해지는지에 대한 흥미로운 질문이 생긴다. Refshauge 등(1998)은 이에 대한 적절한 연구를 하였다. 사람을 대상으로 마취를 한 후 긴엄지발가락폄근extensor hallucus longus의 힘줄 위를 절개하였다. 수동적으로 발바닥쪽 굽힘을 하였을 때 발가락은 수동적으로 구부러지고 힘줄이 휘게 된다. 이는 힘줄이 생리적인 관절운동범위 내에서 느슨하게 됨을 의미하는 것이다. 느슨함에 대한 정량적 증거는 **그림 6-1**(Herbert와 Balnave 1993)에 제시된 것처럼 토끼 가자미근의 길이-장력 곡선에 대한 연구에서 제시되었다. 이 실험에서, 완전한 생리적 관절운동범위를 걸쳐 가자미근의 기시와 정지 사이 거리를 측정하여, 관절 각도에 따른 근육 길이를 알아보는 것이 가능하였다. 발목발바닥굽힘이 완전히 일어났을 때 근육이 가장 짧아지고 수동적인 긴장은 없는 상태이다. 이는 완전한 발바닥굽힘에서 가자미근이 느슨해짐을 의미한다. 다른 연구(Herbert와 Gandevia 1995, Jahnke 등 1989, Wei 등 1986)들에서도 생리학적으로 가장 짧은 근육길이에서 근육이 느슨해진다는 결과를 보였다.

근육-힘줄 단위

일부 근육에서 근육섬유는 힘줄의 근위에서 원위까지 완전히 늘어난다. 일부 근육은 끝과 끝이 만나거나 겹쳐지는 모양으로 배열된 근육섬유를 가지고 있어, 각 섬유는 힘줄 사이 거리 중 일부만 늘어난다(Loeb와 Richmond 1994). 배열에 관계없이, 근육섬유는 근육다발^fascicle^이라 불리는 집단으로 묶여져 있다. 비록 대부분의 근육 해부학이 복잡하지만, 모든 근육의 기계적인 특성(근육-힘줄 단위)은 상대적으로 간단하게 설명하고 있다. 기계적으로, 근육-힘줄 단위는 근육다발과 직렬로 연결된 힘줄로 구성된다.

일반적으로 근육다발은 짧다. 대부분의 인간 근육에서, 근육다발은 7cm 미만이다(Yamaguchi 등 1990). 비록 긴 근육힘살^muscle belly^을 가진 근육이라도, 힘줄이 근육힘살^muscle belly^의 끝에서 정지하지 않기 때문에 이것이 가능하다. 힘줄이 근육힘살 속으로 들어가서 섞이기 때문에, 근육속힘줄^intramuscular tendon^, 근육속판^intramuscular plate^, 또는 근육속널힘줄^intramuscular aponeurosis^이라 불린다. 짧은 근육다발은 근육 힘살의 전체 길이가 아니라, 단지 근육속힘줄의 근위에서 원위 사이 짧은 거리를 가로지른다(**그림 6-2a**).

긴 근육의 경우, 짧은 근육다발이 긴 힘줄과 직렬로 연결되어 있다. 예를 들어, 넙다리곧은근^rectus femoris^은 7cm가량의 근육다발과 33cm의 힘줄로 되어 있다(Yamaguchi 등 1990). 이 근육의 경우 힘줄의 길이와 근육다발의 길이 비율은 거의 5:1이다. 장딴지근 같은 근육의 비율은 10:1에 이른다(Herbert 등 2002).

근육 탄성의 근원

관절이 움직일 때, 근육은 늘어나거나 줄어든다. 이론적으로, 관절 움직임 동안 근육길이 변화는 근육다발이나 힘줄 또는 둘 다에서 발생한다. 길이 변화는 어디에서 발생하는가? 근육의 확장성은 근육다발 또는 힘줄의 확장성 중 어느 부위에서 우세하게 나타나는가?

일반적으로 이완된 근육섬유가 힘줄보다 더 탄성을 가질 것으로 여겨져 왔다. 그러나 이러한 관점을 지지하는 직접적인 증거는 없다. 최근 증거에 의하면, 일부 근육에서 발생하는 전체 길이 변화 중 대부분이 힘줄에서 발생한다.

1997년 Jack Crosbie와 나는 이완된 토끼 가자미근을 대상으로 길이 변화에 근육다발과 힘줄이 미치는 영향을 직접적으로 평가하였다(Herbert와 Crosbie 1997). 우리는 근육을 분리하여 근위와 원위 근육섬유의 근위와 원위 끝부분에 반사되는 표시를 배치하였다(그림 6-2a). 속도를 조절하면서 근육이 느슨한 위치에서 최대로 늘어나는 길이까지 도달하도록 전체 근육-힘줄 단위를 잡아당겼다. 근육이 늘어남에 따라, 전체 근육-힘줄 단위의 길이는 전압계로 측정되었고 근육은 3개의 카메라로 촬영되었다. 이후 표시의 위치를 3차원적으로 재구성하였으며 근육-힘줄 단위의 길이 변화와 근위와 원위 근육다발의 길이 변화를 계산하였다. 힘줄의 길이 변화는 전체 근육길이 변화와 근육다발의 길이 변화 차이를 이용하여 계산하였다. 이러한 자료는 근육길이에서 전체 변화에 대한 힘줄의 영향을 평가하는데 사용되었다. 결과는 놀라웠다: 전체 길이 변화의 약 절반이 근육다발에서 발생하였고, 나머지 반은 힘줄에서 발생하였다(그림 6-2b). 즉, 토끼 가자미근의 확장성은 거의 동등한 수준의 근육다발과 힘줄의 확장성에 의해 결정된다는 것이다.

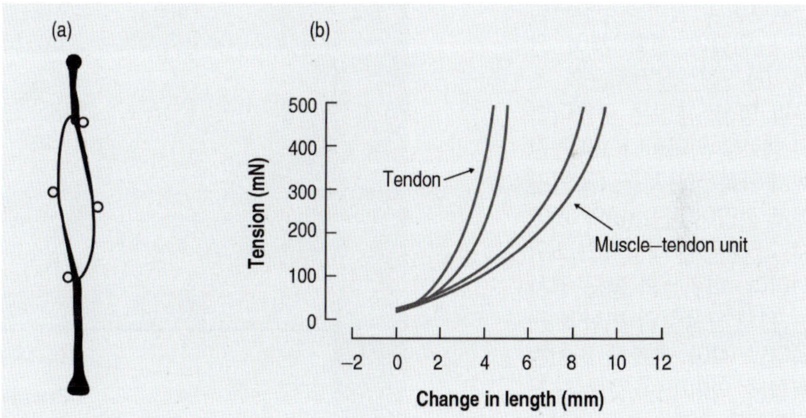

[그림 6-2]
휴식상태에 있는 토끼 가자미근에서 길이 변화에 대한 근육과 힘줄의 영향. (a) 토끼 가자미근의 구조를 보여주는 도식화된 그림. 원은 본문에서 언급되는 실험에 사용된 근위와 원위 근육내힘줄의 근위와 원위 끝부분에 대한 표시의 위치이다. 근육섬유들은 근육힘살의 완전 길이로 늘어나지 않고, 대신에 근육내 힘줄 사이 짧은 거리를 가로지른다. (b) 토끼 가자미근의 근육-힘줄 단위와 힘줄의 수동적 길이-장력 곡선. 평균과 표준편차는 한 쌍의 선에 포함되어 있다.

토끼 가자미근에서 힘줄이 왜 근육의 확장성에 크게 영향을 주는가? 힘줄이 본질적으로 탄성이 있기 때문은 아니다. 사실, 토끼 가자미근의 힘줄은 근육다발에 비해 1/4 정도 늘어난다. 가자미근의 힘줄은 근육다발보다 4배 정도 길다는 것이 이런 현상에 대한 설명이 된다. 비록 힘줄은 본질적으로 근육다발보다 확장성이 떨어지지만 길이는 길다. 따라서 비록 힘줄이 적게 확장되지만 상대적인 길이가 길어 확장에 기여한다.

실질적으로, 다양한 실험 틀을 이용하여 우리는 인간 근육에서도 이러한 사실을 재현할 수 있었다(Herbert 등 2002). 인간 근육에서, 근육다발의 시각화를 위해 진단적 초음파영상의 사용이 가능하다: 초음파영상에서 근육다발은 근육힘줄에서 줄무늬로 나타난다(그림 6-3a). 근육다발의 근위와 원위 정지 사이 거리를 측정하는 것은 간단한 것이다. 이완된 근육의 길이 변화에 근육다발과 힘줄의 영향을 검사하는 것이 가능하다. 장딴지와 정강이앞근육다발의 길이에 대한 측정은 무릎과 발목의 위치에 따라 다르다. 우리는 관절각으로부터 계산된 전체 근육길이 변화로 근육다발 길이 변화를 측정하여 비교하였다. 근육다발 길이 변화는 전체 근육의 길이 변화보다 훨씬 작았다(그림 6-3b, c). 장딴지근의 경우 전체 근육길이 변화의 27%를 근육다발이 담당하였고, 정강이앞근의 경우 전체 근육길이 변화의 55%를 근육다발이 담당하였다. 전체 길이 변화 중 나머지는 거의 힘줄에서 일어난다. 길이 변화 중 일부만이 근육섬유의 깃[pennation]에서 변화에 영향을 준다. 이러한 자료는 전체 길이 변화 중 힘줄이 담당하는 부분이 상당히 크다는 우리의 결과와 일치한다.

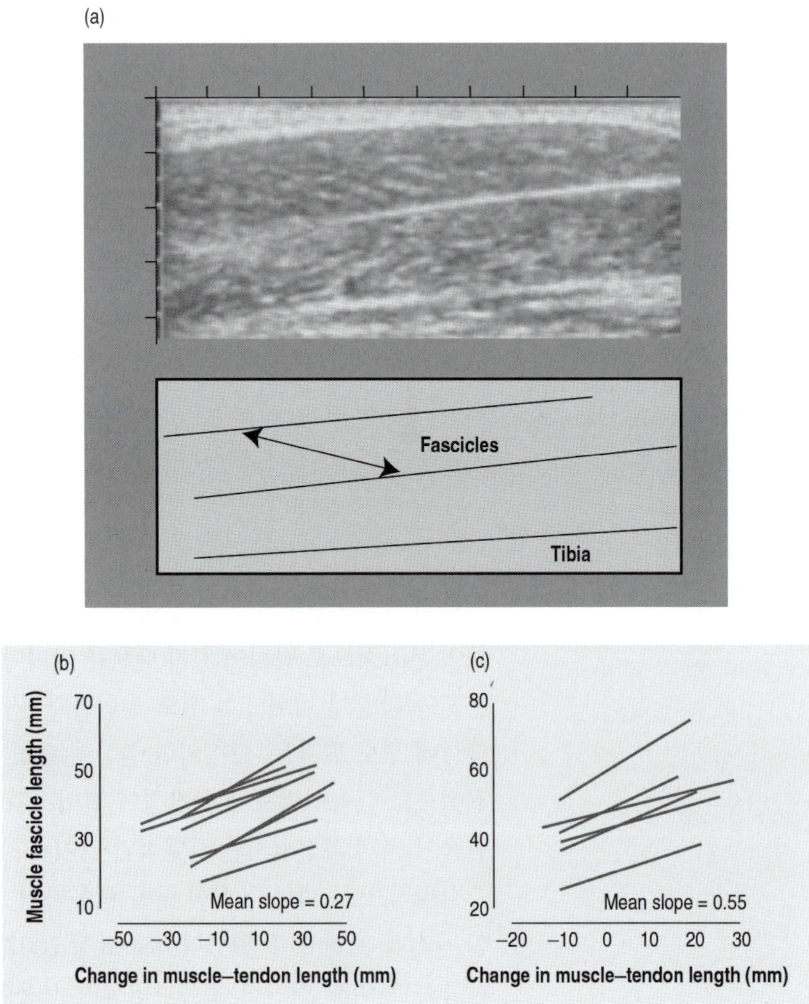

[그림 6-3]
근육다발의 길이와 근육-힘줄 단위길이 변화 사이 관계. (a) 인간 장딴지근의 초음파 영상. 층판은 근육다발의 행로를 의미한다. (b) 인간에서 안쪽 장딴지근. (c) 인간에서 정강이앞근. (b)와 (c)에서, 각 선은 한 대상자의 회귀선이다. 회귀선의 평균 경사는 전체 근육길이 변화에 근육다발 길이 변화가 미치는 영향을 의미하는 것으로 장딴지근은 27%, 정강이앞근은 55%이다.

종합해보면, 이러한 연구들은 이완된 근육에서 힘줄의 길이 변화가 상당히 있으며 전체 근육길이의 변화 중 많은 부분을 담당하고 있다는 강력한 증거를 제공하는 것이다. 이러한 결과가 다른 근육에서도 적용될 수 있을까? 이용 가능한 비교자료는 없지만, 전체 근육 탄성에서 힘줄의 영향은 근육다발과 힘줄의 비율에 의해 결정될 수 있다는 이론이 가능하다.

일반적으로, 힘줄의 횡단면과 근육의 횡단면을 비교하지만(종족 사이 등급은 비례적이지 않다; Pollock과 Shadwick(1994) 근육마다 근육다발의 길이와 힘줄 길이의 비율은 매우 다양하다(Lieber 등 1992). Zajac(1989)는 근육다발의 길이와 힘줄 길이의 비율이 수축하는 근육의 기계적 특성에 대한 힘줄의 영향을 결정하는 인자라고 주장한다. 이러한 주장은 이완된 근육에도 동등하게 적용된다. 넙다리뒤근, 장딴지근, 넙다리근, 위팔두갈래근, 그리고 위팔세갈래근과 손의 바깥손가락굽힘근과 같은 긴 힘줄을 가진 근육에서 근육 확장성에 힘줄의 영향이 더욱 커진다고 예측할 수 있다. 발과 손의 안쪽손가락굽힘근 같은 근육에서 근육 확장성에 미치는 힘줄의 영향은 상대적으로 작다. 왜냐하면 이러한 근육들은 상대적으로 짧은 힘줄을 가지고 있기 때문이다.

힘줄과 근육다발의 탄성력에 대한 구조적 결정인자

근육섬유와 힘줄의 어떤 부분이 확장성을 결정하는가? 이 의문은 지난 70년 동안 간헐적으로 연구되어져 왔지만, 완벽한 해답은 지금에서야 나타나기 시작했다.

힘줄의 탄성은 기본적으로 아교질[collagen]과 관련이 있다. 아교질원섬유는 Z-같이 '주름' 형태로 섬유에 모여 있고 주름은 섬유원에 고르게 분포되어 있다(Rowe 1985a, 1985b, Stolinski 1995). 힘줄에 장력이 가해지면 섬유들 중 일부가 펴지면서 주름이 없어진다. 점진적으로 장력이 증가하여 휴식 시보다 큰 힘이 가해질 때 주름이 완전히 없어지면서 펴지게 된다. 일단 곧게 펴지면 섬유소들은 장력을 견딜 수 있다는 가설이 제기되어 왔다. 이 가설에 따라 주름이 펴진 아교질섬유는 힘줄의 길이-장력 속성을 나타내는 비-직선적 "언저리[toe]" 영역을 형성한다(Fratzl 등 1997, Hurschler 등 1997, Kastelic 등 1980, Liao와 Belkoff 1999, Maes 등 1989, Stromberg와 Wiederhielm 1969). 이완된 근육이 경험하는 것보다 큰 장력이 작용할 때 다른 기전들이 작용한다. 여기에는 섬유원 내에 있는 분자들이 서로 미끄러지는 것과 무작위로 꼬여 있는 아교질원섬유가 펴지는 것이 포함된다(Fratzl 등 1997).

근육섬유의 수동적인 기계적 특성의 기원은 더욱 불확실하다. 과거 60년 동안 이완된 근육의 기계적 특성에 영향을 미치는 요인으로 근육내 결합조직(근육섬유막, 근육다발막, 그리고 근육바깥막; Banus와 Zetlin 1938, Borg와 Caulfield 1980, Williams와 Goldspink 1978a; cf. Hill 1952, Purslow 1983), 횡문근형질막(Fields와 Faber 1970, Ramsey와 Street 1940; cf. Casella 1950, Podolsky 1964, Rapaport 1972, 1973, Street 1983), 또는 아주 세밀한 미세섬유(Hanson과 Huxley 1955)가 언급되어져 왔다. 주요 해결책은 Magid와 Law(1985)에 의해 제시되었는데, 모든 근육, 근육섬유, 그리고 피부가 벗겨진 근육섬유는 뻣뻣함stiffness이 비슷하다는 것이다. 이는 근육섬유 내에 있는 구조가 휴식 시 근육의 특성에 강하게 영향을 미친다는 것을 증명하는 것이다(Purslow 1989 참조). 현재 일관되게 증명되고 있는 것은 약하게 결합된 교차-결합cross-bridge과 티틴titin(Wang 1984)이 각각 저강도와 고강도 장력에서 휴식 시 근육의 기계적 특성을 결정한다는 것이다.

DK Hill(1968)은 근육이 저강도 힘에서 복잡한 반응을 보인다는 것을 보고하였다(Alexander와 Johnson 1965, Hill 1950, McCarter 등 1971 참조). 이후 Proske와 동료들은 인간 근육에서도 이러한 반응이 있음을 보고하였고 이 현상에 대해 설명하였다(Proske 등 1993).

Hill은 휴식 시에 있는 근육에 신장이 적용되면 적정 근육길이의 약 0.2%까지 길이 변화에 따라 비례적으로 긴장이 증가함을 관찰하였다(적정 근육길이에서 최대 등척성수축의 약 1.5%의 긴장). 이는 탄력성을 의미한다. 그는 이 반응을 만드는 요소를 '짧은 범위 탄성요소short range elastic component'라 불렀다. Hill은 휴식 시 긴장과 짧은 범위 탄성성분은 고장액에서 증가한다는 것을 알았다; 그는 이것이 섬유 사이의 공간이 줄어들기 때문이라고 가정하였다(비록 지금은 사실이 아니지만; Campbell과 Lakie 1998 참조). 결론적으로, 그는 휴식 시 긴장의 일부가 수축성 미세섬유 간의 휴식시 교차결합의 형성에 관여한다고 주장하였다. Hill은 이를 '미세섬유성 휴식 시 긴장' 이라 불렀고, 잠복 이완(근육연축 이전에 선행하는 일시적 근육긴장)에 영향을 주는 것으로 생각하였다. Claflin과 동료들은(1990) 잠복 이완이 뻣뻣함의 증가와 매우 밀접하다는 것을 보고하였고 미세섬유성 휴식 시 긴장과 짧은 범위 탄성요소가 같은 기전이라는 것을 확인하였다. 이들은 만일 교차결합이 다음의 3가지 중 하나에 존재한다면 이러한 반응이 설명 가능하다고 가설을 세웠다: 휴식 상태(저긴장, 뻣뻣함 감소), 중간 상태(긴장 없음 또는 음적 긴장과 뻣뻣함 증가) 그리고 힘-형성 상태. 휴식 상태는 미세섬유성 휴식 시 긴장을 말하고, 중간 상태는 짧은 범위 탄성요소와 잠복이완을 말한다.

'교차-결합 집단의 이동기전' 을 제시한 Campbell과 Lakie(1998)에 의해 반대 가설이 제기되었다. 이들의 모형은 저강도의 신장에 대한 복잡한 근육반응을 묘사한 것이다. 이 모형은 실험적으로 관찰된 것과 질적으로 비슷한 반응을 제시하였다. 이 모형의 기본 가정은 휴식 시 근육의 굵은근육미세섬유[myosin]와 가는근육미세섬유[actin]가 낮은 주기의 교차결합에 의해 연결되어 있다는 것이다. 이 가설에 의하면, 짧은 범위 탄성요소는 수축성 미세섬유의 상대적 움직임에 의해 유발되는 교차결합 길이 분포의 변화에 영향을 미친다.

현재, 어떤 모형이 저강도 신장에 대한 기본적인 근육반응을 가장 잘 묘사하는지는 명확하지 않다. 그럼에도 불구하고, 휴식 시 긴장과 휴식 근육의 짧은 범위 뻣뻣함이 수축성 미세섬유들 간의 상호작용에 기인한 것이라는 가능성이 매우 높아 보인다.

이완된 근육의 긴장에 대한 미세섬유성 휴식 시 긴장의 영향을 알아내기가 어렵기 때문에, 미세섬유성 휴식 시 긴장이 고강도 신장에 반응하는 휴식 시 근육의 탄성을 설명하기가 어렵다. Granzier와 Wang(1993)은 기죽을 제거한 토끼 허리근[psoas]과 반힘줄모양근[semitendinosus]의 수축성 미세섬유 간의 상호작용을 제거하여 이를 확인하려 하였다. 생리적 온도와 이온강도 환경에서, 2.0~3.0μm의 근육원섬유마디길이에서(3N/cm^{2}까지 당김) 미세섬유성 상호작용을 제거했을 때 수동적인 길이-장력 곡선에 거의 영향을 주지 못하였다. 이는 약한 교차결합이 전체 수동 장력에 미치는 영향이 미미함을 보여주는 것이다(Proske와 Morgan 1999 참조).

최근 휴식 시 근육섬유의 기계적 특성이 티틴[titin]이라는 단백질에 의해 결정된다는 강력한 증거가 있다. 티틴(이전에는 connectin이라 불렀음)은 뼈대근에서 휴식 시 긴장을 견디기에 적당한 구조적 및 기계적 특성을 가지고 있다(Horowits 1992, Linke 등 1996, Maruyama 등 1977, Wang 등 1991). 면역조직화학적인 연구들은 티틴이 굵은근육미세섬유로 둘러싸여 있으며 Z선까지 확장되어 있다는 것을 보여준다(Linke 등 1996, Wang 등 1991). 근육이 생리적인 길이 내에서 신장될 때는 접혀져 있는 분자부분이 점진적으로 펴지게 되고 근육이 짧아지면 점진적으로 다시 접히게 되는 것으로 생각된다(Linke 등 1996, Tskhovrebova 등 1997). 따라서 티틴은 근육원섬유마디의 움직임을 억제하는 분자성 스프링을 형성한다.

일부 잘 설계된 실험들은 티틴 한 분자의 기계적인 특성을 잘 묘사하였다. 이러한 실험에서는 하나의 분자를 현미경 슬라이드와 원자성 집게로 고정된 작은 비드bead 사이에 끼우고 분자를 신장시킨다. 신장된 분자에서 발생되는 장력은 늘리는 힘에 대항하는 비드의 저항에 의해 결정된다. 단일 티틴 분자는 근섬유나 전체 근육에 큰 신장이 가해졌을 때 관찰되는 길이-장력 특성을 설명할 수 있는 적절한 길이-장력 특성을 보여준다(Kellermayer 등 1997, Rief 등 1997, Tskhovrebova 등 1997). 또한 티틴은 스트레스 이완(Tskhovrebova 등 1997)과 이력현상(hysteresis, XKellermayer 등 1997) 같은 점성을 보이는데, 이는 고강도 힘이 적용될 때 모든 근육에서 나타나는 점성반응의 일부 또는 전부를 설명해주는 특성이다. 휴식 시 근육의 이러한 특성은 다음 장에서 설명하겠다.

요약하면, 힘줄의 확장성은 아교질 섬유의 접혀진 형태 때문이라는 증거들이 있다. 저강도 신장에 대해 근육섬유는 복잡한 반응을 보이는데 이는 수축성 미세섬유들 간에 형성된 교차결합 때문일 것이다. 고강도 신장에 대한 근육조직의 반응은 아마도 티틴에 의해 결정될 것이다.

2 점성 반응

정의에 의하면, 근육의 탄성은 신장에 대한 즉각적인 반응을 결정한다. 그러나 근육은 단순히 탄성에 의해서만 반응하는 것이 아니다. 신장에 대한 근육의 반응은 시간경과에 따라 달라진다; 즉 근육은 '점성'에 따라 반응한다. 점성은 '스트레스 이완stress relaxation'과 '크리프creep' 같은 현상의 범위를 잘 설명해준다.

만일 근육이 일정 길이로 고정되면, 근육 긴장은 일정하게 유지되지 않고 점차적으로 감소한다. 긴장의 감소는 초기에는 빨리 진행하다 점차적으로 느리게 진행한다. 이 현상을 스트레스 이완이라 부른다. 스트레스 이완은 인간에게서도 쉽게 발견된다. 만일 한 관절을 특정 각도에 고정하여 유지하려 한다면, 이 각도를 유지하기 위해 필요한 힘은 점차 줄어들 것이다. 지속적인 신장에 의해 스트레스가 얼마나 감소하며, 시간경과에 따라 스트레스 이완은 어떻게 달라지는가? Duong 등(2001)은 발목뒤굽힘(14Nm 힘으로 42분간 신장)을 유발하는 지속적인 신장에 대한 발목 회전력torque의 감소를 측정하여 발목에서 나타나는 스트레스 이완을 조사하였다. **그림 6-4a**는 시간에 따른 반응을 보여주고 있다. 발목발바닥굽힘근과 주변 조직의 긴장을 나타내는 발목 회전력은 시간이 경과함에 따라 급격히 감소한다. 신장 후 첫 5분 이내에 최대의 절반에 해당하는 회전력이 감소한다. 최종적으로 초기 회전력의 58%까지 감소하게 된다.

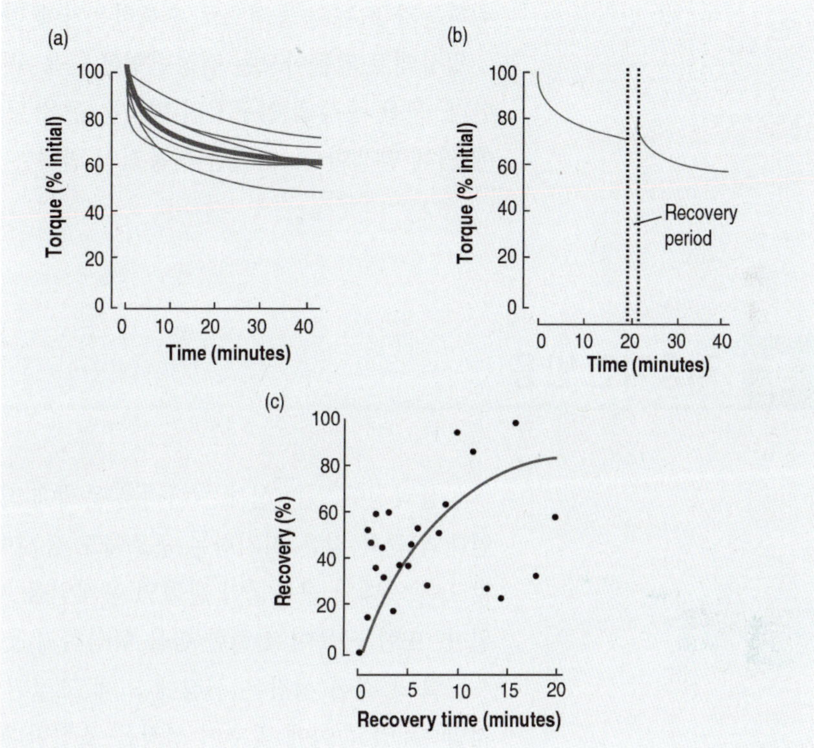

[그림 6-4]
이완된 근육에서 점성변형. 자료는 발목에 강하지만 통증을 유발하지 않는 신장이 적용될 때 스트레스 이완을 보여준다. (a) 8명의 스트레스 이완. 각 선은 각 대상자의 회귀선이다. 굵은 선은 모든 대상자의 중앙값이다. (b) 20분 신장한 후 2분 동안(회복시간) 신장을 제거했을 때 스트레스 이완으로부터 회복. 곡선은 모든 대상자의 중앙 회귀계수로부터 작성된 것이다. 2분 동안 평균 회복은 42%이다. (c) 20분 신장 후 스트레스 이완으로부터 시간 경과에 따른 회복과정. 대상자는 0~20분 사이 회복시간을 무작위로 할당하였다. 각각의 점은 한 대상자의 회복 정도이다. 회복시간에 따른 회복 정도를 곡선으로 표시하였다.

이러한 현상과 밀접한 것이 크리프이다. 크리프는 지속적인 긴장이 근육에 작용했을 때 발생한다. 이러한 상태에서 근육길이는 점차 증가한다. 스트레스 이완으로, 효과는 초기에 빠르게 나타나고 점차 느리게 나타난다. 크리프는 인간에서도 쉽게 관찰할 수 있다. 만일 이완된 관절에 일정한 회전력이 적용되면, 관절각은 시간경과에 따라 느리게 증가한다.

크리프와 스트레스 이완의 효과는 모두 원상태로 돌아갈 수 있다. 만일 복원이 되지 않으면, 근육에서는 이용 가능한 점성변형이 소진될 때까지 점차 점성변형이 발생할 것이다. 시간경과에 따른 회복과정은 어떠한가? 이는 지속적인 발목의 발등굽힘 신장을 적용하여 검사되었으며, 20분 후 발목의 발바닥쪽굽힘을 하여 신장을 중단하였다(Duong 등 2001). 근육이 초기 신장위치로 되돌아 왔을 때, 긴장이 발견되었는데 이것은 스트레스 이완으로부터 회복을 의미한다(그림 6-4b).

스트레스 이완으로부터 회복 정도에 대한 회복시간의 영향을 결정하기 위해, 대상자들은 최대 20분의 회복시간을 가졌다. 비록 대상자마다 다양하지만, 시간경과에 따른 회복 정도는 시간경과에 따른 점성변형과 유사한 형태를 보였다(그림 6-4c). 회복의 정도는 회복시기 동안 근육이 휴식을 취하는가 또는 능동적으로 수축하는가에 따라 달라지지 않는다.

원상태로 되돌아오는 점성변형은 근육 구성에 어떠한 변화도 없이 발생한다. 근육 속성의 영구적인 변화는 근육 구성의 변화를 포함한 근육적응에 의해 발생한다. 이러한 적응적인 변화는 다음에서 다루겠다.

3 적응적인 반응

성장과정에 있는 신체는 어려운 문제에 직면하게 된다. 뼈가 성장할 때, 인대와 근육 같은 지지하는 구조물도 동시에 성장한다. 동시에 성장하지 않으면 인대와 근육들이 관절의 움직임을 제한할 수 있기 때문에 문제가 된다. 또한 근육이 적절한 힘을 형성하지 못하게 된다.

근육의 길이 성장은 신장에 의해 조절된다. 근육은 신장의 정도를 감지할 수 있고 이에 맞추어 성장을 조절한다. 만일 근육이 고강도의 신장을 경험하게 되면 길이 성장이 촉진되고, 그 결과 근육은 길어지고 근육에 가해지는 신장의 양이 줄어들게 된다. 만일 근육이 신장되지 않으면 신장을 경험할 때까지 짧아지게 된다. 적절한 성장이 신장의 항상성에 의해 이루어진다.

근육성장을 조절하는 기전을 조사하는 한 방법은 동물의 다리를 석고로 고정하는 것이다. 석고 고정은 특정 각에 관절을 고정한다. 고정하는 각에 따라 근육은 고강도의 신장(근육이 늘어난 위치에 고정될 때) 또는 저장도의 신장(근육이 짧아지는 위치에 고정될 때) 상태를 유지하게 된다.

Ron Balnave와 나는 특정 위치에 관절을 고정하는 것이 전체 근육(근육-힘줄단위; Herbert와 Balnave 1993)의 수동적 특성에 미치는 영향을 조사하였다. 23마리의 토끼를 대상으로 10일 동안 발목을 일정 위치에 고정하였다. 고정 후 가자미근의 길이-긴장 특성을 측정하였다. 짧은 길이에 고정된 근육은 정상상태와 긴 길이에 고정된 상태보다 짧은 근육길이를 보였다(그림 6-5a). 신장되어 긴 길이에 고정된 근육은 정상 또는 정상보다 근육 길이가 더 늘어났다. 그러나 고정된 위치에 관계없이 고정된 근육은 정상보다 근육이 더욱 뻣뻣하였다(그림 6-5b). 이러한 결과에 대한 설명 가능한 해석은 신장 정도(예, 고정 위치)에 따라 근육길이가 조절되지만 근육의 뻣뻣함은 관절움직임 정도에 의해 결정된다는 것이다.

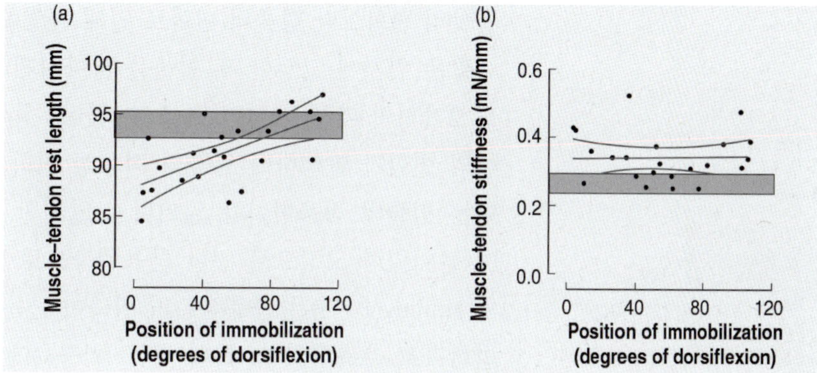

[그림 6-5]
토끼 가자미근에서 고정이 휴식 시 길이와 단단함에 미치는 영향. (a) 휴식 시 근육길이에 고정 위치가 미치는 영향. (b) 근육 뻣뻣함에 고정위치가 미치는 영향. 뻣뻣함은 회귀식의 상수로 구해진다: 확장 = 20×e뻣뻣함×(길이 – 느슨한 길이). 각 자료에서 점은 10일 동안 고정된 하나의 근육을 의미한다. 굵은 막대기는 고정되지 않은 동물 근육의 평균값±95% 신뢰구간을 나타낸다.

이러한 근육길이의 적응이 얼마나 중요한가? 근육길이 감소의 영향을 평가하는 간단한 지표는 근육의 모멘트 팔moment arm에 대한 백분율로 근육길이 감소를 표현함으로써 구할 수 있다 – 이것을 '단축지표shortening index'라고 부르자. 일부 기본적인 생체역학에 의하면 단축지표가 1% 감소하면 관절각이 0.6°씩 감소한다. 예를 들어, 10일 동안 짧은 길이에 고정된 근육길이의 감소는 약 7mm이고 토끼 가자미근의 모멘트 팔은 약 10mm이면(Herbert와 Balnave 1993, Herbert와 Crosbie 1997에 의해 계산됨), 단축지표는 70%이다. 이는 고정의 영향으로 관절각이 약 42° 정도 이동함을 의미한다. 같은 방법으로 인간에서 근육단축의 정도를 파악할 수 있다. 인간의 장딴지근 길이가 10% 감소하면(30cm의 근육길이를 가지고 발목에서 모멘트 팔은 약 5cm이다) 약 36°까지 근육의 회전각이 이동한다.

근육이 짧아진 위치에서 고정될 때 발생하는 근육-힘줄 길이 감소는 적응현상으로 '구축' 또는 '관절운동범위 상실'을 유발하기 때문에 물리치료사들이 큰 관심을 가지는 부분이다. 구축이 근육섬유 또는 힘줄의 적응 때문인가?

Jack Crosbie와 나는 5마리의 토끼 다리를 14일 동안 완전한 발목발바닥굽힘을 유지함으로써 이 문제를 연구하였다(Herbert와 Crosbie 1997). 고정 후 우리는 힘줄과 근육다발의 길이-장력 특성을 검사하였다. 짧은 위치에 고정된 토끼 가자미근의 길이는 정상보다 8.8% 줄어들었다. 우리는 토끼 다리의 고정으로 인한 단축이 주로 힘줄의 길이 단축 때문이고 근육다발에서의 단축이 거의 없음을 확인하였다. 따라서 토끼 가자미근에서 고정으로 유발된 구축은 힘줄의 단축으로 발생한다. 이러한 결과는 이전의 Heslinga와 Huijing(1992)의 연구결과(쥐의 장딴지근에서 고정으로 인한 단축은 근육내 힘줄 때문이다)와 비슷하였다. 이러한 연구들은 구축이 근육 힘살의 변화보다 힘줄의 변화로 인해 발생함을 보여주는 것이다.

짧은 위치에 고정한 후 힘줄을 짧아지게 만드는 것은 무엇인가? 적어도 2가지의 다른 해석이 있을 수 있다. 성장 동안 반대 방향에 있는 힘줄의 변화가 발생하여 힘줄의 적응성 변화가 발생하는 것이다. 다른 하나는 힘줄의 적응변화는 일어나지 않지만, 힘줄의 단축은 힘줄이 근육에 붙어있어 고정으로 인한 근육위축으로 발생한다는 것이다. Heslinga와 Huijing(1992)은 근육섬유의 위축이 근육 내에 있는 힘줄의 단축을 유발한다고 추측하였다. 특히 깃pennate근육에서 높게 나타난다(Heslinga 등 1995). 근육비대를 유발함으로써 구축을 치료할 수 있다는 가정이 가능하기 때문에 이 설명은 호기심을 유발한다.

우리는 근육다발의 단축을 관찰하지 못하였지만, 일부 고정된 근육에서 길이 변화가 발생한다는 것을 알았다. 사실 근육의 길이적응에 대한 연구는 영국 생리학자 Geoffrey와 프랑스 연구자 Tabary, Tardieu에 의해 진행되었는데, 이들은 짧은 길이에 고정된 근육에서 심각한 단축이 발생함을 보고하였다. 이들은 짧은 기간(3주) 동안 짧은 길이에 고정된 고양이 가자미근이 40% 단축되었음을 보고하였다(Tabary 등 1972). 근육은 짧아진 길이에서 고정되면 신장이 없어짐을 인지하고 근육섬유원마디의 수를 줄이는 반응을 보인다. 반대로, 늘어난 길이에서 고정된 근육은 근육섬유원마디의 수가 증가한다.

Goldspink와 동료들(Williams와 Goldspink 1978, Witzmann 등 1982 참조)이 기술한 근육섬유원마디 수의 적응은 일부 근육에서 관찰되었던 수동적 특성의 변화에 영향을 미친다. 근육이 짧아진 길이로 고정되어 발생하는 근육섬유원마디 수의 감소는 근육길이 끝부분에 있는 근육섬유원마디가 거의 없고 늘어날 근육섬유원마디(아마도 티틴 스프링 때문에 각각의 근육섬유원마디 길이는 제한적이다)가 거의 없음을 의미한다. 이로 인해 근육섬유가 짧아지고 확장성이 감소하는 것으로 여겨진다.

왜 일부 연구에서는 고정으로 인해 근육섬유의 중요한 구조 변화(근육섬유원마디 수의 변화)가 있고, 일부 연구에서는 근육다발의 길이 변화가 없다고 하는 것일까? 구조적 및 기계적 적응에 대한 근육들 간의 감수성에 차이가 있을 수 있지만 이러한 차이를 확인하는 것은 어렵다. 근육다발과 힘줄 길이의 비율과 같은 구조적인 특성이나 깃섬유[pennate fiber]의 정도가 중요할 수 있다.

근육섬유원마디 수의 적응 또한 근육의 수축성 특성에 영향을 준다. 근육이 능동적으로 생성하는 긴장은 굵은근육미세섬유와 가는근육잔섬유가 겹쳐지는 정도에 따라 다르다. 관절각에 따라서 근육섬유원마디의 상실이 근육섬유원마디 길이를 증가시키기도 하고, 관절각에 따라서 근육섬유원마디 수의 증가가 근육섬유원마디 길이를 감소시키기도 한다. Williams와 Goldspink(1978)는 근육원섬유원마디의 증가 혹은 상실의 정도에 대해 근육이 고정위치에서 긴장을 가장 발생시킬 수 있는 길이를 유지할 때 나타난다고 하였다.

늘어난 길이에서 고정된 동물 근육에서 아주 다른 적응이 관찰되었다. Tardieu와 동료들(1977)은 새끼 고양이의 가자미근을 대상으로 한 연구에서, 늘어난 길이로 고정하는 경우 근육섬유원마디의 수가 줄어들었는데, 이는 성인 근육에서 관찰된 것과는 반대되는 것이다. 이들은 성장하는 근육의 힘줄이 길이성장에 의한 만성적인 신장에 반응하는 것으로 해석하였다. 힘줄의 성장은 근육원섬유마디의 수를 줄이면서 근육에 작용하는 신장을 줄인다. 이러한 연구는 뇌성마비 아동의 구축을 치료하기 위해 신장된 길이에서 연속적인 석고붕대를 적용하는 아동치료사에게 특히 흥미로운 것이다. 연속적인 석고붕대는 힘줄의 길이를 증가시키고 근육섬유의 길이를 줄인다. 이는 근육의 기능을 손상시킬 수 있다. 그러나 힘줄을 석고붕대로 늘리는 것은 인간에게서 직접적으로 적용되지 않고 있다.

근육길이를 조절하는 중요한 기계적 자극(Herbert 1993)을 밝히는 시도가 있어 왔다. 이 자극의 속성에 대한 실마리는 신경지배를 받는 근육과 받지 않는 근육에서 고정의 영향이 비슷하다는 것(확인되지 않았지만)에서 출발한다(Goldspink 등 1974, McLachlan과 Chua 1983 참조). 이는 항상성 기전이 근육수축 형태가 아닌 길이 변화에 민감하다는 것을 암시한다. 근육길이 적응에 대한 명확한 이론을 개발하는데 있어 중요한 첫 단계는 Wren(2003)에 의해 최근 만들어졌다. Wren은 적응을 유발하는 중요한 기계적 자극에 대한 가정을 설정함으로써 힘줄힘[belly]과 근육길이의 적응을 예측하는 간단한 모형을 설명하였다. 이 모형은 지속적인 자극[strain]이 있을 때 힘줄이 성장하고, 힘줄의 성장률이 최소 자극의 증가에 비례하여 증가한다고 가정하였다. 반대로, 근육 길이는 근육힘살의 평균 확장성에 비례하여 성장한다고 가정하였다.

Wren은 이 간단한 모형이 성장, 뼈의 길이성장, 그리고 고정과 지지대 제거에 따른 근육힘살과 힘줄 길이 변화를 예측할 수 있음을 보여주었다. 만일 근육길이 적응을 예측하는데 이 모형이 좀 더 일반적으로 증명된다면 임상적으로 매우 중요하게 이용될 것이다. 이 모형이 근육 신장에 대한 반응으로 근육과 힘줄 길이의 성장을 예측할 수 있는지 알아보는 것은 흥미로운 일이 될 것이다.

4 임상 연구

물리치료사는 두 상황에서 아주 다른 임상적인 문제를 치료하기 근육 신장을 실시한다. 운동선수들은 흔히 운동 전과 후에 신장운동을 실시하도록 권고를 받는다. 병원과 재활환경에서, 물리치료사는 구축을 치료하기 위해 신장을 적용한다. 이후의 내용에서는 근육신장의 적용에 관한 임상연구를 제시할 것이다.

운동 전과 후의 신장

운동 전의 신장이 근육통증 억제, 손상방지, 또는 수행력 향상에 도움이 될 것으로 여겨져 왔다. 신장이 이러한 이점이 있다는 증거는 무엇인가?

Michael Gabriel과 나는 활동 전과 후에 신장이 근육통, 손상위험 또는 운동수행력에 미치는 영향에 대한 문헌을 고찰하였다(Hebert와 Gabriel 2002). 우리는 활동 전과 후에 신장이 근육통, 손상위험 또는 운동수행력에 미치는 영향에 대해 알아보기 위해 무작위로 설계된 연구를 의학적 데이터베이스(Medline, Embase, CINAHL, SPORTDiscus, 그리고 PEDro)를 통해 조사하였다.

신장이 근육통에 미치는 영향에 관한 5편의 연구를 찾았다. 3편의 연구는 운동 전과 후에 신장을 실시하였고, 2편의 연구는 운동 전에 신장을 실시하였다. 전체 신장운동 시간은 하나의 연구만 제외하고(80초) 300~600초로 다양하였다. 연구결과의 이질성이 없었기 때문에, 우리는 메타분석으로 운동 전과 후에 신장운동을 실시한 연구를 결합하였다.

그림 6-6은 개별연구의 결과뿐만 아니라 모든 연구를 결합시켜 추출된 종합 주정치pooled estimate를 보여준다. 운동 48시간 후 근육에 대해 신

장이 미치는 평균 영향에 대한 종합 추정치는 100mm 척도상에서 단지 0.3mm(95% 신뢰구간 -4.0에서 4.5mm)이었고, 음성 값이 신장운동의 유익한 효과를 나타낸다(그림 6-6). 이러한 결과는 운동 전 또는 후의 신장운동이 근육통을 억제하는데 도움이 되지 않음을 보여준다.

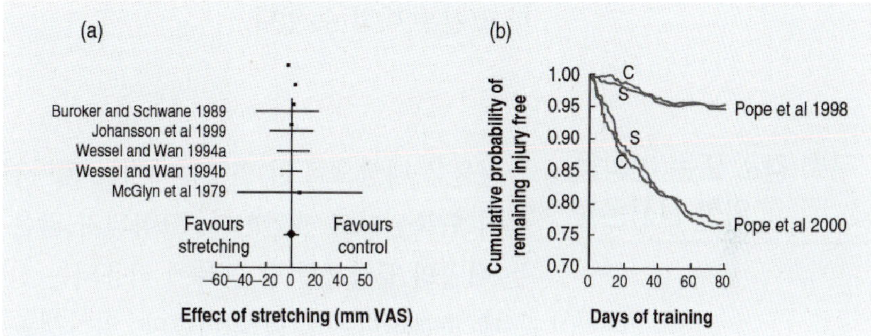

[그림 6-6]

손상위험과 근육통에 신장운동이 미치는 영향. (a) 운동 48시간 후 근육통에 신장이 미치는 효과에 대한 메타분석. 5편의 연구가 분석되었다(100mm 시각척도를 기준). 개별연구의 저자 이름은 왼쪽에 적혀있다. 신장운동 효과의 평균 추정치는 0.3mm(95% 신뢰구간 -4.0에서 4.5mm)이다. (b) 신장이 손상위험에 미치는 영향에 대한 2편의 연구에서 얻은 곡선. S와 C는 신장운동군과 대조군을 의미한다. 위험비율의 추정치는 0.9(95% 신뢰구간 0.78에서 1.16)이다.

운동 전과 후에 신장이 손상위험에 미치는 영향에 대한 무작위 연구는 2편이 있었다. 이들의 연구에는 12주간 초기 훈련을 하고 있는 군인들이 대상이었다(Pope 등 1998, 2000). 첫 번째 연구에서는 운동 전에 장딴지근육의 신장운동 지도(각 다리마다 20초간 가자미근과 장딴지근의 신장, 총 신장시간 160초)가 6가지의 하지 손상위험(아킬레스힘줄, 가쪽발목삠, 발과 정강이뼈의 스트레스 골절, 후방 또는 전방 정강이 구획증후군)에 미치는 영향을 조사하였다. 두 번째 연구에서는 운동 전에 하지에 있는 6가지의 근육에 대한 신장운동(각 근육당 20초 신장, 총 240초) 지도가 연부조직의 손상과 뼈 손상에 미치는 영향을 조사하였다. 만일 3일 이내에 증상 또는 징후 없이 자신의 임무를 수행하지 못하면 손상이 있는 것으로 판단하였다.

두 연구에서, 실험군과 대조군에 속한 대상자들은 가벼운 준비운동을 수행하였다. 두 연구 모두 비슷한 위험감소를 보였다: 위험비율hazard ratio 0.92(95% 신뢰구간 0.52~1.16)와 0.95(95% 신뢰구간 0.77~1.18). 두 연구(총 2630명)로부터 얻은 시간경과에 따른 손상 자료를 종합하였다. 신장운동군에서 181명, 대조군에서 200명이 손상을 보였다. 신장 요인에 대한 위험비율의 종합 추정치는 0.95(95% 신뢰구간 0.78~1.16)이었다. 이는 대조군보다 신장운동군에서 5% 정도 손상위험이 더 줄어들었음을 의미한다. 이것은 23년 동안의 신장운동이 한 번의 손상을 예방하는 것에 해당되는 수치다(Pope 등, 2000). 모집단으로 가정하였을 때, 이것의 효과는 아주 미미하다. 따라서 운동 전 신장운동이 손상 예방을 줄인다는 증거는 부족하다고 결론을 내릴 수 있다. 그러나 군인들을 대상으로 이 문제를 연구하였던 두 편의 연구결과는 일반화에 대한 검정이 필요하다.

운동수행력에 신장운동이 미치는 영향에 대한 무작위 연구는 단지 한 편이 있었다. 이 연구는 결론을 내리지 못한 결과를 제시하였다. 따라서 신장운동이 운동수행력에 미치는 영향을 결정할 충분한 자료가 아직 없다고 결론 내릴 수 있다.

구축 감소 또는 예방을 위한 신장운동

동물을 대상으로 한 연구들에서는 짧아진 길이로 근육을 고정할 때 근육이 단축된다고 제안한다. 고정되지 않은 근육은 단축되지 않는다. 이는 매일의 일상생활 중 근육에 적용되는 신장 정도가 근육길이를 유지하는데 충분하다는 것을 의미한다. 일상생활 중 얼마나 많은 신장이 근육에 작용하고 있으며, 적응적 단축을 예방하기 위해 얼마나 많은 근육신장이 필요한가?

Claudine Barrett과 나는 일상적인 움직임 동안 장딴지 근육에 가해지는 신장 정도를 조사하는 기술적인 연구를 실행하였다(C Barrett와 R Herbert, 미출판). 참여자 7명을 대상으로 전자각도기를 발목에 부착하고 24시간 동안 자료를 수집하였다. 발목 발바닥굽힘보다 발목등쪽굽힘 자세의 시간이 5.6~14.9시간(평균 9.6시간) 더 많았다. 이는 장딴지 근육이 일상 중 정상적으로 신장을 경험함을 의미한다. 매일 수행되는 발목 신장 정도를 확인함으로써 위험이 있는 환자에서 발생할 수 있는 발목발바닥굽힘 구축을 물리치료사들이 예방할 수 있을 것으로 생각된다. 그러나 실제 구축 위험이 있는 근육에 지속적인 신장을 적용하는 것은 힘들다. 대신에, 물리치료사들은 일상생활 중 발생하는 신장보다 적은 시간 동안 신장을 적용한다.

구축을 예방하거나 치료하는데 이러한 강하고 짧은 시간 동안 적용되는 운동프로그램이 얼마나 효과가 있을까? 단지 몇 편의 연구만이 여기에 대해 연구를 수행하였다. Ada 등(2004)은 뇌졸중 후 상지 근력약화가 있는 사람들을 어깨 위치프로그램 적용군과 대조군으로 무작위로 배치하였다. 각 주마다 5일째, 실험군의 환측 어깨를 30분간 90° 굽힘 위치와 통증을 유발하지 않는 최대 범위로 30분간 바깥돌림external rotation 위치에 놓았다. 4주 후, 어깨 위치프로그램이 어깨 굽힘가동범위에 미치는 효과는 3° 미만이었지만, 어깨 바깥돌림에 미치는 효과는 약 12°로 임상적 의미가 있었다.

요양시설 거주자를 대상으로 무릎굽힘 구축의 치료로 저강도 장시간 신장과 고강도 단시간 신장의 효과를 비교한 연구가 이루어졌다(Light 등 1984). 4주간 1일 2회 저강도 장시간 신장(견인과 함께 1시간 적용)을 적용한 경우가 단시간(3×1분) 고강도 도수신장(평균 효과 16°, 95% 신뢰구간 10~22°)을 적용한 경우보다 평균 16° 무릎 평을 더 증진시켰다. 그러나 비슷한 대상과 방법으로 연구한 다른 연구에서, 6달 동안 1일 3시간 적용한 신장운동이 2주간 수동관절운동과 도수신장운동(차이 0°, 95% 신뢰구간 3~4°; Steffen과 Mollinger 1995)을 적용한 경우와 차이가 없었다.

Lisa Harvey와 동료들은 사지마비와 하지마비를 대상으로 구축치료와 예방을 위해 지속적인 신장이 미치는 효과를 연구하였다. 두 번의 실험 중 첫 번째에서, 대상자의 왼쪽과 오른쪽 다리를 실험군과 대조군으로 무작위로 배치하였다. 한 다리는 4주 동안 매일 30분간 신장운동(무릎을 편 상태에서 발목등쪽굽힘운동)을 받았고, 다른 다리는 신장운동을 실시하지 않았다(Harvey 등 2000). 놀랍게도, 신장운동의 효과는 없었다(평균 치료효과 0°, 95% 신뢰구간 3~3°). 저자들은 대상자 중 정상 발목 관절가동범위를 보이는 사람이 있어 이러한 부정적인 결과가 도출되었다고 추측하였다. 정상 발목관절가동범위를 가진 대상자는 임상적 상황을 고려하여 신장운동이 발목구축을 예방하는지를 알아보기 위해 포함된 것이다. 그러나 구축이 있는 환자에서 의 효과가 더 크다는 증거는 없다. 두 번째 실험(Harveu 등 2003)은 넙다리뒤근의 신장운동 효과를 연구하였다. 이 실험에 포함된 대상자 기준은 넙다리뒤근의 단축이 있고 지지하지 않고 다리를 펴고 앉을 수 있는 허리 신장성을 가진 사람이었다. 대상자의 왼쪽과 오른쪽 다리를 실험군과 대조군으로 무작위로 배치하였다. 한 다리는 4주 동안 매일 30분간 넙다리뒤근에 대한 신장운동을 받았다. 신장운동으로 넙다리뒤근의 신장성은 변하지 않았다. 신장운동의 평균 효과는 2°(95% 신뢰구간 1~6°)이었다. 4주 동안 매일 30분간 실시한 신장운동은 척수손상 환자의 넙다리뒤근 신장성을 향상시키는데 효과가 없다고 결론을 내릴 수 있다.

근육에 치료적 신장을 적용하는 다른 방법은 연속적인 석고붕대를 적용하는 것이다. 이것은 늘어난 위치에서 관절에 석고붕대를 적용하는 것이다. 며칠마다 석고붕대를 제거하고 점진적으로 늘어난 위치에서 관절에 석고붕대를 다시 적용한다. Goldsink와 동료들이 실험한 것과 같은 동물 연구들은 효과적인 치료라고 보고하고 있다. 인간을 대상으로 실시한 첫 번째 무작위연구는 발목발바닥굽힘근 구축이 있는 뇌손상 환자를 대상으로 연속적인 석고붕대의 효과를 검정한 것이다(Moseley 1997). 이 연구에서 1주간 석고붕대 적용 후 발목등쪽굽힘 각이 평균 12° 증가하였다. 석고붕대의 효과는 제거 후 바로 측정되었기 때문에, 이 효과가 오래 지속되는지에 대한 것은 알 수 없다.

신경계 물리치료와 손 치료에서는, 바깥손가락굽힘근과 손목의 구축을 방지하기 위해 손에 부목splint을 적용한다. 흔히 손목은 기능적인 위치(바깥손가락굽힘은 중립의 위치에 배정)에서 부목을 착용한다. 동물 연구에 의하면 중립 위치에 고정된 근육은 여전히 적응적 단축이 발생한다(Hervert와 Balnave 1993). 그래서 왜 기능적인 위치에서 적용된 부목이 구축을 예방하는지에 대한 명확한 근거가 없다. 최근, Lannin 등(2003)은 무작위 통제 연구에서 중립 위치에서 적용된 부목이 효과적이지 않다(더 나아가 유해하다)고 하였다: 만일 구축방지가 부목의 목적이라면 구축의 위험이 있는 근육을 늘어난 길이에서 적용하는 것이 필요하다. 이것이 현재 진행되고 있는 임상연구의 초점이다.

5 요약

신장에 대한 이완된 근육의 반응은 탄성, 점성, 그리고 적응 특성에 의해 나타난다. 전체 근육의 탄성은 근육다발과 힘줄에 관련된 것이다. 몇 초, 몇 분, 또는 몇 시간 동안 지속된 신장은 스트레스 이완과 크리프 같은 점성 반응을 유발한다. 며칠, 몇 주, 또는 몇 달 동안 신장이 가해지지 않으면 구축이 발생한다. 이는 근육 또는 힘줄의 적응 현상이다.

많은 사람들이 운동 전에 근육통 감소, 손상예방, 또는 운동수행력을 높이기 위해 신장운동을 실시한다. 현재까지의 연구에 의하면 운동 전의 신장운동은 근육통을 방지한다는 증거가 없으면, 손상을 줄인다는 증거도 없다. 근육구축을 치료하거나 예방하기 위해 치료사는 흔히 신장운동을 실시한다. 일부 연구에서는 지속적인 신장이 관절운동범위에 작지만 유의미한 영향을 미친다고 밝혔으나, 다른 연구에서는 유의미한 영향을 발견하지 못했다.

참고문헌

Ada L, Goddard E, McCully J et al 2004 30 minutes of positioning reduces the development of external rotation after stroke: a randomised controlled trial. Archives of Physical Medicine and Rehabilitation (inpress).

Alexander R S, Johnson P D 1965 Muscle stretch and theories of contraction. American Journal of Physiology 208:412-416.

Banus M G, Zetlin A M 1938 The relation of isometric tension to length in skeletal muscle. Journal of Cellular and Comparative Physiology 12:403-420.

Borg T K, Caulfield J B 1980 Morphology of connective tissue in skeletal muscle. Tissue and Cell 12:197-207.

Buroker K C, Schwane J A 1989 Does postexercise static stretching alleviate delayed muscle soreness? Physician Sports Medicine 17:65-83.

Campbell K S, Lakie M 1998 A cross-bridge mechanism can explain the thixotropic short-range elastic component of relaxed frog skeletal muscle. Journal of Physiology 510:941-962.

Casella C 1950 Tensile force in total striated muscle, isolated fibre and sarcolemma. Acta Physiologica Scandinavica 21:380-401.

Claflin D R, Morgan D L, Julian F J 1990 Earliest mechanical evidence of cross-bridge activity after stimulation of single skeletal muscle fibres. Biophysical Journal 57:425-432.

Duong B, Low M, Moseley A et al 2001 Time course of stress relaxation and recovery in human ankles. Clinical Biomechanics 16:601-607.

Fields R W, Faber J J 1970 Biophysical analysis of the mechanical properties of the sarcolemma. Canadian Journal of Physiology and Pharmacology 48:394-404.

Fratzl P, Misof K, Zizak I et al 1997 Fibrillar structure and mechanical properties of collagen. Journal of Structural Biology 122:119-122.

Goldspink G, Tabary C, Tabary J C et al 1974 Effect of denervation on the adaptation of sarcomere number and muscle extensibility to the functional length of the muscle. Journal of Physiology 236:733-742.

Granzier H L M, Wang K 1993 Passive tension and stiffness of vertebrate skeletal and insect flight muscles: the contribution of weak cross-bridges and elastic filaments. Biophysical Journal 65:2141-2159.

Hanson J, Huxley H E 1955 The structural basis of contraction in striated muscle. Symposia of the Royal Society for Experimental Biology 9:228-264.

Harvey L A, Batty J, Crosbie J et al 2000 Effects of 4 weeks of daily stretching on ankle flexibility in recently injured spinal cord injured patients. Archives of Physical Medicine and Rehabilitation 81:1340-1347.

Harvey L A, Byak A J, Ostrovskaya M et al 2003 Randomised trial of the effects of four weeks of daily stretch on extensibility of hamstring muscles in people with spinal cord injuries. Australian Journal of Physiotherapy 49:176-181.

Herbert R D 1993 The prevention and treatment of stiff joints. In: Crosbie W J, McConnell J(eds) Key issues in musculoskeletal physiotherapy. Butterworth-Heinemann, London, pp 114-141.

Herbert R D, Balnave R J 1993 The effect of position of immobilisation on the resting length, resting stiffness and weight of rabbit soleus muscle. Journal of Orthopaedic Research 11:358-366.

Herbert R D, Crosbie J 1997 Rest length and compliance of non-immobilised and immobilised rabbit soleus muscle and tendon. European Journal of Applied Physiology 76:472-479.

Herbert R D, Gabriel M 2002 Effects of pre- and post-exercise stretching on muscle soreness, risk of injury and athletic performance: a systematic review. British Medical Journal 325:468-472.

Herbert R D, Gandevia S C 1995 Changes in pennation with joint angle and muscle torque: in vivo measurements in human brachialis muscle. Journal of Physiology 484:523-532.

Herbert R D, Moseley A M, Butler J E et al 2002 Change in length of relaxed muscle fascicles and tendons with knee and ankle movement in humans. Journal of Physiology 539:637-645.

Heslinga J W, Huijing P A 1992 Effects of short length immobilization of medial gastrocnemius muscle of growing young adult rats. European Journal of Morphology 30:257-273.

Heslinga J W, te Kronnie G, Huijing P A 1995 Growth and immobilization effects on sarcomeres: a comparison between gastrocnemius and soleus muscles of the adult rat. European Journal of Applied Physiology 70:49-57.

Hill A V 1950 Is relaxation an active process? Proceedings of the Royal Society (Series B) 136:420-435.

Hill A V 1952 The thermodynamics of elasticity in resting striated muscle. Proceedings of the Royal Society (Series B) 139:464-497.

Hill D K 1968 Tension due to interaction between the sliding filaments in resting muscle. The effect of stimulation. Journal of Physiology 208:725-739.

Horowits R 1992 Passive force generation and titin isoforms in mammalian skeletal muscle. Biophysical Journal 61:392-398.

Hurschler C, Loitz-Ramage B, Vanderby R 1997 A structurally based stress-stretch relationship for tendon and ligament. Journal of Biomechanical Engineering 119:392-399.

Jahnke M T, Proske U, Struppler A 1989 Measurements of muscle stiffness, the electromyogram and activity in single muscle spindles of human flexor muscles following conditioning by passive stretch or contraction. Brain Research 493:103-112.

Johansson P H, Lindstrom L, Sundelin G et al 1999 The effects of pre-exercise stretching on muscular soreness, tenderness and force loss following heavy eccentric exercise. Scandinavian Journal of Medical Science in Sports. 9:219-225.

Kastelic J, Palley I, Baer E 1980 A structural mechanical model for tendon crimping. Journal of Biomechanics 13:887-893.

Kellermayer M S Z, Smith S B, Granzier H L et al 1997 Folding-unfolding transitions in single titin molecules characterised with laser tweezers. Science 276:1112-1116.

Lannin N, McCluskey A, Herbert R D et al 2003 Hand splinting in the functional position after brain impairment: a randomized controlled trial. Archives of Physical Medicine and Rehabilitation 84:297-302.

Liao H, Belkoff S M 1999 A failure model for ligaments. Journal of Biomechanics 32:183-188.

Lieber R L, Jacobson M D, Fazeli B M et al 1992 Architecture of selected muscles of the arm and forearm: anatomy and implications for tendon transfer. Journal of Hand Surgery (American volume) 17:787-798.

Light K E, Nuzik S, Personius W et al 1984 Low-load prolonged stretch vs high-load brief stretch in treating knee contractures. Physical Therapy 64:330-333.

Linke W A, Ivemayer M, Olivieri N et al 1996 Towards a molecular understanding of the elasticity of titin. Journal of Molecular Biology 261:62-71.

Loeb G E, Richmond F J R 1994 Architectural features of multiarticular muscles. Human Movement Sciences 13:545-556.

McCarter R J M, Nabarro F R N, Wyndham C H 1971 Reversibility of the passive length-tension relation in mammalian skeletal muscle. Archives Internationales Physiologie Biochimie 79:469-479.

McGlynn G H, Laughlin N T, Rowe V 1979 Effect of electromyographic feedback and static stretching on artificially induced muscle soreness. American Journal of Physical Medicine 58:139-148.

McLachlan E M, Chua M 1983 Rapid adjustment of sarcomere length in tenotomized muscle depends on an intact innervation. Neuroscience Letters 35:127-133.

Maes M, Vanhuyse V J, Decraemer W F et al 1989 A thermodynamically consistent constitutive equation for the elastic force-length relation of soft biological materials. Journal of Biomechanics 22:1203-1208.

Magid A, Law D J 1985 Myofibrils bear most of the resting tension in frog skeletal muscle. Science 230:1280-1282.

Maruyama K, Matsubara S, Natori R et al 1977 Connectin, an elasticprotein, of muscle: characterization and function. Journal of Biochemistry 82:317-337.

Moseley A M 1997 The effect of casting combined with stretching on passive ankle dorsiflexion in adults with traumatic head injuries. Physical Therapy 77:240-247.

Podolsky R J 1964 The maximum sarcomere length for contraction of isolated myofibrils. Journal of Physiology 170:110-123.

Pollock C M, Shadwick R E 1994 Allometry of muscle, tendon, and elastic energy storage capacity in mammals. American Journal of Physiology 266:R1022-1031.

Pope R, Herbert R D, Kirwan J 1998 Effects of flexibility and stretching on risk of injury in army recruits. Australian Journal of Physiotherapy 44:165-177.

Pope R, Herbert R D, Kirwan J2000 Effects of pre-exercise stretching on risk of injury in army recruits: a randomized trial. Medicine and Science in Sports and Exercise 32:271-277.

Proske U, Morgan D L 1999 Do cross-bridges contribute to the tension during stretch of passive muscle? Journal of Muscle Research and Cell Motility 20:433-442.

Proske U, Morgan D L, Gregory J E 1993 Thixotropy in skeletal muscle and in muscle spindles: a review. Progress in Neurobiology 41:705-721.

Purslow P P 1989 Strain-induced reorientation of an intramuscular connective tissue network: implications for passive muscle elasticity. Journal of Biomechanics 22:21-31.

Ramsey R W, Street S F 1940 The isometric length-tension diagram of isolated skeletal muscle fibres of the frog. Journal of Cellular and Comparative Physiology 15:11-34.

Rapaport S I 1972 Mechanical properties of the sarcolemma and myoplasm in frog muscle as a function of sarcomere length. Journal of General Physiology 59:559-585.

Rapaport S I 1973 The anisotropic elastic properties of the frog semitendinosus muscle fiber. Biophysical Journal 13:14-36.

Refshauge K M, Taylor J L, McCloskey D I et al 1998 Movement detection at the human big toe. Journal of Physiology 513:307-314.

Rief M, Gautel M, Oesterhelt F et al 1997 Reversible unfolding of individual titin immunoglobulin domains by AFM. Science 276:1109-1112.

Rowe R W D 1981 Morphology of perimysial and endomysial connective tissue in skeletal muscle. Tissue and Cell 13:681-690.

Rowe R W D 1985a The structure of rat tail tendon. Connective Tissue Research 14:9-20.

Rowe R W D 1985b The structure of rat tail tendon fascicles. Connective Tissue Research 14:21-30.

Steffen T M, Mollinger L A 1995 Low-load, prolonged stretch in the treatment of knee flexion contractures in nursing home residents. Physical Therapy 75:886-897.

Stolinski C 1995 Disposition of collagen fibrils in human tendons. Journal of Anatomy 186:577-583.

Street S F 1983 Lateral transmission of tension in frog myofibers: a myofibrillar network and transverse cytoskeletal connections are possible transmitters. Journal of Cell Physiology 114:346-364.

Stromberg D D, Wiederhielm C A 1969 Viscoelastic description of a collagenous tissue in simple elongation. Journal of Applied Physiology 26:857-862.

Tabary J C, Tabary C, Tardieu C et al 1972 Physiological and structural changes in the cat's soleus muscle due to immobilization at differentlengthsby plastercasts. Journal of Physiology 224:231-244.

Tardieu C, Tabary J C, Tabary C et al 1977 Comparison of the sarcomere number adaptation in young and adult animals. Influence of tendon adaptation. Journale de Physiologie 73:1045-1055.

Tskhovrebova L, Trinick J, Sleep J A et al 1997 Elasticity and unfolding of single molecules of the giant muscle protein titin. Nature 387:308-312.

Wang K 1984 Cytoskeletal matrix in striated muscle: the role of titin, nebulin and intermediate filaments.

In: Pollock G H, Sugi H (eds) Contractile mechanisms in muscle. Plenum, New York, pp 285-305.

Wang K, McCarter R, Wright J et al 1991 Regulation of skeletal muscle stiffness and elasticity by titin isoforms: a test of the segmental extension model of resting tension. Proceedings of the National Academy of Sciences of the USA 88, 7101-7105.

Wei J Y, Simon J, Randic M et al 1986 Joint angle signaling by muscle spindle receptors. Brain Research 370:108-118.

Wessel J, Wan A 1994 Effect of stretching on the intensity of delayed onset muscle soreness. Clinical Journal of Sports Medicine. 4:83-87.

Williams P E, Goldspink G 1978 Changes in sarcomere length and physiological properties in immobilised muscle. Journal of Anatomy 127:459-468.

Witzmann F A, Kim D H, Fitts R H 1982 Hindlimb immobilisation: length-tension and contractile properties of skeletal muscle. Journal of Applied Physiology 53:335-345.

Wren T A 2003 A computational model for the adaptation of muscle and tendon length to average muscle length and minimum tendon strain. Journal of Biomechanics 36:1117-1124.

Yamaguchi G T, Sawa A G-U, Moran M J et al 1990A survey of human musculotendon actuator parameters. In: Winters JM, Woo S L-Y (eds) Multiple muscle systems: biomechanics and movement organisation. Springer-Verlag, New York, pp 717-773.

Zajac F E 1989 Muscle and tendon: properties, models, scaling, and application to biomechanics and motor control. Critical Reviews in Biomedical Engineering 17:359-411.

제7장

뇌졸중 후 심혈관계 적합성

CARDIORESPIRATORY FITNESS AFTER STROKE

학습목표

1. 심혈관계 적합성을 감소시키는 요인들
2. 뇌졸중 후 심혈관계 적합성의 수준
3. 심혈관계 적합성 훈련의 의의
4. 심혈관계 운동 처방과 계획
5. 운동을 통한 심혈관계 훈련을 위한 앞으로의 방향
6. 결론
7. 감사의 글

역사적으로, 심호흡계 적합성(유산소 적합성 등)의 결손은 물리치료사가 전적으로 맡아서 치료하는 장애로 인식하지 않거나 뇌졸중으로부터 회복하는 환자들을 위한 기능적인 재활에서 그다지 중요하다고 생각하지 않았다. 물리치료의 신경발달적인 범례는 뇌졸중 후 주요 결과가 강직이고 손상된 균형이라고 여겼다(Gordon 1987). 근육에 부하를 가하는 것이 소위 더 큰 강직을 유발한다고 믿었기 때문에 점진적인 저항운동이나 심호흡계 훈련을 사용하여 약한 근육을 강화시키는 것은 부진하였다. 따라서, 심호흡계 적합성이 뇌졸중 재활에서 하나의 중요한 요소로 여기지 않는 것은 그다지 놀라운 일이 아니다. 환자들 스스로도 노력하지 않기 때문에 심호흡계의 증진된 적합성을 위한 논의는 없었다.

1980년대에, Carr와 Shepherd는 물리치료사들이 직업에 관계된 전통적인 분야 외의 과학적 학문을 연구하기를 원했고, 그들은 본래가 여러 전문분야 협력인 최고의 실기best-practice 모델을 추진했다. 특히, 운동 과학 범례를 위한 이론적인 기초로 세워진 한 개 분야가 운동 조절이고(Carr와

Shepherd 1982), 운동 학습의 과학적 학문 내에서 영속하는 원리 중의 하나는 실기의 중요성이다. 처음엔 환자들이 물리치료 과정 중에 연습할 것이고 또한 독립적으로 연습할 것이라고 예상했다. 그러나 환자들이 하지 근육을 포함하는 반복적인 큰 운동 활동을 연습하기 위해서는 적당한 심호흡계의 적합성이 필요했다. 그러므로 뇌졸중 재활에 대한 최근의 교과서(Carr와 Shepherd 1998, 2003)는 뇌졸중 환자들을 위한 하나의 재활 구성요소로서 훈련을 위해 적절한 수준의 심호흡계 적합성의 중요성을 강조한다.

1 심혈관계 적합성을 감소시키는 요인들

뇌졸중 후 심호흡계 적합성의 손상은 아마도 병리학적·생리학적 그리고 환경적인 요인이 결합되어 나타나게 될 것이다. 더구나 이 요인들은 대개 상호작용하고 한 가지를 변화시키면 물리치료사는 한 가지 변화에 따른 다른 요인의 결과를 이끌어낼 것이다.

뇌졸중 후 운동 수행능력은 아마도 심호흡계 질환과 동반이환되어 손상될 것이다. 역학적인 고찰에서, Roth(1993)는 뇌졸중 환자의 75% 이상이 임상적이거나 무증상적인 관상동맥질환을 가질 것이라고 제안했다. 한 연구에서, 일과성 허혈발작transient ischaemic attack이나 뇌졸중이 있는 200명 중 40%가 진행 중이거나 심한 관상동맥질환을 보였고, 46%는 경하거나 중등도의 관상동맥질환을 가진 것으로 나타났다(Hertzer 등 1985). 다른 보고(Potempa 등 1996, Roth 1993)에서는 뇌졸중이나 일과성허혈발작이 있는 사람들 중 28~70%가 관상동맥질환의 병력없이 심근 관류myocardial perfusion 결손을 보였다.

이러한 동반된 심혈관 질환은 거의 10%에 가깝게 또는 10년 단위로 더 증가되는 나이와 관계된 소모성 질환으로 생각할 수 있다(Bouchard 등 1990). 더구나, 뇌졸중으로 근력 상실과 협응 저하를 포함하는 생리학적 요인(Burke 1988)은 동원 가능한 많은 운동단위의 감소(Jakobsson 등 1992, Ragnarssosn 1988), 마비성 근조직에서의 산화성 대사oxidative metabolism 능력의 감소(Landin 등 1977)와 수행 중인 운동에 전도력이 없는 무딘blunted 심혈관계 반응을 초래한다. 따라서, 급성 뇌졸중에서 장애의 주 원인이 신경근육성인 경우, 적합성 상태는 심호흡계 장애와 빈번히 발생하는 동반 이환성 관상동맥질환을 포함한다.

마지막으로, 심호흡계 적합성의 장애에 관여하는 환경적인 요인은 뇌졸중 후 겪는 침상 휴식과 신체적인 비활동을 포함한다. 두 개의 오스트레일리아 연구는 뇌졸중을 가진 사람들이 신체적 활동에서 적은 시간을 보낸다는 것과 관계하여 비슷한 결과를 보고했다(Esmonde 등 1997, Mackey 등 1996). 환자들은 잠재적으로 그들의 회복에 영향을 주는 하루의 활동에 20% 이하를 보냈다(Mackey 등 1996). 그 중 4%(28분)는 손상된 상지와 하지에 특별한 운동을 수행하는데 보냈고, 나머지 16%는 걷기, 앉아서 일어서기, 균형 잡고 앉고 서기, 그리고 손상된 상지 사용과 같은 과제를 수행하는데 보냈다(Mackey 등 1996). 더구나, 물리치료 그리고/또는 작업치료 동안 수행하는 운동 활동으로 어떠한 심호흡계 훈련 효과를 얻는 데는 충분하지 않을 것으로 여겨진다(Mackay-Lyons와 Makrides 2002b).

2 뇌졸중 후 심혈관계 적합성의 수준

뇌졸중 후 아급성기

우리 연구소에서 실행한 최근 연구에서(Kelly 등 2003), 뇌졸중으로 경도에서 중등도로 영향을 입은 사람들의 심호흡계 적합성을 평가하였을 때 초기 입원 기간 7주 이내에 현저하게 감소한다는 것을 보였다. 미국 스포츠 의과대학의 지침서American college of Sports Medicine guidelines에 기초한 평가 표준과 검사 방법을 사용하여(Franklin 2000), 24~84세의 17명은 그들의 최고 심호흡계 적합성을 알아내기 위해 고정 자전거를 사용하여 점진적인 최대 노력 검사와 다단계 최대하 평가를 받았다. 증상이 나타나지 않는 최대 운동 수행으로부터 산출한 유산소 적합성과, 최대하 검사로부터 예견된 최대 산소 섭취$V_{O_{2peak}}$는 둘 다 현저하게 무딘 운동 반응을 보였다(그림 7-1). 증상이 나타나지 않는 검사로부터의 중간 최대 산소 소모는 14.0mL/kg/min[사분위 범위interquartile range, IQR 11.8~18.3mL/kg/min]였고 이것은 나이에 맞는 대상자들에서 산출한 최대 산소 섭취의 47%에 해당하는 것이다. 미지의 사실을 기지의 사실로부터 추정하기 위해 최대하 운동 자료로 연령에 따라 예견된 최대 심박동률에 대한 유산소 적합성을 사용했을 때 그들에서 예견된 중간 최대 산소 섭취는 기대값의 79%(IQR

62~90%)로 더 높았다.

직접적인 측정과 예견된 심호흡계 적합성 사이의 이러한 불일치는 급성 뇌졸중에서의 근육 마비성의 치명적인 효과와 실제 최대 운동 반응을 달성하는데 심호흡계 상태의 악화를 분명하게 한다. 당연하게, 젊은 대상자들은 나이든 대상자들과 비교하여 증상이 나타나지 않는 최대 산소 섭취와 심박동률에 대해 예견된 최대 산소 섭취 둘 다에서 더 높은 적합성 수준을 얻었다. 그러나 이것을 나이와 성별이 같은 표준값에 비교하면 그들의 유산소 적합성은 나이든 대상자들보다 더 낫거나 못하지도 않았다.

뇌졸중 후 아급성기의 심호흡계 적합성은 또한 트레드밀에서 걷는 동안 평가되었다(Mackay-Lyons와 Makrides 2001). 뇌졸중 후 처음 1개월 내에 대상자들(29명)은 15%의 신체 지지와 함께 트레드밀의 속도와 경사도를 증가시키는 스트레스 검사 프로토콜을 실행했다. 심호흡계 적합성의 측정 결과증상이 나타나지 않는 최대 산소 섭취가 14.4±5.1mL/kg/min, 최고 심박동률이 123±18.9beats/min로 일정하게 낮았다. 연구자들은 대상자의 심호흡계 적합성이 단지 나이와 성별에 관계하여 늘 앉아 있는 건강한 성인들에서의 표준값의 60%였다고 했다**(그림 7-1)**. 흥미롭게도 이 연구에서의 대상자들은 Kelly 등(2003)이 조사한 뇌졸중 대상자들에서의 연령과 시간이 비슷했고 트레드밀 걷기 동안의 최대 산소 섭취량이 고정 자전거를 사용하여 얻어진 값과 비슷했다. 이것은 특별한 과제(트레드밀 걷기 등)와 특별하지 않은 과제(앉아서 하는 자전거 타기 등) 방법 모두가 아급성 환자들에서 심호흡계 적합성 수준을 평가하는데 적합하다는 것은 의미한다.

[그림 7-1]

뇌졸중 후 초기의 최대 심호흡계 적합성. 최대 산소 섭취Vo_{2peak}는 표준 자료로부터 건강한 대상자들이 앉아있을 때의 나이와 성별에 따른 비율을 표현한 것이다. 왼쪽의 것은 증상이 나타나지 않는 최대 운동 검사에 기초한 Vo_{2peak}이다(▭): 오른쪽의 것은 최대하 운동 검사로부터 예견된 Vo_{2peak}를 설명한다(■). 최대 심호흡계 적합성은 증상이 나타나지 않는 운동 검사를 사용한 두 연구 사이에 현저한 차이가 없었다. 자료는 평균±표준편차이다.

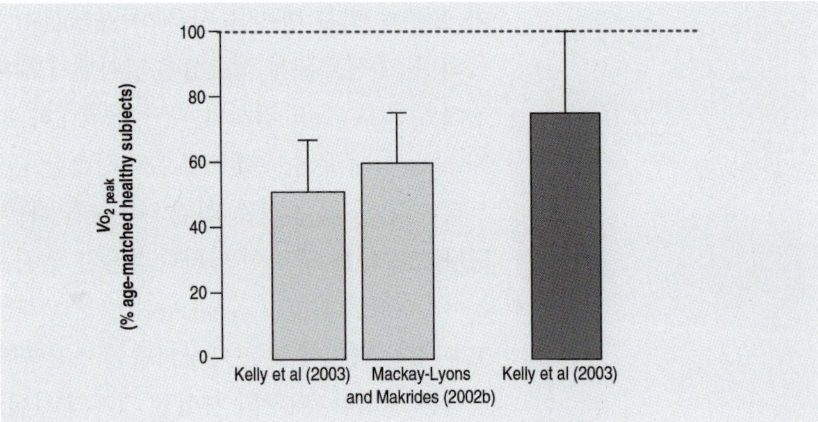

뇌졸중 후 만성기

심호흡계 적합성은 초기 뇌졸중 후 몇 개월과 몇 년 동안 계속해서 감소된다(Bachynski-Cole과 Cumming 1985, Macko 등 1997a, Potempa 등 1995, 1996). 뇌졸중을 가진 사람들의 낮은 심호흡계 적합성은 남아있는 편마비, 저조한 신경근 동원과 얕은^{atteneated} 최고 운동 심박동률 때문인 것으로 추정된다(Bachynski-Cole과 Cumming 1985, King 등 1989, Monga 등 1988, Potempa 등 1995, 1996). 예를 들어, 최대 노력 동안 만성 뇌졸중 환지들은 13~21mL/kg/min의 최대 산소 섭취를 보였고(Bachynski-Cole과 Cumming 1985, Bjuro 등 1975, Fujitani 등 1999, Potempa 등 1995), 이것은 대개 같은 나이의 건강한 사람들에서 얻어진 값의 50% 이하이다(Potempa 등 1995). 비록 이러한 환자들의 운동 1회 박출량 또한 질병 후 신체적인 상태 악화 때문에 나빠졌을지라도 이렇게 낮은 최대 산소 섭취값은 감소된 최대 심박동률(100~130beats/min에서) 때문(Bachynski-Cole과 Cumming 1985, King 등 1989, Monga 등 1988)인 것으로 생각된다. 특히, 최대 노력 동안 낮은 심박동률은 편마비 결과와 근육 상태의 악화 외에, 운동 동안 다리 근육으로의 산소 이동이 감소되었음을 의미한다. 얕은 최대 운동 심박동률은 심박출량을 떨어뜨리고 활성 중인 근육으로의 혈류량을 감소시켜 저조한 신경근 동원을 유발한다.

흥미롭게도, 몇몇 연구자들(Bjuro 등 1975, Potempa 등 1995)은 나이에 따라 예견된 최대 심박동률의 85%를 달성하는 환자 비율은 건강한 대상자들과 차이가 없다는 것을 제안했다 – 이 대상자들의 중요한 한 가지 특징은 환자들이 적어도 6개월의 회복기간이 있었다는 것이다. 비슷한 연령대의 건강한 사람들의 최대 심박동률은 155~175beats/min(65세; Franklin 2000)이기 때문에 급성 뇌졸중 후의 감소된 최대 심박동률은 신경근 손상에 따른 이차적인 낮은 운동수행으로 볼 수 있다.

뇌졸중 후 최대하 운동 동안 감소된 심혈관계 적합성은 자전거의 감소된 힘출력(36~50W; Bachynski-Cole과 Cumming 1985, Moldover 등 1984)이나 느린 트레드밀 걷기 속도(0.65±0.27m/s; Macko 등 1997b)에서도 낮은 운동 지구력으로 나타난다. 어떠한 일정상태^{steady-state}에서 힘출력, 심박동률, 산소 섭취 및 혈압은 같은 나이의 건강한 사람들과 차이가 없다(Bachynski-Cole과 Cumming 1985, Monga 등 1988, Potempa 등 1996). 그러나, 근 형태학과 근조직학에서의 부정적인 결과(Potempa 등 1996)와 관계된 운동 장해는 수행할 수 있는 운동의 질과 양을 심하게 제한한다. 따라서, 뇌졸중 후 기능적인 장애는 최대하와 최대 운동 수행에 영향을 미친다. 남아있는 신경학적 결손으로 장기간의 편부전마비는 동원 가능한 운동단위 수를 감소시키고(Jakobsson 등 1992, Ragnarsson 1988) 질병 후 만성적이게 될 때 대부분 비활동적인 행위와 신체적인 상태 악화로 동원 양상이 바뀌게 될 것이다. 감소된 최대하 또는 최대 운동 심박동률과 낮은 1회 심박출량은 둘 다 모두 얕은 심박출량을 유도하여 활동하는 다리 근육으로의 산소 전달에 더욱더 악영향을 주게 된다. 만성 뇌졸중에서 운동 동안 이러한 신경학적, 신경근적, 그리고 심혈관적인 요인들의 상호작용은 중추성 또는 말초성 요인으로 유산소 운동 수행 증대를 제한하는지의 의문을 제기한다.

3 심혈관계 적합성 훈련의 의의

향상된 유산소 적합성과 심혈관계 예비

심혈관계 질환의 증상을 치료하는데 있어서 운동 조절의 가치는 특히 관상동맥성 심장 질환에서 잘 알려져 있다(Halar 1999, Potempa 등 1996, Rimmer와 Nicola 2002). 뇌졸중 후 적절한 운동 훈련은 유산소 적합성을 증진시킬 것이고 중복이환된 심혈관계 질환과 연관된 증상을 개선시킬 것이다. 그러나, 운동 훈련으로 적합성을 증대하는 가장 큰 이유는 환자에 수여된 더욱더 큰 "심호흡계 적합성의 예비"이다. 유산소 적합성을 증대함으로써, 환자들이 그들의 낮은 최대 산소 섭취에서 신체적 과제를 수행할 수 있기 때문에 운동 조절은 최대 노력에 대한 지구력을 향상시킨다. 더욱더 큰 심호흡계의 예비는 또한 만일 주어진 과제가 기대 이상으로 많은 에너지가 필요한 것이라면 그 필요성에 대해 자신의 신체적 노력을 증가시키기 위한 능력을 수반한다.

Potempa와 그의 동료들(1995)은 경도에서 중등도의 편부전마비 환자들에서 감독된 유산소 훈련 프로그램 10주 후, 13% 정도 그들의 최대 산소 섭취가 증가되었음을 관찰했다. 그러나, 연구자들은 환자들 사이에서 최대 산소 섭취의 증가가 일정하지 않았다고 하였다. 최대 산소 섭취에서 0~37%의 뚜렷한 증가가 있었지만, 모든 환자가 고정 자전거에서 운동 지구력 시간과 최대 출력이 증가되었다.

심호흡계 훈련 두 가지는 최대하 운동의 에너지 소비를 낮추고 환자의 최대산소섭취를 증가시킨다 – 이들 두 가지는 심호흡계 적합성의 예비를 더 높게 하는데 기여한다. Macko 등(1997a, 2001)은 만성 뇌졸중 환자들에서 트레드밀 걷기의 유산소 훈련이 에너지 소비를 감소시킨다는 것을 증명하였다. 대상자들(23명)은 심박동률의 40~60%에서 낮은 강도의 트레드밀 운동을 6개월 동안 하였다. 심하게 상태가 악화된 사람들을 위해 초기에 간격을 둔 훈련을 하였고 점차적으로 적합성이 증진됨에 따라 운동 시간은 늘리고 휴식 시간은 짧게 하였다. 3개월 후 환자들은 최대 산소 섭취가 15.4mL/kg/min에서 17.0mL/kg/min(거의 10%)로 향상되었고 그들의 최대 심호흡계 적합성보다 20% 낮은 수준에서 일반적인 트레드밀 과제를 수행할 수 있었다.

몇몇 연구에 따르면, 유산소 훈련에 따른 일반 결과는 최대하 출력에서 감소된 정류상태의 심박동률(Brinkmann과 Hoskins 1979, Wolman과 Cornall 1994), 수축기 혈압(Potempa 등 1995), 박동률-압력 생성(Fletcher 등 1994)과 운동 회복시간(Wolman과 Cornall 1994)이다. 휴식 시 심호흡계 변화는 운동 조절 후 증가된 좌심실 분출량과 향상된 단축 시간fractional shortening의 낮은 휴식 시 심박동률을 증명하는 단일 연구를 제외하고는 확실하지 않다(Fletcher 등 1994). 이전에 휴식 시 또는 최대하 운동 동안 다른 심호흡계 변수나 수행 변수(심박출량, 1회 박출량, 정류상태의 산소섭취 또는 역학적 효율성)의 가능한 변화를 데이터화한 임상적 연구 또는 조사 연구는 없었다.

최근 우리의 연구실에서 시험적으로 시행한 연구에서, 만성 뇌졸중을 가진 9명(57±5세)은 무작위로 가정에 기초한 운동으로 30회 이상의 유산소자전거 타기 훈련(5명)과 과제 특이적 저항 훈련(4명)을 하였다(Davis 등 2003). 훈련 후 유산소훈련을 받은 대상자들은 최대 산소섭취가 13.7mL/kg/min에서 16.6mL/kg/min로 21% 증가하였다**(그림 7-2)**. 반대로 근력증가 훈련을 받은 대상자들은 유산소 적합성에 변화가 없었다. 6분 걷기에서 유산소 대상자들의 평균 산소 섭취가 훈련 전에는 심호흡계 적합성 예비의 42%, 훈련 후에는 대상자들의 적합성 예비의 36%를 보여 대상자들의 상대적인 스트레스가 16% 현저히 떨어졌다. 반대로 근력강화 훈련 대상자들의 심호흡계 예비는 6분 걷기 동안 변화가 없었다. 이러한 자료는 일상생활동작의 상대적인 스트레스 감소뿐만 아니라 힘든 과제 동안 심호흡계 적합성의 예비를 향상시키는데 증가된 유산소 적합성의 명백한 이점을 증거한다.

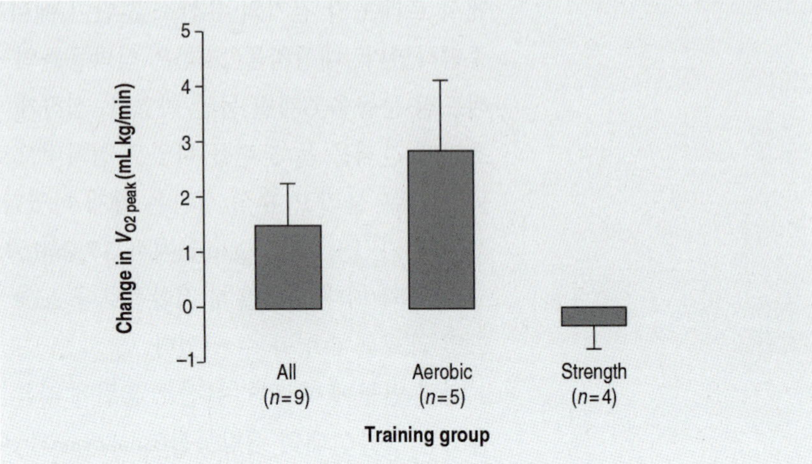

[그림 7-2]
10주 동안의 훈련에 따른 심호흡계 적합성 변화. 대상자들(9명)은 10주 동안 유산소 적합성을 증진하기 위해 자전거 타기 운동을 하였고 다리의 근력을 증가시키기 위해 box-stepping 운동을 하였다. 유산소 훈련 대상자들만이 Vo_{2peak}가 현저히 향상되었다($P < 0.05$). 자료는 평균±표준편차이다.

향상된 보행 능력

재활 과정 내에, 물리치료 중재는 보행, 계단 오르기 같은 일상의 기능적인 과제를 수행하는 능력을 최대화하기 위해 시행한다. 정말, 다양한 연구에서 뇌졸중으로 인한 많은 사람들이 물리치료를 퇴원하는 시점에서 보행 능력을 회복한다는 것을 입증했다(Mean과 Mackey 1992, Kill 등 1997). 그러나 걷는 것은 뇌졸중 전보다 더 많은 에너지가 소비된다(Olney 등 1986, Zamparo 등 1995).

뇌졸중 후, 보행 기술과 효율성은 지역사회 환경 내에서 보행을 하기에 불충분할 것이다. 성공적인 지역사회 보행을 위한 최소한의 기준은 0.8m/s 이상의 보행 속도, 편평하지 않은 지형과 커브를 지나가기 위한 능력 및 500m나 그 이상의 보행 지구력을 포함한다(Hill 등 1997). 이러한 기준은 1.2m/s 이상의 속도로 걷는 건강한 연장자들(60~89세)의 능력보다 낮다(Waters 등 1988). 최근 오스트레일리아 병원에 있는 물리치료에서 퇴원한 환자 109명에 대한 고찰에서 단지 7%만 최소한의 수준을 달성했다(H ill 등 1997). 많은 환자가 달성하지 못하는 기준이 보행 지구력이었다.

재활에서 퇴원한 후 보행 지구력이 계속해서 문제가 되는 증거는 두 연구에서 증명된다. 먼저 뇌졸중 1년 후의 지역사회 거주자들에서 부족한 보행지구력이 가장 두드러진 기능적 결손이었고, 이것은 이들이 지역사회에 복귀하는 것과 관계가 깊은 것으로 평가되었다(Mayo 등 1999). 보행 같은 과제를 수행하는데 필요한 에너지 소비와 심호흡계 스트레스는 환자들이 무사히 지역사회에서 생활하는 것을 제한할 것이다. 다음으로 퇴원 당시 사람의 도움 없이 걸을 수 있었던 71명 가운데, 2년 동안의 연구에서 단지 11명(8%)만 이 집 밖에서 걸을 수 있었다(Wade 등 1985).

심호흡계 적합성은 뇌졸중 후 걸을 수 있는 능력과 그들이 걸을 수 있는 거리에 중점을 두어 다룰 수 있다. Macko 등(2001)은 유산소 훈련 6개월 후, 트레드밀 보행(표준 과제 동안 낮은 최대 산소 소모의)이 16% 정도 증가되었고 보행할 수 있는 능력은 39% 정도 높아진 것으로 추정하였다. 불행하게도, 연구자들은 대상자가 선택한 보행 평가와 보행 지구력을 평가하지 못했기 때문에 지면 위에서 걸을 때의 이로운 변화를 증명하지는 못했다.

트레드밀 훈련만이 보행 지구력과 능력을 향상시킬 수 있는 것은 아니다. 단일 사례인 우리의 시험적인 연구에서(Davis 등 2003), 5명의 만성 뇌졸중 대상자들은 각 가정에서 1회 30분, 1주일에 3회, 8~10주 동안 등속성 자전거 타기 훈련을 하였다. 대상자들은 처음 4주 동안 자신들의 최대 산소 섭취 50%에 해당하는 심박동률에서 훈련하였고, 그런 다음 4~6주 동안은 최대 산소 섭취의 70~75% 강도(또는 대상자들이 달성 가능한 부하)로 운동을 수행하였다. 간격 훈련은 처방된 강도로 계속해서 운동을 할 수 없는 대상자들에게 처음 2주 동안 적용하였지만 훈련 계획 끝쯤에서 모든 대상자들이 지속적인 운동 방법으로 훈련받았다. 대상자들의 보행 지구력은 기준 기간, 훈련 동안 매주, 훈련 완성 2주 내에, 그리고 프로그램 후 3개월에 6분 걷기를 이용하여 평가하였다. 그림 7-3에서와 같이 모든 대상자가 6분 걷기에서 평균 245±44m에서 276±62m로 13% 정도 보행 거리가 증가되었다. 통계적으로 유의하게 향상된 것은 아니 지만 대상자가 선택한 속도는 18% 정도, 최대 보행 속도는 17% 정도 증가되었다.

이 시험적인 연구는 이 연구가 보행 지구력에 대해 유산소성 자전거 타기로부터 다소 교차-전이적인 훈련효과(교차-훈련의)가 있다는 것을 제안했기 때문에 관심거리였다. 이 연구에서 환자들이 각 가정에서 과제-특이성 근력강화 훈련(점차적인 높이 증가와 걷기 반복)을 받았을 때는 현저한 보행지구력 향상을 보이지 않았다.

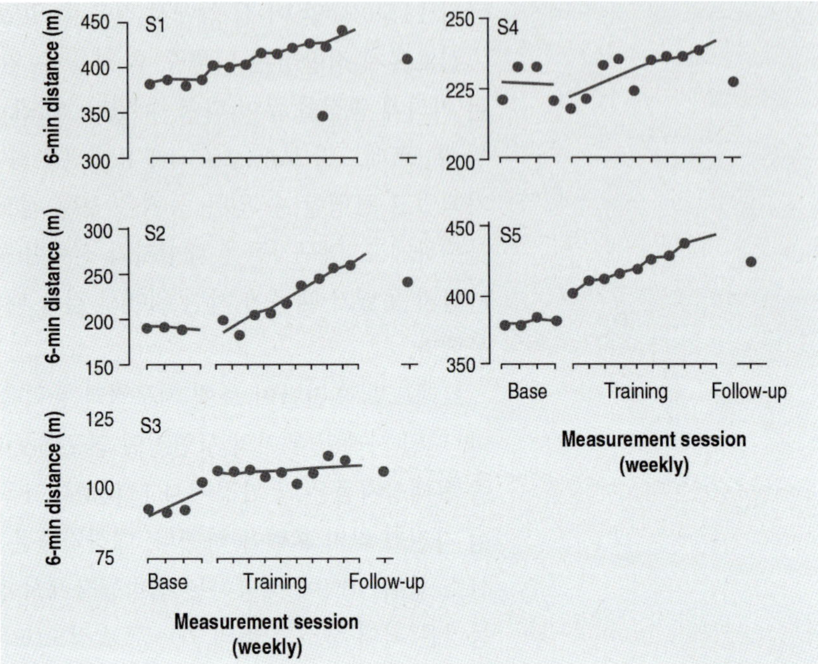

[그림 7-3]

10주 동안 1주일에 3회 심호흡계 훈련을 수행한 5명의 대상자들에서 6분 동안 보행한 거리의 시간에 따른 변화. 6분 보행 검사는 시작할 때와 훈련 기간 동안 매주 시행하였다. 6분 동안 보행한 거리는 시작단계 동안 유의하게 변화되지 않았지만, 훈련 동안 현저하게 증가하였고 훈련 후 3개월 후에도 유지되었다.

몇몇 연구는 유산소 구성요소를 포함하는 운동 프로그램의 결과로서 보행 능력 변화를 조사하였다. 이 연구들은 유산소 훈련을 하지의 저항 훈련과 결합하였다(Duncan 등 2003, Teixeira-Salmela 등 2001). Teixeira-Salmela와 그의 동료들은 만성 뇌졸중 대상자들에서 10주 운동 프로그램 후 보행 특징을 평가하였다. 각 운동 기간에 신장과 유연성 체조로 된 준비 운동을 5~10분 수행하고 최대 심박동률의 70%에 상응하는 강도에서 유산소 운동을 수행하고 점진적인 저항 훈련과 5~10분 동안 정리운동을 하였다. 유산소 운동은 단계적인 걷기와 짧은 보폭 걷기나 자전거 타기를 결합하여 초기에는 최대 심박동률의 50%에서 수행하고, 점차적으로 최대 심박동률의 70%에서 수행하여 초기에는 10분 동안 하고 점차로 20분까지 수행하였다. 10주 훈련 후, 만성 뇌졸중 대상자들은 시간적-공간적 및 운동학적인 보행 특징에서의 향상과 함께 37%(0.60±0.39~0.76±0.37m/s) 정도 더 빨리 걸었다. 보행 속도에서의 향상은 엉덩관절굽힘/폄근과 발목 바닥 쪽 굽힘근에 의한 실제적인 활동과 높은 수준의 다리 근력과 함께 향상되었다.

지구력뿐만 아니라 유연성, 근력, 균형 및 상지 기능을 목표로 하는 90분 과정으로 된 가정에서의 운동 프로그램 또한 향상된 보행 수행을 가능하게 한다(Duncan 등 2003). 대상자들은 운동군과 대조군에 무작위로 배치하였다. 운동군 대상자들은 심호흡계 적합성과 보행 속도 및 거리에서 대조군보다 현저하게 향상되었다.

좀 더 넓은 관점에서 Potempa 등(1995)은 재활 동안 심호흡계 적합성에서의 상대적인 향상과 감각운동 기능에서의 전반적인 향상 사이의 주의 깊은 긍정적인 관계를 설명하였다. 그들은 최대 산소 섭취의 증가가 장애 지수(Disability Index, Fugl-Meyer 1980)와 상관관계가 있을 때, 심호흡계 적합성을 증가시킬 정도의 강도에서 운동할 수 있는 대상자들에서 훈련이 기능적으로 이점이 있다고 하였다.

종합적으로, 뇌졸중 후 보통 보행 수행이 손상된다. 단일 운동 또는 여러 가지 종류의 운동 프로그램으로 수행하는 심호흡계 적합성 훈련은 더 먼 거리와 더 빠른 보행 속도의 더 큰 효율성과 함께 보행 능력 향상을 이끈다.

심리적인 향상

우울증은 뇌졸중 후 환자들에게서 많이 발생하며 다른 심리적 문제와는 달리 손상 위치 때문인 것 같지 않다(Carota 등 2002). 우울증의 진단 기준과 관계되는 증상들은 불면증, 피로나 에너지 손실, 무가치성 느낌, 생각 및 집중력 감소를 포함한다. Brinkmann과 Hoskins(1979)는 적은 수의 뇌졸중 대상자들에서 일부 우울증 증상이 유산소 운동의 영향을 받게 될 것이라는 증거를 제시했다. 그들의 특정 관심은 자기-개념이 자신의 태도와 행위에 영향을 주기 때문에 자기-개념에 대한 유산소 운동의 효과였다.

이 연구에서, 7명의 만성 뇌졸중 대상자들은 12주간 연령별로 예견된 최대 심박동률의 70%에 상응하는 강도로 자전거 타기를 시행하였다. 6명의 대상자들은 규칙적으로 참여하여 연구를 마쳤다. 훈련 후, 그들의 예견된 심호흡계 적합성은 초기 수준보다 2/3 정도 증가되었고, 이들의 자기-개념 정도는 정상적인 방향으로 회복되었다. 특히 주목할 만한 것은 자기-가치를 강조한 것이고 더 긍정적인 자기-자세가 훈련 후 대상자들에서 유지되었다.

적합성 교육과 운동, 영양 교육과 건강한 행위 변화로 구성된 12주간의 건강 촉진 프로그램 역시 피로감과 모든 것이 노력이라는 생각과 감정에 흥미가 없는 우울한 기분을 포함하는 우울증과 관계된 일부 심리학적 결과 측정치에서 현저한 향상을 낳았다(Rimmer 등 2000a). 운동 프로그램은 45~70분이었고, 20~30분간의 유산소 훈련이 포함되었다.

우리의 무작위적인 유산소와 근력강화 훈련의 임상 시험에서, 삶의 질은 SF36 교육(Hobart 등 2002)과 뇌졸중 영향 척도Stroke Impact Scale(Duncan 등 1999)로 평가했다. 이 치료적 운동의 전향적 연구에서, 모든 대상자는 우리 연구센터에서 10주간 1주일에 3회 훈련과정에 참여했다. 대상자들은 무작위로 4개의 군에 배치됐다:

1. 가짜 점진적 저항 훈련sham progressive resistance training, PRT + 가짜 유산소 훈련sham aerobic training;
2. 가짜 PRT + 유산소 훈련;
3. PRT + 가짜 유산소 훈련;
4. PRT + 유산소 훈련.

4~6명의 대상자는 언제든지 센터에 있고 10~14명은 날마다 참가하였다. 배치된 군에 관계 없이 대상자들의 삶의 질 점수는 현저하게 향상되었다. 예를 들어, Stroke Impact Scale에서는 근력, 기억과 사고, 정서와 감정, 생각하기, 운동성과 뇌졸중으로부터의 회복, 뿐만 아니라 전체적인 점수에서 뚜렷하게 향상되었다. 삶의 질은 12주간 운동 프로그램 후 Nottingham Health Profile을 사용하여 평가되었다(Texeira-Salmela 등 1999). 이 척도는 신체적 능력, 에너지 수준, 통증, 감정적인 반응, 불면증과 사회적 고립을 포함하는 6개 영역에서 대상자들이 지각하는 곤란 정도를 평가한다. 다른 운동 시험과 비슷하게, 12주간의 훈련 후 대상자들의 삶의 질은 훈련 전의 기초 값보다 많은 78%의 현저한 향상(13명)을 보였다.

이들 자료는 심호흡계 적합성 훈련과 수반하는 사회화 참여 진행attendant socialization process은 뇌졸중으로 인해 비슷한 동기를 가진 대상자들이 함께 운동하는 것이 강한 심리사회 적 영향을 가질 때 나타난다는 것을 제안한다. 대상자들이 이러한 훈련 프로그램의 결과로서 그들의 신체적 활동 양상이 증가할 것인지를 평가할 가치가 있다 – 즉, 그런 운동이 지역사회 삶에 지속적으로 심리사회적 전이 효과를 가지는가?

협응 저하와 상실에 대한 주요 손상의 영향

하지 근육을 사용하는 심호흡계 훈련의 주요 목적은 뇌졸중 후 두 가지 주요 손상, 즉 약화와 섬세함dexterity에 두는 것이 아니다. 그러나, 유산소 적합성을 위한 과제의 특성상 그런 운동은 주요 장애에 대해 훈련 효과의 전이transfer를 가질 것이다. 유산소 적합성을 증진할 목적으로 고안된 3개월간의 트레드밀 보행 후 넙다리뒤근과 넙다리네갈래근의 토크torque가 증가하였다(Smith 등 1998, 1999). 대상자의 적합성 향상뿐만 아니라 손상 측 다리의 넙다리네갈래근과 넙다리뒤근에서 생성된 원심성 및 구심성 회전력이 현저하게 증가했다.

보행과 같은 과제를 위한 협응 능력 상실은 특히 트레드밀을 이용하였을 때, 유산소 적합성 훈련의 결과로서 향상될 것이다. 10~12주간의 훈련 후 기준 측정치와 비교한 보행 양상은 대상자들이 더 많은 보행과 좀 더 대칭적인 보행 양상을 나타냈다(Silver 등 2000). 트레드밀 훈련으로 인한 이러한 전반적인 효과는 향상을 의미하는 보행 거리와 속도 측정에 신뢰성이 있어야 하기 때문에 아직까지 완전히 연구되지 않았다. 물리치료사들과 임상의 생물의학자들은 보행의 시공간적인 측정에 기울어져서 이러한 측정과는 동떨어져서 행동해 왔다. 예를 들어, 우리의 현재 무작위적인 치료적 운동의 임상 시험 내에서 대상자들은 자신들이 원하는 보행 속도의 평가 동안과 6분 동안 걷기 검사에서 9m로 장치된 복도를 따라 걸었다. 6분 걷기 동안 검사 동안 도중에 초기 1분간과 마지막 1분간에 지나간 거리에 관한 데이터가 수집되었다. 이러한 데이터로부터, 우리는 대상자들이 유산소 또는 근력강화 훈련의 결과로서 안정되게 걷는지에 대해 결정한다.

4 심혈관계 운동 처방과 계획

구조적인 운동 계획의 필요성

만일 뇌졸중 후 바로 재활의 포괄적인 목적 중의 하나가 심호흡계 적합성을 증진시키는 것이라면 재활 과정 내에서 특히 구조화되어야 한다. 현재 뇌졸중 후 재활은 유산소 자극요인을 가하기 위해 충분한 효력이 없다는 증거가 두 연구에서 비롯된다.

10명의 대상자들에서 유산소 적합성과 보행 능력을 뇌졸중 후 4주와 6~7주 후에 평가했다(Kelly 등 2000). 대상자들은 재활 센터에 입원 중이었고, 운동 학습 프로그램(Carr와 Shepherd 1982)에 부적절하게 기초한 물리치료를 하루에 거의 1.5시간 받았다. 더구나, 그들은 필요에 따라 작업치료와 언어 치료를 포함하는 다른 치료를 받았다. 재활 동안 증상이 나타나지 않는 최대 산소섭취를 평가하였을 때 4주째에 1.17±0.41L/min,

11주째에 1.23±0.54L/min로 유의한 변화가 없었다. 반대로 대상자들의 보행 속도와 6분 거리는 현저하게 향상되었다. 10m 거리 측정에서 대상자가 원하는 속도에서의 보행은 0.21m/s 증가되었고 최대로 보행하는 속도는 0.28m/s 증가되었다. 6분 걷기의 평균 거리 또한 초기의 292±89m에서 마지막에 369±100m로 77±67m 정도 현저하게 향상되었다. 보행 능력과 지구력에서의 향상은 입원 환자의 재활, 즉 기능적인 결과의 향상을 반영한다.

현재의 재활 치료가 이로운 심호흡계 적응을 위해 불충분할 것이라는 더 많은 증거는 환자들이 물리치료와 작업치료를 받는 동안 관찰된 심박동률 연구로 제시되었다(MacKay-Lyons와 Makrides 2002a). 대상자들(20명)은 치료 과정 동안 2주에 한 번씩 14주 동안 심박동률 기록 장치를 달았다. 연구 기간 동안 물리치료나 작업치료 어느 것도 심호흡계에 뚜렷한 자극을 가하지 않았다. 예를 들어, 심호흡계 적합성에서 심박동률이 훈련 영역에 있었던 물리치료의 평균 시간이 낮았다(2.8±0.9min).

주목할만하게, 환자들이 악화된 상태(deconditioned)에 있다고 여기기 때문에 훈련 영역이 최대 심박동률의 40~85% 범위에서 임의대로 낮게 설정되었다. 최대 심박동률의 40% 이상 심박동률을 증가시키는 신체 활동은 서기 및 보행과 관계된다.

훈련 수행 전의 선별

뇌졸중 후 바로 환자들을 위한 유산소 운동 프로그램 개발에서, 환자들이 심장 부기능cardiac event의 위험에 있는지를 인식하는 것이 중요하다. 미국 스포츠 의과대학(American College of Sports Medicine, Franklin 2000)은 이전에 존재한 심근병과 관상동맥질환을 알아내거나 예측하는 것이 포함된 다른 사람들을 위한 선별 양식screening protocols을 개발하였다. 우리는 아급성과 만성 뇌졸중에서 심호흡계 적합성의 평가와 운동 훈련을 위해 이 선별 계획서를 이용할 것을 권한다. 모든 가능성 있는 대상자들은 운동 검사에 참여하기 전에 의학적으로 평가받아야 하고 휴식 시 12-lead ECG를 검사해야 한다. 우리의 연구에서, 입원 환자들은 재활 병동 내에서 의료진들에게 평가를 받아 ECG 해석은 그런 분석에 경험 있는 임상의가 수행한다. 반대로 가정에 있는 대상자들은 선별 전 ECG 측정을 위해 그들의 전문의에게 또는 진단 진료소에 의뢰한다. 최대 노력 운동 검사 동안, 의학적 수행자가 있어야 하고 가까운 곳에 응급 이동 도구를 배치한다.

최대 노력 검사는 두 가지 주요한 진단적 결과를 위해 중요하다. 첫째,

최대 운동은 휴식 시 12-lead ECG상에 나타나지 않은 ECG 이상을 드러낼 것이다. 우리의 신중한 견해는 어떤 운동으로 인한 ECG 이상(또는 노력해서 견딜 수 없는 징후와 증상)이 임상의 물리치료에서 사소하게 관찰된 운동 상태보다 의학적으로 감독된 훈련 전 평가 동안 더 잘 발견된다는 것이다. 둘째로, 한 개인이 안전하게 운동할 수 있는 심박동률 범위를 설정하기 위해, 증상이 나타나지 않거나 최대 심박동률을 알아내는 것이 중요하다. 예를 들어, 뇌졸중 후, 만일 62세의 남자가 최대 노력 검사 동안 단지 최대 심박동률이 83beats/min라면 운동은 단지 그 수준 이하의 강도에서 처방될 것이다. 연령에 따라 예견된 심박동률 예비의 50%[예, (220 - 연령) - 휴식 시 심박동률 × 0.5]에서 훈련하는 것이 그의 최대 심박동률 보다 낮을 것이다. 그러나, 연령에 따른 심박동률 예비의 70%는 이전에 분명했던 그의 운동 심박동률을 초과할 것이다. 이 사람이 훈련 동안 연령에 따라 예견된 심박동률 예비의 50%에서 진보하기 위해, 2차 최대 노력 검사가 필요하다. 우리의 10주간 무작위적인 운동 치료 임상 시험에서, 대상자들을 7주 동안 재평가하였다.

훈련 계획을 수행하기 위한 기준

일반적으로, 심호흡계 운동 훈련을 위해 포함해야 할 기준은 제일 먼저 대상자들이 활발한 운동을 할 수 있도록 의학적으로 안전해야 한다(Franklin 2000)(이전 단락 참조). 게다가 우리는 뇌졸중을 가진 대상자들이 Motor Assessment Scale(Carr 등 1985)(필요에 따라 보행 도구를 사용하여 도움 없이 3m 보행 등)의 보행 기준에서 6점 중에 적어도 3점을 얻어야 한다. 한 가지 기준으로서, 우리의 센터에 참가한 환자들은 초기 평가에서 6분 동안 걷는 거리가 45~507m였다. 다른 연구자들은 0.22m/s의 속도나 그보다 더 빠른 속도로 적어도 3분 동안 걸어야 하고(Macco 등 2001), 운동 cycle 위에 앉을 수 있어야 하고(Brinkmann과 Hoskins 1979), 지정하지 않은 시간에 15.24m(50feet) 걸을 수 있어야 하고(Rimmer 등 2000a, 2000b), 7.62m(25feet) 걸을 수 있어야 하고(Duncan 등 2003), 또는 Chedoke-McMaster 회복 단계의 3단계 이상(Mackay-Lyons와 Makrides 2002)이어야 하는 것으로 조건을 세웠다. 만일 대상자가 이러한 기준을 달성하지 못하면 그 대상자에게 중점을 두어야 할 것은 근력과 근지구력 증가이다(Mazzeo 등 1998; 제4장과 제5장 참조).

운동 유형의 선택

이상적인 심호흡계 훈련을 위한 운동은 하지와 체간의 큰 근육을 이용해야 한다(Franklin 2000). 경도의 뇌졸중을 가진 사람들은 아마도 심호흡계 적합성 훈련을 위해 상업적인 체육관에서 볼 수 있는 전통적인 장비를 사용할 수 있을 것이다. 전통적인 고정 자전거와 트레드밀에 더하여, 경도로 손상된 사람들은 스테핑 머신stepping machines, 버티칼 클라임버vertical climbers 또는 엘립티컬 트레이너elliptical trainers를 사용할 수 있다. 이러한 장비는 대상자들이 발판에서 발가락을 떼지 않아도 되기 때문에 실상 트레드밀 보행보다 더 안전하다. 하지에 중등도의 장애를 가진 사람들에게 수행할 수도 있지만 부적절한 전략을 세우지 않는 운동 도구를 찾아야 한다.

실행함에 있어서, 트레드밀 보행(부분적인 체중 지지와 함께 또는 없이), 지면 위에서의 보행, 고정 자전거는 모두 제각기 장점과 단점이 있다. 트레드밀 보행과 지면 위에서의 보행은 지역사회에 중점을 둔 보행에 높은 과제 특이성을 가지지만 적합성 훈련을 위한 적절한 심호흡계 자극을 유발시키는데 필요한 보행 속도로 해야 한다(Duncan 등 1998). 고정적이거나 활발하지 못한 자전거 타기는 균형 장애가 있는 환자들에게 안전하고 유산소 훈련 동안 체중을 지지하는 것이 없어지지만 보행을 위한 자전거 타기 훈련의 교차-전이cross-transfer는 알려지지 않았다 – 이전의 단일 연구(Kelly 등 2000)가 긍정적인 교차-훈련 효과를 보인 유일한 예이다. 운동 선택에 영향을 주는 또 다른 요인은 장비를 이용할 수 있는 최소한의 환경 설정이다. 많은 트레드밀과 자전저 타기 운동은 약하거나 아주 느린 수행에 적절하지 않기 때문에 중등도로 손상된 사람에게 적합하지 않다. Duncan 등(1998)이 뇌졸중 후 경도와 중등도로 손상된 사람들이 그들의 심호흡계 목표를 위한 충분한 강도와 시간에서 이러한 활동을 수행할 수 없다고 지목한 것처럼 지역사회 보행 또한 적절하지 않을 것이다. 결과적으로 유산소 훈련을 위한 운동 선택은 환자의 상태와 이용 가능한 장비에 달려 있다.

뇌졸중 후 훈련 연구를 위해(Kelly 등 2000), 우리는 등속성 고정 자전거를 성공적으로 사용하였다. 대상자들은 등속성 운동 자전거 타기를 사용하기 위해 다리 근육의 약간의 근력과 협응 정도가 필요했지만 전통적인 고정 자전거 타기의 주요 이점은 아주 낮은 근력 이 필요할 뿐만 아니라 손상받지 않은 쪽의 불균등에 영향을 받는다는 것이다.

운동 처방

이전의 연구 자료(Bachynski-Cole과 Cumming 1985, Macko 등 2001, Potempa 등 1995, Rimmer 등 2000b, T eixeira-Salmela 등 1999)와 미국 스포츠 의과대학 지침서(Franklin 2000)에 기초하여 뇌졸중 후 운동 처방에 대한 몇 가지 추천 항목들을 제시할 수 있다. **표 7-1**은 기초적인 운동 처방 원리를 요약한 것이다.

[표 7-1] 뇌졸중 후 실행 가능한 유산소 운동 조건

프로그램 요소	아급성 뇌졸중		만성 뇌졸중	
	운동 초기[a]	적합성 증진기[b]	운동 초기[a]	적합성 증진기[b]
주기	주2회	주2~3회	주2~3회	주3~4회
강도	>40%Vo_{2peak}, 40% HRR[c]	>50%Vo_{2peak}, >50% HRR[c]	40~50%Vo_{2peak}, 40~50% HRR[c]	>60%Vo_{2peak}, >60% HRR[c], RPE[d] 12~14
시간	최소 15분	30+분	최소 20분	30~45분
방법	간격 훈련	간격 훈련, 점차로 지속적인 운동으로	간격 훈련	지속적 운동
유형	주2회	주2~3회	주2~3회	주3~4회
강도	등속성 자전거 타기 RBWS[e]-트레드밀 보행	고정 자전거(약간 눕거나 똑바른 자세로), 등속성 자전거 타기, 트레드밀 또는 지면위의 보행, 타원형의 걸음떼기	트레드밀 보행(RBWS[e] 필요동안), 등속성 자전거 타기, 고정 자전거(약간 눕거나 똑바른 자세로), 지면위 보행, 타원형의 걸음떼기	트레드밀 보행, 지면위 보행, 등속성 자전거 타기, 고정 자전거(약간 눕거나 똑바른 자세로), 타원형 걸음 떼기, 환자가 선호하는다리 근육을 위한 다른 유형 관찰
도구	EGG, 심박동률, 혈압(3~5분), 후와 증상들[f], RPE[d]	ECG(적절 경우), 심박동률, 혈압, 징후와 증상들f, RPE[d]	심박동률, 혈압(3~5분), RPE[d]	심박동률, 혈압, RPE[d]
의견				RPE[d] 12~14(다소 어려움)는 적절한 운동 강도를 알아내는데 환자의 경험으로 사용됨 (Borg 1998)

[a]운동초기 : 일반적으로 이전에 앉아 있는 환자들에서 심호흡계 적합성 증대를 위한 운동 프로그램 요인 중 최소한의 조건을 만족하는 시점
[b]적합성 증진기 : 환자가 현재 하고 있는 운동에서 심호흡계 적합성 증대를 위한 운동 프로그램 요인 중 최적의 조건을 만족하는 시점
[c]HRR : 심박동률 예비(HR_{peak} − HR_{REST})
[d]RPE : 대상자가 지각하는 힘든 정도(Rating of perceived exertion, Borg 1998)
[e]PBWS : Partial body weight supported
[f]증상들 : 예를 들어, 견디지 못하는 임상적 증상들, 호흡곤란, 가슴통증, 구토, 두통 또는 불안정성 고혈압과 관계되는 다른 증상들

한 가지 주의 사항은 뇌졸중을 가진 많은 사람들의 불안정한 고혈압, 심질환 동반이환, 나이 증가 및 쇠약으로 인한 위험 요인들을 주의 깊게 고려해야 하는 것이다. Roth(1993)는 그의 고찰에서 뇌졸중이 있는 사람들의 3/4 이상이 동반이환으로 임상적이거나 무증상적인 관상동맥질환을 가졌을 것이라고 지적했고, 다른 사람들(Potempa 등 1996, Roth 1993)은 심근 관류 결손perfusion defects의 높은 발생을 제안했다. 아급성 뇌졸중의 대부분이 휴식 시 그리고 신체 노력 동안 혈압이 상승될 것이기 때문에 운동 프로그램 처음 3~4주 동안 환자들을 주의 깊게 관찰해야 한다(American College of Sports Medicine Committee on Certification and Education 1999, Rimmer 등 2000b). 특히 Rimmer 등(2002)은 운동을 시작하기 위해서 휴식 시 확장기 혈압이 100mmHg 이하의 혈압 지침서와 만일 심호흡계 훈련 동안 혈압이 220/110mmHg를 초과한다면 운동을 종료할 것을 제안했다.

임상적인 운동 처방의 주요 구성들 중(**표 7-1**), 운동 강도는 가장 많은 주목을 받았다. 최근 몇 년 동안, 고정된 최대 심박동률의 비율이나 최대산소섭취 비율 대신에 심박동률 예비에 기초해서 운동 강도를 처방하는 경향이 커지고 있다(Franklin 2000). 심박동률 예비Heart Rate Reserve, HRR는 나이에 따라 예견된(또는 측정된) 최대 심박동률과 휴식 시 관찰된 심박동률 사이의 차이로 계산한다. HRR의 소수의 구성은 최대 산소섭취의 25~85% 범위에서 산소섭취 예비의 소량 상승과 근접한 상호관계를 갖는다. 따라서, HRR은 심박동률에 기초한 운동 처방에서 강도를 평가하는데 우수한 방법이다. 예를 들어, 뇌졸중 후, 60세 여성의 최대 심박동률이 150beats/min이고 휴식 시 심박동률이 80beats/min이라면 HRR은 70beats/min이다. 만일 그녀가 이전의 운동 검사에서 산소섭취 예비의 60% 강도로 운동 처방을 받았다면, 이것은 HRR에 따른 훈련 심박동률 122beats/min([최대 심박동률-휴식 시 심박동률] × 0.60 + 휴식 시 심박동률로 계산됨)와 같게 될 것이다.

HRR로 설정된 운동 처방은 유산소 훈련 심박동률을 결정하기 위해 최대 심박동률을 사용했을 때 잘 나타나는 "바닥 효과"(낮게 고정된 최대 심박동률 비율은 환자가 자신의 휴식 시 심박동률보다 낮은 HR에서 운동할 수 있다는 것을 가정하는)가 없고, 휴식 시 산소섭취 비율에 비해 최대산소섭취가 아주 낮을 때 잘 나타나는 "천정 효과"가 없다.

뇌졸중 후 운동 처방을 위한 또 다른 문제는 환자들이 약물치료를 받을 때 심박동률이나 심박동률 예비에 기초한 적절한 운동 강도를 설정하는 데의 어려움이다. 일부 약물들(beta-blockers, 약간의 calcium-channel blockers, 다수의 antiadrenergic agents)은 운동 심박동률을 감소시 키거나 운동 시작동안과 지속적인 운동 동안 심장촉진을 무디게 한다(Franklin 2000). 이러한 약물을 복용하는 사람들은 결과 측정들이 보통 훈련으로 인한 심박동률의 변화들을 포함하기 때문에 조사 연구들에서 제외시켜 왔다. 그러나, 심장 작용약의 사용은 유산소 운동 프로그램 참여가 가능하다. 운동 강도를 처방하기 위한 일부 대체적인 접근들 예를 들어, 12~14 범위에서 지각되는 노력의 비율rating of perceived exertion, RPE(Borg 1998)이 제안되었지만 RPE는 뇌졸중을 가진 고령자에게 잘못 이해되거나 잘못 전달될 수 있는 다소 어려운 사항이다. 다른 연구자들은 연령에 따라 조정된 심박동률 예를 들어, 85% × [220-연령]의 사용을 제안했다(MacKay-Lyons와 Makrides 2001).

비록 이 접근이 심박동률의 바닥효과를 고려하지 않았기 때문에 문제성이 있지만, 베타-차단제Beta-blockers 또는 항아드레날린제제antiadrenergic agents를 복용하는 환자들을 위한 하나의 대체법은 수축기 혈압 기준을 사용하여 운동 강도를 설정하는 것이다. 심박동률 예비 등식equation은 그런 환자들 또는 운동 강도를 결정하는데 혈압 조절이 가장 중요한 사람을 위해 최대 노력 운동 검사에서 얻은 수축기 혈압systolic blood pressure, SBP을 사용하여 조절될 수 있다(Franklin 2000). 훈련 SBP = [(최대 SBP-휴식 시 SBP) × 0.5 - 0.8]+휴식 시 SBP. 가장 좋은 방법은 아마도 목표 운동 강도를 유지할 수 있도록 통상적으로 대상자의 느낌feelings을 관찰하고, 처방 주기에 따른 효능을 주의깊게 파악하며, RPE와 심박동률을 함께 사용하면서 적합하게 조정하는 것이다. 이런 목적을 위해 그리고 의학적인 안정성을 위해, 우리는 각 환자들에게 그들의 운동 처방 항목들을 날마다 기록하는 훈련 일지를 쓰도록 추천한다.

모니터링해야 할 환자의 반응과 적절한 모니터링 정도는 신중한 의료 관찰과 물리치료사의 실용적 문제에 맞추어 결정된다. 최소한, HR은 모든 훈련 과정 동안 관찰하면 원하는 범위에서 환자가 유지할 수 있도록 운동 강도를 조절할 수 있다. 혈압은 처음 1주 동안 측정해야 하고, 다음 2~4주 간의 운동 동안 또는 운동 과정 동안 노력으로 견딜 수 없는 징후나 증상들을 보일 때 무작위 간격으로 측정해야 한다.

혈압으로 인한 운동 종료 기준은 우선 사항으로 분명히 설정해서 환자들이 심호흡계 훈련 동안 220/110mmHg(Rimmer와 Nicola 2002) 또는 240/110mmHg(Franklin 2000)을 넘지 않도록 한다. ECG는 일부 환자들, 특히 만일 운동 스트레스 검사 ECG가 경계선 아래에 있다면(6VPBs/min

보다 낮은 거의 1.5mV ST-segment 하향 등; Franklin 2000) 관찰될 것이지만 ECG 진단에 관련된 임상의들이 이러한 환자들을 위해 있어야 한다.

훈련 수행

일반적으로 대상자들에게 20~40분 동안, 1주일에 3회, 10주 이상 훈련할 것을 권유한다. 훈련 처음 몇 주간에 목표 심박동률은 비교적 낮고(심박동률 예비의 40~50%), 대상자들이 습관적으로 운동하게 되면 운동 강도는 HRR의 약 70% 정도로 증가될 것이다. 심박동률에 관계하는 되먹임은 일반적으로 심박동률 관찰기를 사용하여 제공된다. 심박동률 관찰기는 즉각적인 심박동률을 제공하는 비싸지 않은 기초 모형에서 훈련 과정 동안 모아진 자료를 저장하고 컴퓨터와 연결할 수 있는 정교하고 비싼 모형이 있다.

일부 환자들은 신체 활동을 계속해서 30~40분 동안 지속할 수 없을 것이다. 이러한 환자들을 위해서 간격interval 훈련 프로그램을 사용할 수 있다. 우리의 10주간 유산소/근력 강화 훈련의 무작위적인 임상 시험에서, 대상자들의 상당수가 처음 2주 동안 간격 훈련이 필요한 자전거 타기를 하였고, 초기 몇 주를 지나면서 점차적으로 간격을 좁혀갔다. 훈련 3주쯤에, 대상자의 대부분이 30분간 지속적으로 자전거 타기를 할 수 있었다. **그림 7-4**는 10주간의 훈련 프로그램 동안 훈련 과정 견본에서 얻은 힘출력을 설명한 것이고 중등도의 뇌졸중을 가진 2명은 휴식 시간이 많이 필요했다. 대상자 A는 기초선 평가에서 6분 동안 79m를 걸었고, 대상자 B는 94m를 걸었다. 주목할 만한 두 가지 주요 향상들은: (1) 30분 훈련 과정을 완성하는데 필요한 회복 간격 횟수의 감소, (2) 자전거 타기를 시행한 대상자들에서 시간이 지남에 따라 점차적으로 높게 나타난 힘출력이다. 훈련 프로그램에서 우리는 Duncan 등(2003)이 증가된 속도와 저항을 보편적으로 알려진 대로 사용한 것과는 반대로 발판의 분속수pedal cadence는 일정하게(40r.p.m.) 유지하고 저항을 증가하였다.

마지막으로, 특별한 환자의 유산소 적합성에 적절한 운동 강도와 시간 사이에 사용 가능한 상호교환이 있을 것이다. 일부 환자들은 장시간의 운동에 중점을 두기 위해 그들의 HRR에서 비롯된 운동 강도의 낮은 끝 범위에서 운동하기를 좋아할 것이다. 전체 운동 강도는 강도와 시간으로 얻어지기 때문에 이 선택 사항을 보강하게 되면 어떠한 심호흡계 적합성 프로그램의 주요 목적인 지속적으로 환자들을 참여시키는데 도움이 될 것이다.

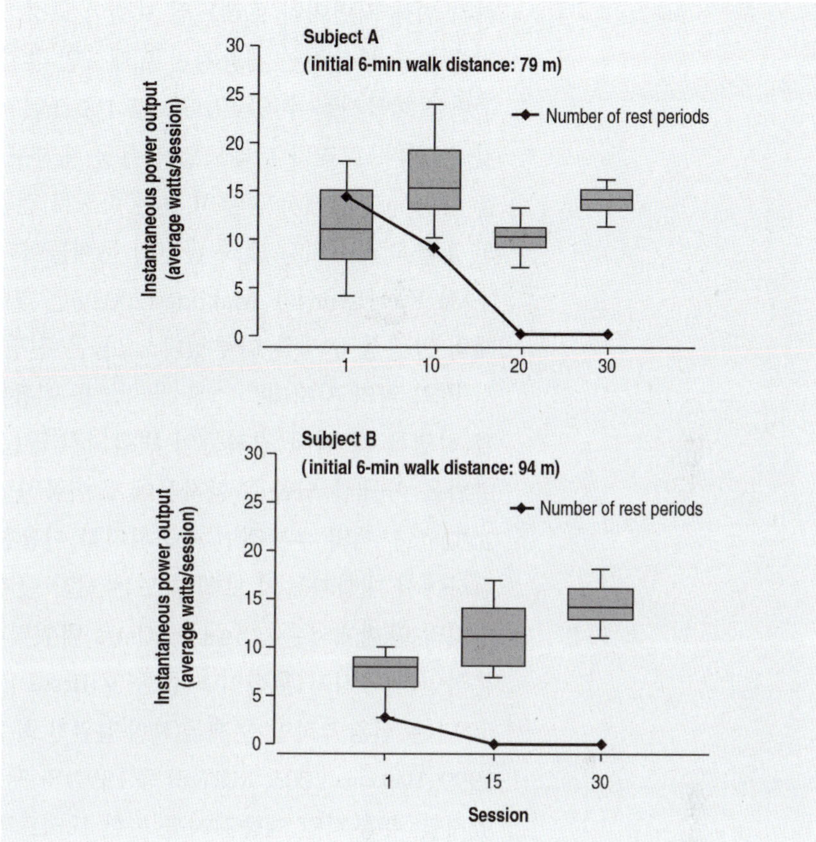

[그림 7-4]
중등도의 장애가 있는 뇌졸중 대상자들의 훈련 30분 동안 평균 힘출력. Box의 소구획은 훈련 기간의 가운데 값이고, 4분위 내의 범위 및 10th와 90th 비율 차이를 나타낸 것이다. Diamonds는 각 훈련 기간에서 30분의 훈련을 마치는 동안 휴식한 횟수를 의미한다. 대상자 A는 처음 단계에서 14회, 다음 단계에서 9회 휴식하였고, 20번째쯤 지속적으로 자전거 타기를 할 수 있었다. 대상자 B는 처음 단계에서 3회 휴식하였고, 15번째쯤 지속적으로 수행하였다. 대상자들은 자전거 타기 운동으로 힘출력과 지속성이 향상되었고 4분위 내의 범위가 더 작아졌다.

5 운동을 통한 심혈관계 훈련을 위한 앞으로의 방향

몇몇 종류들의 보조적인 기술들을 이용하여 심호흡계 운동 반응의 효과를 현저하게 증가시킬 수 있기 때문에 운동 처방의 요소로서 고려해야 한다. 이러한 기술들에는 부분적인 체중 지지 보행 훈련, 등속성 자전거 타기, 운동강도를 조정하기 위한 되먹임 사용, 보행 속도를 돕기 위한 기능적인 전기자극기functional electrical stimulation devices의 사용이 포함된다.

부분적 체중지지를 통한 보행 훈련

운동 학습과 스포츠 논문에서, 훈련에 대한 과제 특이성의 중요성을 잘 제안하고 있다. Carr와 Shepherd(1982)는 뇌졸중 재활의 훈련동안 과제 특이성 적용을 선도하였다. 과제 특이성에 기초하여, 지역사회 보행을 달성하기 위해 지면이나 트레드밀 보행이 고정 자전거보다 유용하다. 더구나, 뇌졸중 후 부분적인 체중지지 트레드밀 훈련은 지면 위의 보행 속도와 지구력을 회복시킬 수 있고(Hesse 등 1994) 현저하게 향상(Visintin 등 1998)시킬 수 있다. 그러나 트레드밀 사용을 제한하는 요인들은 심호흡계 적합성을 촉진하기 위해서 충분히 높은 속도로 걷는 동안 환자의 안정성과 보행의 질을 악화시키는 것과 관련된 문제들이다.

MacKay-Lyons와 Makrides(2002b)는 뇌졸중 직후 환자들을 검사할 때의 안정성 문제를 다루었다. 그들은 신경학적으로 정상적인 사람들에서 머리 위의 지지대overhead suspension를 이용한 15%의 부분적인 체중지지를 하였을 때 검사 결과들이 변화되지 않는다는 것을 알았기 때문에 이 방법을 아급성 뇌졸중 환자들에게 이용하였다(MacKay-Lyons와 Makrides 2002b). 15%의 부분적인 체중지지를 이용한 증상이 나타나지 않는 운동검사에서 대상자들의 보행 속도는 시작 단계에서는 0.39±0.12m/s였고 마지막 단계에서는 0.54±0.30m/s 범위였다. 이것을 증명하기 위해, 부분적인 체중지지 훈련이 뇌졸중 후(Hesse 등 1994, Visintin 등 1998) 그리고 다른 신경학적인 문제들(특히 불완전 척수 손상과 뇌성 마비-Barbeau 등 1999, Harkema 2001, Richards 등 1997)의 재활에 일부 성공적으로 사용되었지만, 부분적인 체중지지를 통한 트레드밀 훈련으로 이용 가능한 높은 운동 강도나 긴 시간에 관계한 부족한 보행 기전의 부정적인 결과는 해결되지 않았다. 우리의 견해에서 뇌졸중 직후 재활의 중점이 보행의 질과 양을 향상시키는 것이라면, 잘못 적응된 행위들을 강화시킬 수 있는 훈련은 피해야 한다. 따라서, 뇌졸중 직후 중등도로 손상된 환자들에게 트레드밀 보행은 유산소훈련을 위한 적절한 선택이 아닐 것이다. 반대로, 향상되지 않는 보행 결손이 있는 만성 뇌졸중 환자들에게는 트레드밀 훈련이 심호흡계 적합성을 촉진하기 위한 유용한 보조적 치료일 것이다.

등속성 자전거 타기

우리의 연구에서 사용한 고정 자전거는 특히 뇌졸중 후 사람들에게 유용했다. 그것은 전기로 차단하는 등속성 고정 자전거로 5r.p.m.과 60r.p.m. 범위의 속도에서 180W 이상 정밀하게 힘출력(±2W 해상도로; Fornusek 등 2004)을 측정할 수 있다(그림 7-5a). 이 자전거는 몇 가지 이점들이 있고 뇌졸중 후 유산소 운동을 하기 원하는 사람들에게 유용한 특별한 요소들이다.

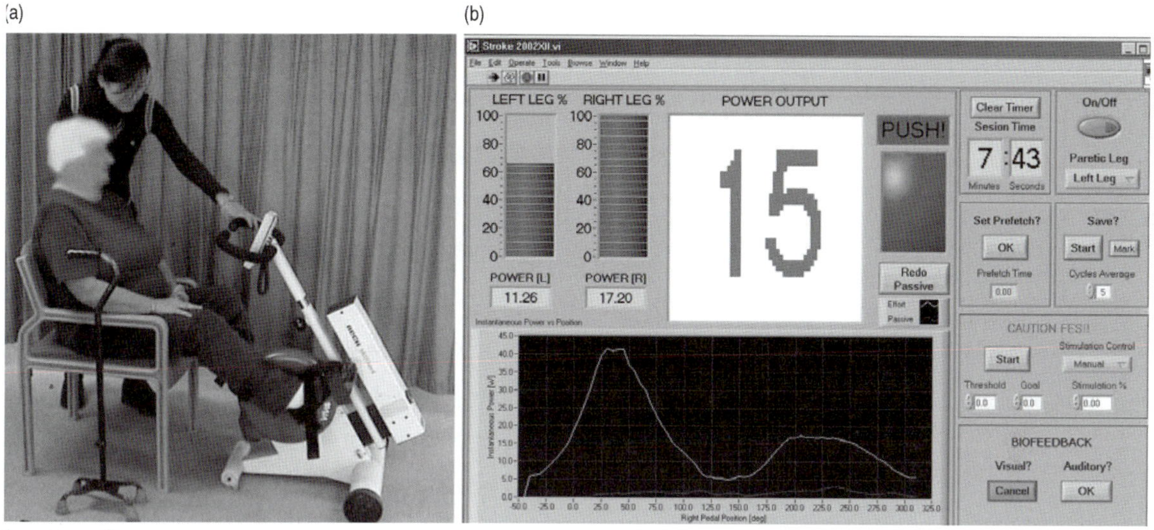

[그림 7-5]

심호흡계를 위한 등속성 자전거 훈련. (a) 등속성 고정 자전거를 사용하여 훈련하는 대상자. 손상된 다리는 아래다리의 지지와 발판에의 고정을 위해 끈으로 감았다. (b) 컴퓨터와 접속한 화면은 세 개의 주기(cycle)를 평균하여 크고 쉽게 읽을 수 있는 숫자로 표시되어 있어서 대상자가 달성한 전체 힘출력을 볼 수 있다. 더구나, 양쪽 다리로 생성된 힘의 비율도 나타나며, 이것은 손상되지 않은 다리에서 생성된 힘이 100%로 표현되고 손상된 다리에서 생성된 힘이 손상되지 않은 다리의 비율로 표시된다. '밀기'를 뜻하는 신호는 대상자가 자전거를 타는 동안 적절한 시간에 최대 힘을 달성하도록 충분히 쉽게 전달된다. 오른쪽에 있는 것들은 대상자가 달성할 수 있는 것보다 더 강한 넙다리네갈래근 수축을 생성하기 위한 전기 자극기와 접속하기 위해 사용된 설치이다. 즉각적인 힘출력을 도표로 보여준다.

첫째, 전동화 설계의 장점으로, 만일 환자가 발판에 충분한 압력을 가하지 못하면 손상된 다리를 수동적으로 움직일 것이다. 둘째, 무릎 위의 컴퓨터상의 되먹임 하드 장착으로, 운동 동안 손상측과 손상되지 않은 다리의 힘출력을 측정할 수 있다. 이것을 이용하여 환자들이 손상된 사지와 손상되지 않은 사지들에서 생성되는 다리 힘을 의식적으로 조화시키면서 그들이 원하는 운동 강도 처방에 적절한 힘출력 수준에서 훈련할 수 있게 한다(그림 7-5b). 마지막으로 등속성 자전거는 심호흡계 운동에 적합한 높은 발판 주기(40~60r.p.m.)에서 훈련하거나 다리 근력을 강화시키기 위해 발판 주기를 낮게(5~20r.p.m.)하여 사용할 수 있다.

되먹임 조절의 자전거 타기

우리는 뇌졸중 후 하지에 중등도의 손상이 있는 사람들에서 자전거 타기 동안 발생할 수 있는 세 가지 문제들을 알아냈다. 첫 번째 문제는 발과 다리를 똑바로 정렬시킬 수 있는 보조가 필요하다는 것이다. 넙다리의 바깥쪽에 베개를 놓아서 넙다리가 바깥돌림으로 떨어지는 것을 막을 수 있고 발을 고정하는 끈으로 아래다리를 지지하여 하지를 제자리에 유지시킬 수 있다.

두 번째 문제는 발판 주기 동안 부적절한 시간에 발판에 최대 힘을 가하는 것이다. 이러한 환자들은 다리 힘을 끌어올리는 것이 느려서, 발판을 앞으로 효과적으로 가속하여 발판을 미는 단계에서 양쪽의 회전력 생성을 균등하게 하기 위한 근육 수축들이(보통 넙다리네갈래근) 너무 늦게 나타난다. 따라서, 손상되지 않은 사지는 정해진 힘출력을 위해 손상된 사지보다 더 많은 스트레스를 받는다. 이 문제는 아마도 뇌졸중으로 인한 하나의 결과로 발생할 수 있는 감소된 회전력 발달을 의미할 것이다(Canning 등 1999). Tena 등(2002)은 이 문제를 양쪽 다리의 힘출력을 곧바로 보여주고 발판을 밀 때 환자가 알 수 있도록 시각적+청각적 되먹임 신호를 유도하는 되먹임 하드를 설계하여 해결하였다(그림 7-5b). 신호는 이러한 대상자들에서의 지연된 반응 시간과 운동 시간을 고려하여 대상자가 발판을 밀어야 하는 시간 전에 83ms로 나타난다. 임상에서는 메트로놈을 이용하여 환자가 밀어야 할 때를 알려준다.

세 번째 문제는 뇌졸중을 가진 일부 환자들이 손상된 쪽의 넙다리네갈래근 약화로 충분한 힘출력을 생성할 수 없다는 것이다. 이 문제에 주소하여, Tena 등(2002)은 또한 미리 설치된 즉각적인 회전력 역치를 초과하면 작동되는 실험적인 단계의 피부 표면 FES 장치를 소개하였다. 이것은 즉각적인 힘출력에 관하여 손상된 다리로 밀기 시작할 때 되먹임을 제공하는 실질적인 도구와 같이 조절된다. 상업적인 EMG로 유발된 신경근 자극기들의 사용과 비슷한 방법으로 대상자들은 수의적으로 생성할 수 있는 능력보다 더 큰 최대 회전력을 유발하도록 FES 장치를 작동시키기 위해 미리 설정된 역치 시간을 초과해야 한다. 등속성으로 동시에 발생하는 힘과 밀기 단계의 되먹임 조정을 결합하여 4명의 만성 뇌졸중 대상자들 중 2명에서 전체 힘출력이 증가되었고, 이들 2명의 대상자들에서 FES의 추가로 힘출력이 더 많이 증가했다(그림 7-6). 4명 중 3명은 운동성 심박동률이 4beats/min의 되먹임 조정을 사용하여 증가하였고, 비록 네 번째 대상자의 결과들이 의심스럽지만 8beats/min의 FES를 되먹임 조정과 함께 사용하여 증가하였다. 의심할 여지없이, 뇌졸중 대상자들 내에서 운동의 되먹임 조정과 FES 내성에 관계하여 대상자 간의 차이가 존재하기 때문에 심호흡계 적합성 증진에 이러한 기술들을 널리 적용하기 전에 더 많은 연구가 필요하다.

[그림 7-6]
만성 뇌졸중 4명에서 등속성 자전거를 다양하게 조절하였을 때 전체 힘출력의 변화. 수의적인 자전거 타기(■) 동안 힘 생성의 되먹임 조정(시각적+청각적 암시; ■)을 적용하였을 때와 되먹임과 FES로 자극된 근수축(□)을 같이 적용하였을 때와 비교했다. 대상자들 3, 4에서 되먹임을 적용하였을 때 힘출력이 증가하였고 되먹임과 FES를 같이 적용하였을 때는 더 증가하였다.

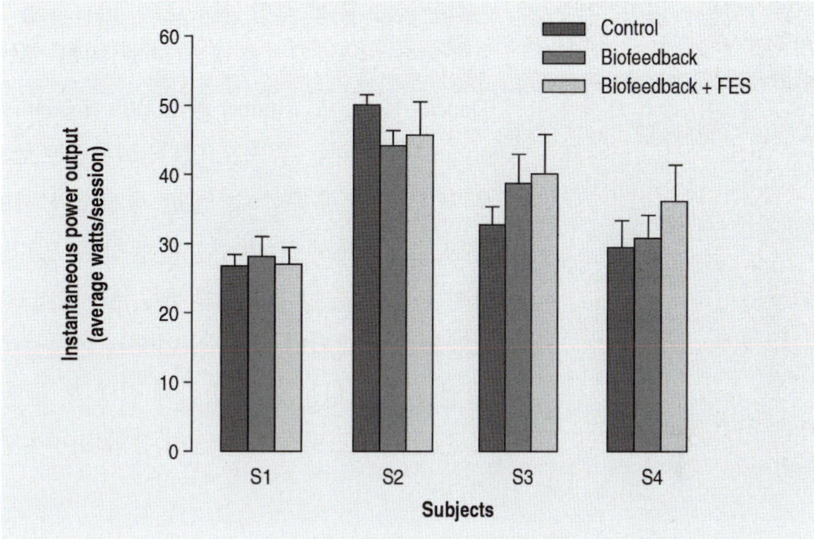

빠른보행 촉진을 위한 Odstock FES

발목관절 처짐 보행을 감소시키는 것의 주요한 목적과 함께 좀 더 고전적인 FES의 사용은 심호흡계 적합성 훈련에 도움이 되는 것으로 제안되었다. Taylor 등(1999)은 4~5개월간 Odstock dropped foot 자극기를 사용하여 111명의 뇌졸중 대상자들에게 무작위 조절 실험을 시행하였다. 연구자들은 대상자들이 선택한 보행 속도가 27% 정도 현저하게 증가된 것을 관찰했다. 이들 자료는 Duncan 등(1998)이 지역사회에 기초한 유산소 적합성 검사를 제한하는 요인들로서 느린 보행 속도와 부족한 보행 지구력이라는 것을 알았기 때문에 Odstock FES 장치를 사용하여 보행 속도를 증가시키는 것이 심호흡계 훈련 동안 유용한 중재가 될 것이라고 제안하였다.

6 결론

Janet Carr와 Roberta Shepherd의 제안들 중 가장 의미 있는 것은 재활 실행에서 현재의 과학적 증거에 기초한 변화를 요하는 것이다. 이제 뇌졸중 직후 손상되는 심호흡계 적합성을 지적하는 증거들이 있고, 심호흡계 적합성 손상은 재활이나 시간이 지나면서 향상되지 않는다. 또한 이 손상은 심호흡계 적합성 프로그램(Davis 등 2003, Macko 등 2001, Potempa 등 1995), 또는 심호흡계와 근력 저항 훈련을 결합하는 조절 프로그램(Duncan 등 2003, Rimmer 등 2000b, Teixeira-Salmela 등 2001)의 유산소 훈련에 따라야 하는 증거도 있다. 뇌졸중으로 중등도의 장애가 있는 사람들은 30분 동안 운동할 수 있고, 유산소와 저항 훈련을 모두 포함하는 적합성 프로그램에서 90분 이상 운동할 수 있다(Duncan 등 2003). 심호흡계 적합성 증진뿐만 아니라 삶의 질, 운동성, 그리고 근력과 같은 다른 신체적 요인들도 증대된다. 따라서 이제는 환자들이 퇴원 후 계속해서 운동 효과를 얻을 수 있다는 기대와 함께 질병 후 재활에 필요한 구성으로서 심호흡계 훈련 프로그램들이 완전히 통합되어야 한다.

7 감사의 글

우리는 우리의 동료들, Dr Brian Zeman, Dr Jacqui Raymond와 Maria Fiatarone Singh 교수, 또한 연구 계획에 수고를 해준 학생들, Ms Joanna Kelly, Ms Mi-Joung Lee와 Mr Raphael Tena에게 감사 드린다. 또한 우리의 연구는 국립보건의료연구위원회National Health and Medical Research Council 및 NSW 뇌 재단Brain Foundation에서 연구비 지원을 받았다.

참고문헌

American College of Sports Medicine. Committee on Certification and Education. Health/Fitness Subcommittee 1999 ACSM Health and Fitness Track Certification Study Guide 1999: Exercise Leader, Health/fitness Instructor, Health/fitness Director. Williams and Wilkins, Baltimore.

Bachynski-Cole M, Cumming G R 1985 The cardiovascular fitness of disabled patients attending occupational therapy. Occupational Therapy Journal of Research 5:233-242.

Barbeau H, Ladouceur M, Norman K et al 1999 Walking after spinal cord injury: evaluation, treatment, and functional recovery. Archives of Physical Medicine and Rehabilitation 80:225-235.

Bjuro T, Fugyl-Meyer A R, Grimby G et al 1975 Ergonomic studies of standardized domestic work in patients with neuromuscular handicap. Scandinavian Journal of Rehabilitation Medicine 7:106-113.

Borg G 1998 Borg's Perceived Exertion and Pain Scales. Human Kinetics Publishers, Champaign, IL.

Bouchard C, Shephard R J, Stephens T et al (eds) 1990 Exercise, fitness and health. A consensus of current knowledge, 3rd edn. Human Kinetics, Champaign, IL.

Brinkmann J R, Hoskins T A 1979 Physical conditioning and altered self-concept in rehabilitated hemipelegic patients. Physical Therapy 59:859-865.

Burke D 1988 Spasticity as an adaptation to pyramidal tract injury. Advances in Neurology 47:401-423.

Canning C G, Ada L, O'Dwyer N 1999 Slowness to develop force contributes to weakness after stroke. Archives of Physical Medicine and Rehabilitation 80:66-70.

Carota A, Staub F, Bogousslavsky J 2002 Emotions, behaviours and mood changes in stroke. Current Opinion in Neurology 15:57-69.

Carr J H, Shephard R J 1982 A motor relearning programme for stroke. Heinemann Medical, London.

Carr J H, Shepherd R B 1998 Neurological rehabilitation: optimizing motor performance. Butterworth-Heinemann, Oxford.

Carr J H, Shepherd R B 2003 Stroke rehabilitation: guidelines for exercise and training to optimize motor skill. Butterworth-Heinemann, New York.

Davis G, Kelly J, Kilbreath S L et al 2003 Home-based exercise training improves walking endurance in chronic stroke patients: a pilot study. Medicine and Science in Sports and Exercise 35(Suppl. 5):S232.

Dean C, Mackey F 1992 Motor assessment scale scores as a measure of rehabilitation outcome following stroke. Australian Journal of Physiotherapy 38:31-35.

Duncan P, Richards L, Wallace D et al 1998 A randomized, controlled pilot study of a home-based exercise program for individuals with mild and moderate stroke. Stroke 29:2055-2060.

Duncan P W, Wallace D, Lai S M et al 1999 The stroke impact scale version 2.0. Evaluation of reliability, validity, and sensitivity to change. Stroke 30:2131-2140.

Duncan P, Studenski S, Richards L et al 2003 Randomized clinical trial of therapeutic exercise in subacute stroke. Stroke 34(9):2173-2180.

Esmonde T, McGinley J, Wittwer J et al 1997 Stroke rehabilitation: patient activity during non-therapy time. Australian Journal of Physiotherapy 43:43-51.

Fletcher B, Dunbar S, Felner J et al 1994 Exercise testing and training in physically disabled men with clinical evidence of coronary artery disease. American Journal of Cardiology 73:1558-1564.

Fomusek C, Davis G, Sinclair Petal 2004 A new Functional Electrical Stimulation cycle ergometer. Journal of Neuromodulation 7:56-74.

Franklin B (ed) 2000 American College of Sports Medicine guidelines for exercise testing and prescription, 6th edn. Williams and Wilkins, Philadelphia.

Fugl-Meyer AR 1980 Post-stroke hemiplegia assessment of physical properties. Scandinavian Journal of Rehabilitation Medicine 7(Suppl.):85-93.

Fujitani J, Ishikawa T, Akai M et al 1999 Influence of daily activity on changes in physical fitness for people with post-stroke hemiplegia. American Journal of Physical Medicine and Rehabilitation 78:540-544.

Gordon J 1987 Assumptions underlying physical therapy intervention: theoretical and historical perspectives. In: Carr J H, Shepherd R B (eds) Movement science: foundations for physical therapy in rehabilitation. Heinemann Physiotherapy, London, pp 1-30.

Halar E 1999 Management of stroke risk factors during the process of rehabilitation. Secondary stroke prevention. Physical Medicine and Rehabilitation Clinics of North America 10:839-856.

Harkema S 2001 Neural plasticity after human spinal cord injury: application of locomotor training to the rehabilitation of walking. Neuroscientist 7:455-468.

Hertzer N R, Young J R, Beven E G et al 1985 Coronary angiography in 506 patients with extracranial cerebrovascular disease. Archives of Internal Medicine 145:849-852.

Hesse S, Bertelt C, Schaffrin A et al 1994 Restoration of gait in nonambulatory hemiparetic patients by treadmill training with partial body-weight support. Archives of Physical Medicine and Rehabilitation 75:1087-1093.

Hill K, Ellis P, Bernhardt J et al 1997 Balance and mobility outcomes for stroke patients: a comprehensive audit. Australian Journal of Physiotherapy 43:173-180.

Hobart J C, Williams L S, Moran K et al 2002 Quality of life measurement after stroke: uses and abuses of the SF-36. Stroke 33:1348-1356.

Jakobsson F, Grimby L, Edstrom L 1992 Motoneuron activity and muscle fibre type composition in hemiparesis. Scandinavian Journal of Rehabilitation Medicine 24:115-119.

Kelly J, Kilbreath S L, Davis G et al 2000 Cardiorespiratory fitness and ambulation in acute stroke patients. In: Fifth Scientific Congress, Sydney 2000 Paralympic Games, p 52.

Kelly J, Kilbreath S, Davis G et al 2003 Cardiorespiratory fitness and walking ability in subacute stroke patients. Archives of Physical Medicine and Rehabilitation 84(12):1780-1785.

King M L, Guarracini M, Lennihan L et al 1989 Adaptive exercise testing for patients with hemiparesis. Journal of Cardiopulmonary Rehabilitation 9:237-242.

Landin S, Hagenfeldt L, Saltin B et al 1977 Muscle metabolism during exercise in hemiparetic patients. Clinical Science and Molecular Medicine 53:257-269.

MacKay-Lyons M J, Makrides L 2002a Exercise capacity early after stroke. Archives of Physical Medicine and Rehabilitation 83:1697-1702.

MacKay-Lyons M J, Makrides L 2002b Cardiovascular stress during a contemporary stroke rehabilitation program: is the intensity adequate to induce a training effect? Archives of Physical Medicine and Rehabilitation 83:1378-1383.

MacKay-Lyons M, Makrides L, Speth S 2001 Effect of 15% body weight support on exercise capacity of adults without impairments. Physical Therapy 81:1790-1800.

Mackey F, Ada L, Heard R et al 1996 Stroke rehabilitation: are highly structured units more conducive to physical activity than less structured units? Archives of Physical Medicine and Rehabilitation 77:1066-1070.

Macko R F, DeSouza C A, Tretter L D et al 1997a Treadmill aerobic exercise training reduces the energy expenditure and cardiovascular demands of hemiparetic gait in chronic stroke patients. A preliminary report. Stroke 28:326-330.

Macko R F, Katzel L I, Yataco A et al 1997b Low-velocity graded treadmill stress testing in hemiparetic stroke patients. Stroke 28:988-992.

Macko R F, Smith G V, Dobrovolny C L et al 2001 Treadmill training improves fitness reserve in chronic stroke patients. Archives of Physical Medicine and Rehabilitation 82:879-884.

Mayo N E, Wood-Dauphinee S, Ahmed S et al 1999 Disablement following stroke. Disability and Rehabilitation 21:258-268.

Mazzeo R, Cavanaugh P, Evans W et al 1998 American College of Sports Medicine Position Stand: exercise and physical activity for older adults. Medicine and Science in Sports and Exercise 30:992-1008.

Moldover J R, Daum M C, Downey J A 1984 Cardiac stress testing of hemiparetic patients with a supine bicycle ergometer: preliminary study. Archives of Physical Medicine and Rehabilitation 65:470-473.

Monga T N, Deforge D A, Williams J et al 1988 Cardiovascular responses to acute exercise in patients with cerebrovascular accidents. Archives of Physical Medicine and Rehabilitation 69:937-940.

Olney S J, Monga T N, Costigan P A 1986 Mechanical energy of walking of stroke patients. Archives of Physical Medicine and Rehabilitation 67:92-98.

Potempa K, Lopez M, Braun L T et al 1995 Physiological outcomes of aerobic exercise training in hemiparetic stroke patients. Stroke 26:101-105.

Potempa K, Braun L T, Tinknell T et al 1996 Benefits of aerobic exercise after stroke. Sports Medicine 21:337-346.

Ragnarsson K T 1988 Physiological effects of functional electrical stimulation-induced exercises in spinal cord-injured individuals. Clinical Orthopaedics 126:53-63.

Richards C, Malouin F, Dumas F et al 1997 Early and intensive treadmill locomotor training for young children with cerebral palsy: a feasibility study. Pediatric Physical Therapy 9:158-165.

Rimmer J H, Nicola T 2002 Stroke. In: Myers J, Herbert W, Humphrey R (eds) ACSM's resources for clinical exercise physiology: musculoskeletal, neuromuscular, neoplastic, immunologic, and hematologic conditions. Lippincott, Williams and Wilkins, Baltimore, pp 2-15.

Rimmer J H, Braunschweig C, Silverman K et al 2000a Effects of a short term health promotion intervention for a predominantly African-American group of stroke survivors. American Journal of Preventative Medicine 18:332-338.

Rimmer J H, Riley B, Creviston B et al 2000b Exercise training in a predominantly African-American group of stroke survivors. Medicine and Science in Sports and Exercise 32:1900-1996.

Roth E J 1993 Heart disease in patients with stroke: incidence, impact, and implications for rehabilitation. Part 1: classification and prevalence. Archives of Physical Medicine and Rehabilitation 74:752-760.

Silver K H C, Macko R F, Forrester L W et al 2000 Effects of aerobic treadmill training on gait velocity, cadence, and gait symmetry in chronic hemiparetic stroke: a preliminary report. Neurorehabilitation and Neural Repair 14:65-71.

Smith G V, Macko R F, Silver K H et al 1998 Treadmill aerobic exercise improves quadriceps strength in patients with chronic hemiparesis following stroke: a preliminary report. Journal of Neurological Rehabilitation 12:111-117.

Smith G V, Silver K H, Goldberg A P et al 1999 'Task-oriented' exercise improves hamstring strength and spastic reflexes in chronic stroke patients. Stroke 30:2112-2118.

Taylor P, Burridge J, Dunkerley A et al 1999 Clinical use of the Odstock dropped foot stimulator: its effect on the speed and effort of walking. Archives of Physical Medicine and Rehabilitation 80:1577-1583.

Teixeira-Salmela L F, Olney S J, Nadeau S et al 1999 Muscle strengthening and physical conditioning to reduce impairment and disability in chronic stroke survivors. Archives of Physical Medicine and Rehabilitation 80:1211-1218.

Teixeira-Salmela L F, Nadeau S, McBride I et al 2001 Effects of muscle strengthening and physical conditioning training on temporal, kinematic and kinetic variables during gait in chronic stroke survivors. Journal of Rehabilitation Medicine 33:53-60.

Tena J, Davis G, Kilbreath S L 2002 Development of an FES biofeedback cycling system for exercise training of hemiplegic stroke patients. In: Cruchley G (ed) From cell to society conference 3. Leura, Australia, Poster 25-11.

Visintin M, Barbeau H, Komer-Bitensky N et al 1998 A new approach to retrain gait in stroke patients through body weight support and treadmill stimulation. Stroke 29:1122-1128.

Wade D, Lanton Hewer R, Skilbeck C et al 1985 Stroke: a critical approach to diagnosis, treatment and management. Chapman and Hall, London.

Waters R L, Lunsford B R, Perry J et al Energy-speed relationship of walking: standard tables. Journal of Orthopaedic Research 6:215-222.

Wolman R, Cornall C 1994 Aerobic training in brain-injured patients. Clinical Rehabilitation 8:253-257.

Zamparo P, Francescato M P, De Luca G et al 1995 The energy cost of level walking in patients with hemiplegia. Scandinavian Journal of Medicine and Science in Sports 5:348-352.

제8장

뇌졸중 후 보행훈련: 생체역학적 관점

TRAINING GAIT AFTER STROKE: A BIOMECHANICAL PERSPECTIVE

학습목표

1 보행에 대한 일반적인 질문
2 뇌졸중 환자에서 보행에 대한 일반적인 질문
3 뇌졸중 환자를 위한 보행훈련에 대한 일반적인 질문
4 디딤기 동안 훈련에 대한 질문
5 흔듦기 동안 보행훈련에 대한 질문
6 이중디딤기 동안 보행훈련에 대한 질문
7 결론

보행 문제에 대한 연구로 많은 시간을 보냈지만, 아직도 보행의 완벽성과 복잡성에 대해 큰 경외심을 가지고 있다. 한발을 앞으로 나아가면서 발끝으로 바닥과 접촉하고 자유롭게 움직이는 점, 그리고 상체의 균형 잡기는 특히 놀라운 일이다. 뇌졸중 후 재훈련이 어렵고 힘들다는 것에 의심의 여지가 없다.

뇌졸중 후 결핍이 있는 환자를 치료하는 물리치료사는 일반적인 보행뿐만 아니라 환자의 보행을 재교육할 수 있는 최상의 방법에 대해 고민을 해야 한다. 이를 위해서는 자신의 임상적 경험뿐만 아니라 운동조절, 운동학습, 운동생리와 생체역학에 관련된 문헌을 살펴야 한다. 네 가지 영역 중 생체역학이 효과적으로 적용하기 가장 힘들다고 나는 믿고 있다. 여기에는 여러 가지 이유가 있다. 첫째, 보행주기 동안 모멘트, 에너지와 파워와 관련된 여러 생체역학적인 변수의 형태에 대한 전반적인 이해가 필요하기 때문이다. 둘째, 연구자들이 발표하는 생체역학적 결과가 임상적 의미에 대한 충분한 토론 없이 제공되어 임상치료사들이 결과를 이용하는 것이 어렵다. 셋째, 비록 보행이상 형태에 대한 일반적인 결과가 발표되고 있지만, 개인에 따라 보행이상 형태가 너무 다르다. 개별 환자를 위한 보행분석은 치료사들이 특정 치료법을 결정하기 위해 사용하기 힘들다.

여러 책에서 보행 이상, 그리고 그 원인과 치료 방법에 대해 훌륭하게 기술하고 있어 이 책을 읽는 독자들은 이에 대해 잘 알고 있을 것이다(Carr와 Shepherd 2003, Olney와 Richards 1996, Richards와 Olney 1996). 다른 출판물들은 에너지, 관절움직임, 그리고 파워에 대해 설명하고 있다. 설명이 부족한 부분은 생체역학적 관련성에 관한 것이다. 즉, 특정 결핍이나 이상이 보행에 얼마나 영향을 미치고 치료에서 강조해야 하는 것을 치료사가 결정할 수 있도록 만드는 것이 생체역학적인 이해이다. 이 장은 생체역학적 이해를 어렵게 만드는 것에 대해 다룰 것이다. 목적은 생체역학적인 관점에서, 치료사들이 가지는 일반적 및 특정 질문을 중심으로 뇌졸중 환자의 보행 주기 동안 보이는 모멘트, 파워, 그리고 에너지의 변수에 대한 전반적인 이해를 돕는 것이다. Carr와 Shepherd(2003)는 여러 문제에 대해 잘 설명하였다. 보행 진행 방향이 주요 관심사이기 때문에, 나는 시상면에서 주요 문제를 다루겠다. 이 책의 독자들은 질문에 대한 생체역학적인 해답을 알 수 있을 것이라 기대한다. 문제-해결접근법이 일반적인 것은 아니지만, 치료사들은 좀 더 잘 받아들일 수 있을 것이다.

1 보행에 대한 일반적인 질문

좋은 보행이란 무엇인가?

치료사는 보행의 능력을 회복하는데 있어서 환자들에게 그 목적을 설명해야 하거나 역효과에 대한 위험성에 관해 알려주어야 한다. 이러한 의견조율이 없으면 환자와 치료사 간 목적이 서로 다른 경우가 발생할 수 있다. 안정성에 대한 약간의 이견이 있다: 낙상으로 인한 의료비와 건강측면에서 고려해야 할 가장 우선적인 것이 안정성이라는 것에 치료사와 환자는 거의 의견일치를 보인다(Stroke과 Lindsay 1996, Wilkins 1999). 아마도 가장 불일치를 보이는 것이 '좋은 보행형태'를 유지하면서 보행훈련을 하려는 측면과 보행 속도를 중요시하는 측면일 것이다. 이 두 경우는 서로 배타적인 것이다. 생체역학적으로 분석해 보면 간단히 선택할 문제가 아니다. 다음의 토의가 증거가 될 것이다.

속도를 지지하는 주장이 많이 있다. 가장 명확한 것은 논리적 주장이다. 보행은 무엇을 위한 것인가? 일상과제를 성취하기 위해 한 장소에서 다른 장소로 이동하는 것이 목적이라는 것에 대부분 동의한다. 속도가 중요하지 않다는 것에 동의하는 사람도 있지만, 좋은 보행형태로 훈련을 받은 아동들이 자신이 좋아하는 활동을 하기 위해 치료실 밖으로 뛰어나가는 것을 흔히 볼 수 있다.

두 번째 논거는 보행 속도가 손상, 기능(Frideman 1990), 장애(Potter 등 1995), 건강(Cress 등, 1995)을 포함한 기능과 관련된 측정치와 관련이 있다는 것에서 시작된다. 물론 관련성이 인과관계를 나타내지 못하지만, 보행 속도를 증진하기 위해 시행된 무작위 배치 연구를 통해 지지를 받고 있다. 보행 속도 증진을 목포로 한 최근의 한 연구(Teixeira-Salmela 등 1999)는 건강도 비슷하게 증진하였다고 보고하였고, 이와 관련된 후속연구가 진행되길 기대하고 있다.

세 번째 논거는 생체역학적인 측면에서 정상 보행 속도가 보행 효율성을 위해 필요하다는 것이다. 이후에 다루어질 내용은 여기에 대한 명확한 설명을 위해 필요한 배경을 제공할 것이다. 공간에서 신체가 움직이는 동안 위치와 시간에 대한 정보를 제공하는 동작분석기가 많이 있다. 게다가, 밝혀진 수학적 상수를 이용하여 원하는 신체부분의 무게, 질량중심의 위치, 관성력 같은 인체계측학적 정보를 제공할 수 있다(Winter 1990). 이러한 정보는 생체역학적으로 이 논거를 지지하는 정보를 제공할 수 있다. Winter(1991), Shirman과 Olney(1997)는 이용할 수 있는 더 많은 정보를 보고하였다.

일정 시간에서 신체의 전체 에너지는 각 신체분절의 에너지 합이다. 일정 시간 동안 각 신체분절의 에너지는 위치에너지[질량 × 중력상수(9.8) × 높이]와 운동에너지의 합이다. 운동에너지는 직선 운동에너지(½ × 질량 × 속도2)와 회전 운동에너지(½ × 질량 × 관성력 × 각속도2)의 합이다(그림 8-1). 질량은 개인의 체중에 비례하여 계산된다. 질량중심의 위치와 관성력은 사지 길이에 비례하는 상수를 이용한다. 속도는 신체 표시점의 이동거리를 시간으로 나누어 계산된다. 각 분절의 위치와 운동요소는 매 순간마다 계산된다. 만일 위치 또는 운동에너지 중 하나가 올라가면 다른 것은 내려가는데, 이는 연속적인 두 시점 사이 운동과 위치에너지 간 교환이 있는 것이고 총 에너지 합은 그대로 유지된다. 신체의 전체 에너지는 각 분절의 에너지 합으로 계산된다. 두 시점 사이 변화는 시간변화에 따라 전체 에너지에 신체가 더해지거나(만일 높아진다면) 흡수되는 것을 의미한다(만일 낮아진다면).

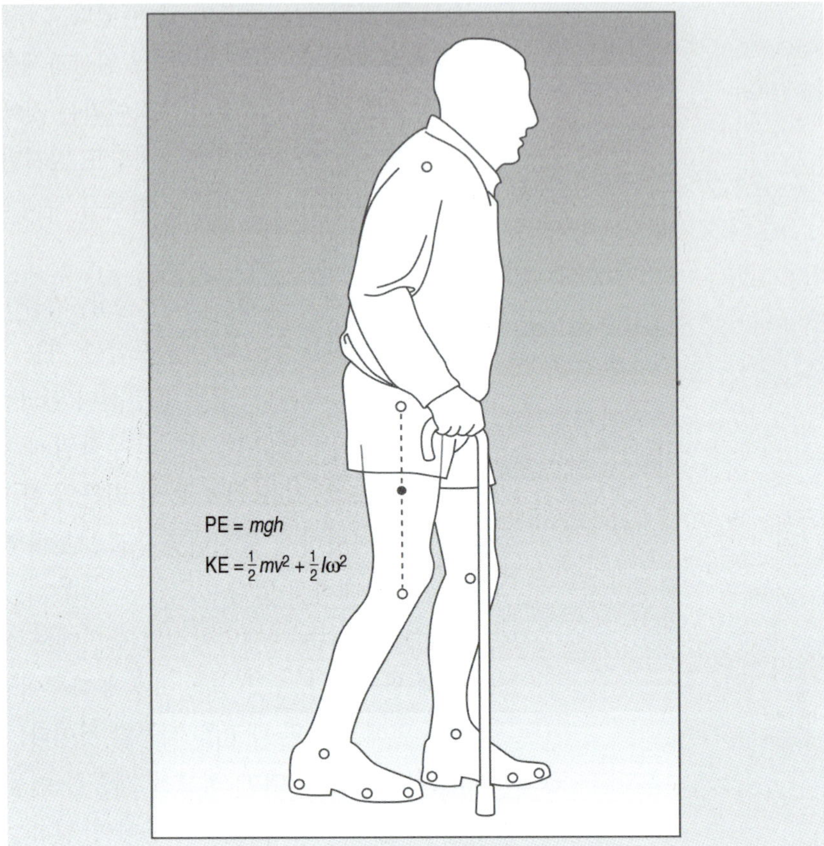

[그림 8-1]

발목, 무릎, 엉덩관절의 중심점을 몸 절반과 연결하고, 머리, 팔, 몸통을 하나로 하여 분절과 분절을 연결한 모형.

PE=위치에너지, M=질량, g=중력상수, h=높이, KE=운동에너지, V=속도, I=관성력, w=각속도

그림 8-2는 상체의 전체 에너지(맨 위)를 보여주는데, 높이변화에 따라 달라지는 위치에너지(중간)와 속도제곱에 비례하여 달라지는 운동에너지(아래)의 합이다. 언덕을 내려가는 공(발의 중간-디딤기에서 초기 발 닿기)과 다음 언덕을 올라가는 공(초기 발 닿기에서 중간-디딤기)처럼, 항상 위치에너지와 운동에너지는 항상 번갈아 변하며 진행된다. 결과는 전체 곡선에서 보여지고 있다. 만일 에너지 교환이 일어나지 않는다면 변화는 훨씬 적을 것이다). 즉, 교환은 효율성을 촉진시킨다. 그러나 만일 보행 속도가 느려지면, 에너지 교환은 거의 일어나지 않게 되고 이동거리당 소비되는 에너지가 높아지게 된다. 느리게 걷는 사람이 빠르게 걸을 때 추가적인 에너지 소비를 하지 않으면서 걸을 수 있는 경우를 볼 수 있을 것이다. 이는 에너지 효율이 높기 때문에 가능하다.

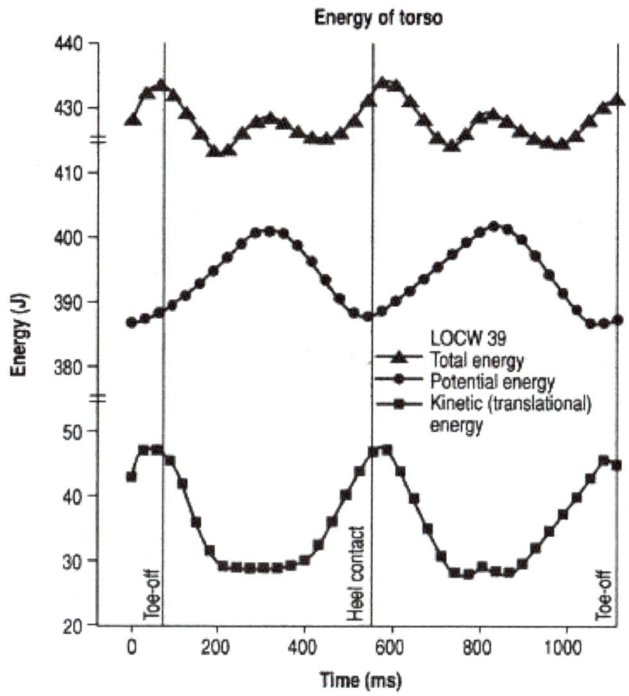

[그림 8-2]
한발 떼기 동안 상체(위)와 관련된 요소의 에너지 수준(J): 위치에너지(중간)와 운동에너지(아래).
〈출처 : Quanbury 등 1975〉

그러나 **그림 8-3**은 상체의 에너지 생성과 흡수가 올라가고 내려가는 것이 하체보다 훨씬 적음을 보여주는데, 이는 보행에서 대부분의 에너지가 소비되는 부분이다. **그림 8-3**은 전신(맨 위)의 전체 에너지를 보여주는데, 이는 상체의 에너지 합(머리, 팔, 몸통-중간)과 두 다리의 에너지 합(아래)을 의미한다.

논쟁이 되고 있는 '좋은 보행형태'를 유지하는 것에 대한 사례가 있다. 먼저, 손상되기 쉬운 조직에 강한 힘을 가하는 보행형태를 피해야 한다. 예는 디딤기stance phase 동안 무릎의 과도한 폄hyperextension이다. 또한 생체역학적인 장점과 관련된 다양한 '좋은 패턴'이 있다. 비록 더 나은 연구를 통해 더 많은 패턴이 제시될 수 있지만, 현재의 문헌에 의해 지지를 받는 것은 다음의 내용이다:

- 골반 올리기(hip hiking)를 피하라.
- 발 떼기를 위해 다리를 높이 드는 것을 피하라.
- 갑자기 빠른 움직임을 피하라.
- 환측의 마지막 디딤기 동안 엉덩관절 펴기를 잘 수행하라.

[그림 8-3]
각 하지(맨 아래), 상체(중간) 그리고 이들의 합(맨 위)의 한 발 떼기 동안 에너지수준(J).
〈출처 : Quanbury 등 1975〉

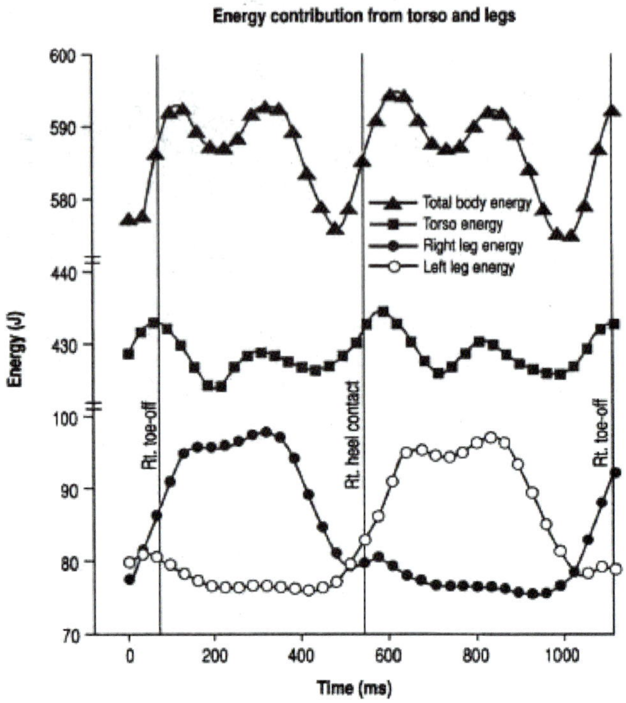

- 디딤기 동안 발목관절 발등굽힘과 발-떼기push-off 동안 발목관절의 움직임을 잘 수행하라.
- 디딤기 마지막에 무릎을 구부려라(과도한 무릎 펴기를 피하라).
- 흔듦기swing phase 동안 무릎과 엉덩관절을 구부려라.

이들 중 일부는 다음에서 다루겠다. 그러나 패턴의 목적을 위해 패턴을 유지하는 것은 본래 힘들다.

Saunders의 보행결정인자가 여전히 의미가 있는가?

많은 보행-재훈련이 Saunders의 고전적인 논문 "정상과 병적인 보행의 주요 결정인자"에 의존하여 시행되고 있다(Saunders 등 1953). 정의에 의하면, 결정인자는 원인이어야 한다. 지난 반세기 동안 습득한 지식에 의하면, Saunders 결정인자는 설명어로 재명명되어야 한다. Saunders에 의해 제정된 모든 요소는 운동학적kinematical으로 제정되었다. 즉, 위치자료로부터 도출된 것이기 때문에 결정인자라기보다는 설명어이다. Saunders의 핵심 가정은 '무게중심의 이동패턴이 작용하는 모든 힘과 움직임의 합이고 신체의 이동에 관심'을 가진다는 것이다. '신체에서 무게 없는 지렛

대'로 사지를 생각하는 것은 대단한 오류이다. 그림 8-3에서 보는 같이, 사지의 움직임은 상체의 움직임에 필요한 에너지보다 많은 에너지를 요한다. 상체는 매 단계에 위치와 운동에너지를 교환함으로써 상당한 에너지를 보존할 수 있다. 예를 들어, 보행 동안 디딤기에서 무릎을 구부리는 것이 에너지 소모를 줄인다는 Saunders의 설명에 기반한 가정은 나쁘게 표현하면 잘못된 것이고 좋게 표현하면 잘못 해석된 것이다(아래를 보라). Saunders가 활동한 시대(잘못 기술한 것)보다 현재 분석이 더욱 뛰어나다는 것을 Saunders도 인정하리라 생각한다. 그러나 모든 것이 의미 없는 것은 아니다.

왜 나의 환자는 느리게 걷는가?

환자가 느리게 걷는 것은 다리 근육들이 충분히 길게 또는 충분히 크게 동심성 수축을 하지 못하거나, 또는 동시에 편심성 수축을 통해 에너지를 제어하지 못하기 때문이다. 이론은 다음과 같다.

1. 특정 크기(질량)의 신체는 자신의 위치(높은 위치에 있으면 위치에너지가 커진다) 때문에 에너지를 가지고 속도 제곱(직선과 회전에서; 빠르면 더욱 운동에너지가 커진다)에 비례한다.
2. 우리는 우리의 위치를 위와 아래로 변경할 수 있고 각각의 발 떼기에 따라 속도가 빨라지거나 감소한다. 따라서 보행을 유지하기 위해 적은 에너지를 소모하는 것이 필요하다.
3. 에너지는 동심성 수축에 의해 상승하고 편심성 수축에 의해 감소된다. 일정한 속도를 유지하는 것은 두 가지 근육수축이 동등하게 유지되어야 한다.
4. 이러한 에너지 상승과 감소는 근육활동 동안 발생하는 것으로 "정상" 패턴의 적응을 위해 여러 선택사항이 존재한다.
5. 이러한 근육활동은 위치와 운동에너지 사이 교환을 최적화하는 방법을 통해 정상 보행 동안 발생한다.
6. 만일 편심성 수축에 의해 에너지가 제거되지 않는 한, 동심성 수축을 통해 신체에 형성되는 에너지는 결국 속도 또는 높이를 상승시키거나 또는 둘 모두를 증가시킨다.

따라서 속도를 증가시키기 위한 직접적인 방법은 양 하지의 동심성 수축의 크기와/또는 시간을 증가시키는 것이다. 그러나 이는 초점이 잘못된 접근이다. 더 많은 정보는 치료사가 더욱 목표 지향적 접근을 사용하는데 도움이 될 것이다. 그러나 만일 간단히 환자가 더 빠르게 걷기를 원한다면, 환자는 아마 직관적으로 이용 가능한 근육들의 동심성 활동을 증가시키거나 동시에 편심성 수축을 줄일 것이다.

보행에 동원되는 근육은 무엇인가?

이 질문에 대답하기 위해서 우리는 보행 동안 발생하는 운동에너지에 대한 지식이 필요하다. 이전에 논의한 공간정보뿐만 아니라 발에 작용하는 힘과 방향 그리고 발의 어느 부위에 작용하는지를 알아야 한다. 이러한 정보는 바닥에 설치된 힘판^force plate^을 통해 얻을 수 있다. 모멘트(근육의 회전력)를 알기 위해, 움직임을 위해 발에 적용되는 힘과 모멘트에 대한 답을 알아야 한다. 이를 위해서는 특정 부위의 질량과 가속 및 가속방향을 알아야 한다. 만일 **그림 8-4**와 같이 발을 따로 분리해서 생각한다면, 뉴턴 법칙에 의거하여, X 또는 Y 방향의 모든 힘의 합이 그 방향의 가속과 질량을 곱한 것과 같다는 것을 알 수 있다. 비슷하게 질량중심 주변을 회전하는 신체는 관성력과 각속도를 곱한 것과 동일하다. 이것은 측정된 위치 정보에 의해 알 수 있고, 인체계측적인 상수를 이용하여 계산할 수 있다. 근육에 의해 목말뼈^talus^에 가해지는 힘과 모멘트는 이러한 세 개의 계산식에 의해 계산된다. 근육의 모멘트에 의해 취해지는 값은 하나이다. 따라서 만일 발목의 발등굽힘근과 발바닥쪽굽힘근이 동시에 활성화되면 얻어지는 값은 이들의 최종값^net effect^이 된다. 발목에 대한 계산을 하기 위해서는 한 분절만 움직여 알 수가 있다. 같은 방법으로 하지의 다른 부분도 계산할 수 있다. 다양한 속도로 걷는 동안 뇌졸중 환자로부터 계산된 정상적인 최종 모멘트는 **그림 8-5**에 제시되어 있다. 설정된 기준을 중심으로 양의 값과 음의 값이 있음을 알아라.

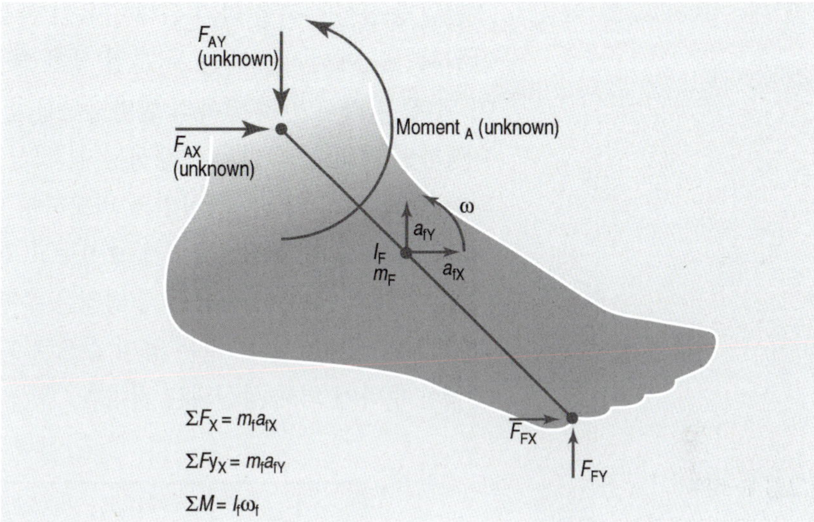

[그림 8-4]

운동역학적(kinetic) 분석을 위한 발목 모형. 만일 질량과 공간에서 위치를 알고 인체계측학적 상수를 이용한다면 발목에서 하나의 최종 모멘트와 두 개의 최종 힘을 알 수 있다. a, 발목; f, 발; I_f, 발 무게중심의 관성력(kg/m^2); m_f, 발의 질량(kg); a_{fX}, 발 질량중심의 수평각속도(m/s); a_{fY}, 발 질량중심의 수직 각속도(m/s); ω, 발의 각속도(rad/s). $\Sigma F_X=m_f a_{fX}$, 수평방향에서 발에 작용하는 힘의 합(수평방향에서 각속도와 질량의 곱); $\Sigma F_Y=m_f a_{fY}$, 수직방향에서 발에 작용하는 힘의 합(수직방향에서 각속도와 질량의 곱); ($\omega \Sigma M=I_f \omega_f$, 질량중심 주변에 작용하는 모멘트 합(= 발의 각속도 × 관성력)

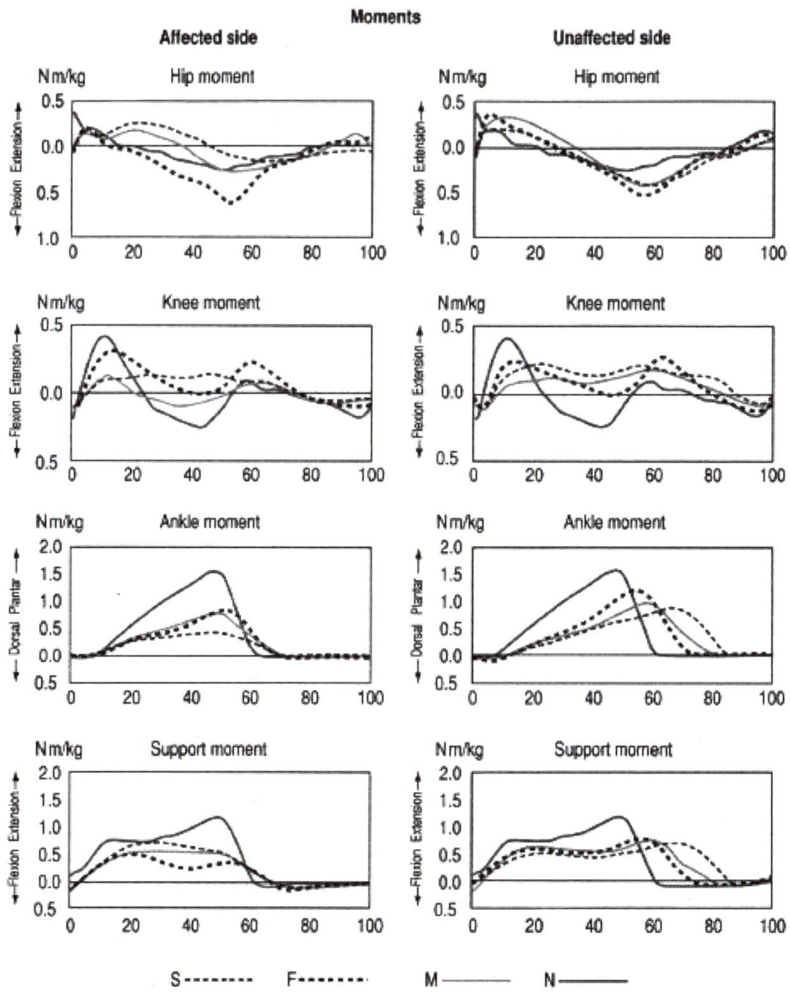

[그림 8-5]

30명의 반마비 환자에 대한 관절 모멘트의 평균과 표준편차: 가장 느린 속도(S)(평균 0.25m/s±0.05); 중간 속도(M)(0.41m/s±0.08); 가장 빠른 속도(F)(0.63m/s±0.08). 느린 속도에서 정상인의 보행(N)

만일 동심성 수축을 하기 위해 근육이 한 관절을 거쳐 모멘트를 만들면, 단위시간당 에너지(파워)는 두 분절 사이 최종 각속도와 모멘트를 곱한 것이 된다. 따라서 만일 발목의 발바닥쪽굽힘근이 발목을 발바닥쪽 굽힘을 수행하면 양의 값의 파워가 생성된다. 정상적인 파워는 **그림 8-6**에 제시되어 있고, **그림 8-7**은 정상인과 비교하여 다양한 속도에서 다양한 보행능력을 뇌졸중 환자들의 파워를 보여주고 있다. 시간으로 파워를 나눈 것이 일[work]이기 때문에, 곡선 아래 영역은 수행된 일을 의미하며, 동심성 수축에 의해 신체가 얻은 일은 양의 값으로 나타나고 선 아래 보이는 것은 편심성 수축에 의해 상실되는 것이다.

[그림 8-6]

정상인의 엉덩관절, 무릎과 발목, 발 닿기 시작과 끝을 보행주기에 따라 정상적인 파워 형태에 대한 평균과 표준편차를 점선으로 연결한 것이다.

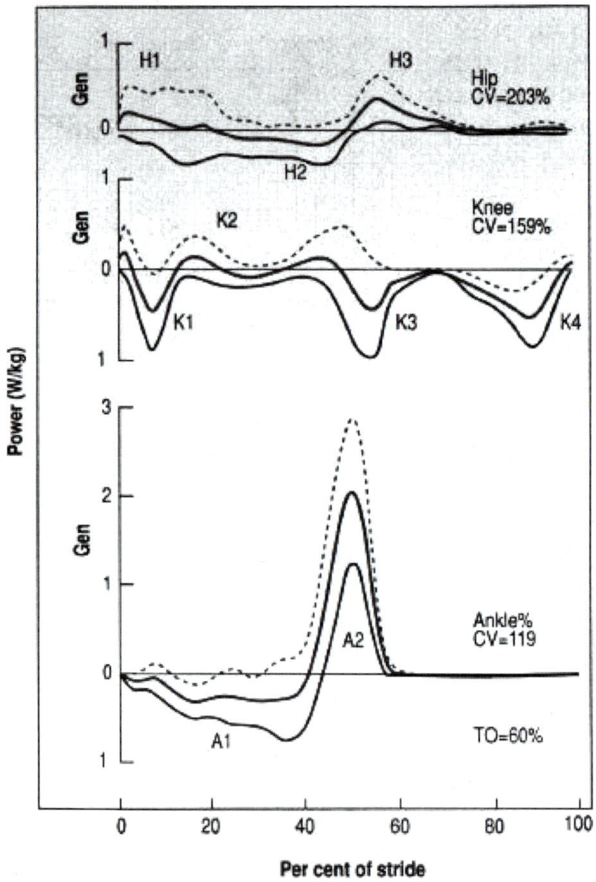

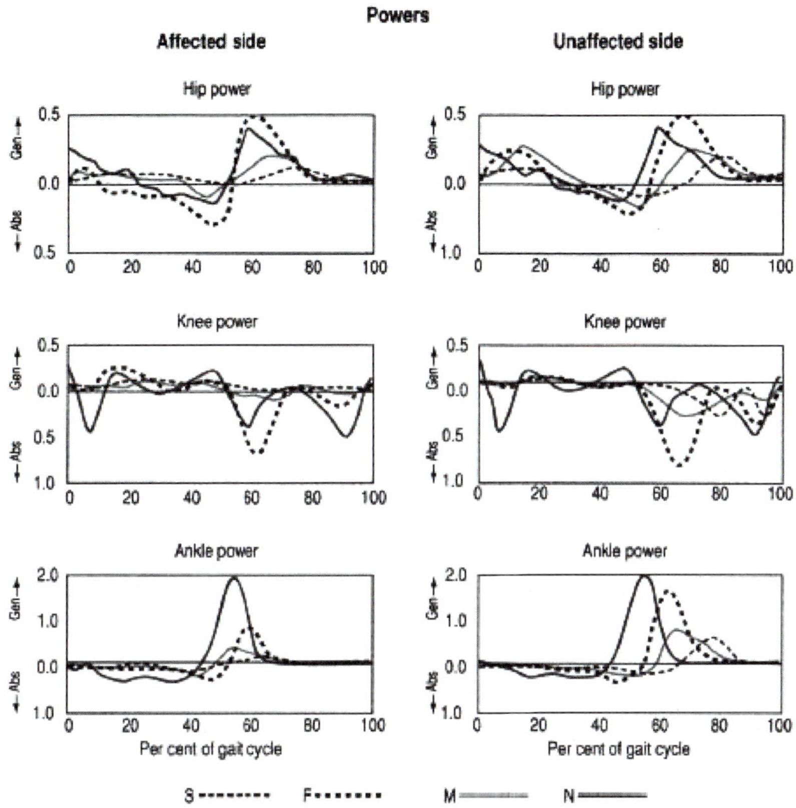

[그림 8-7]

30명의 반마비 환자에서 관절 파워에 대한 평균과 표준편차: 가장 느린 속도(S)(평균 0.25m/s±0.05); 중간 속도(M)(0.41m/s±0.08); 가장 빠른 속도(F)(0.63m/s±0.08). 느린 속도에서 정상인의 보행(N)

그림 8-7은 정상인의 엉덩관절, 무릎과 발목, 발 닿기 시작과 끝을 보행 주기에 따라 정상적인 파워를 점선으로 연결한 것이다. 곡선 아래 가장 큰 영역을 확인하라. 이것이 일(시간에 따른 파워)이다. 기준선 위에 형성된 영역은 신체에 에너지가 추가되는 것이고 근육에 의해 동심성 수축이 일어남을 의미한다. 수직축에 있는 척도는 모든 관절에서 동일하게 적용되는데, 가장 큰 일을 한 영역은 두 가지 방법으로 확인할 수 있다 – 진폭의 증가 또는 근육이 활성화되는 시간의 증가. 이것은 임상적으로 중요하다. 진폭을 크게 하기 위해서는 강하게 근육을 수축해야 하고(힘), 결국 관절주변에 큰 모멘트, 또는 회전력이 발생한다. 다시 원래 질문으로 돌아가서 곡선 아래 가장 큰 영역을 보이는 관절은 어디인가? 먼저 양적인 영역을 살펴보면, 보행주기 중간(A2) 주변에서 발목에서 가장 큰 영역이 보이고, 다른 중요한 두 영역은 엉덩관절에서 보이는데, 초기 디딤기(H1)와 보행주기 중간(H3)이다. 예를 들어, A2 영역이 발목의 발등굽힘근에 의한 발등굽힘의 결과인지 발목의 발바닥굽힘근에 의한 발바닥굽힘의 결과인

지 이 그림을 통해서는 알 수 없기 때문에 관절 모멘트 또는 관절각 곡선을 살펴봐야 한다. 이 경우 발목의 발바닥쪽굽힘근이 활성화되어 발목이 발바닥굽힘이 발생하였다. 발 떼기가 일어나는 단계. 비슷하게, 엉덩관절에서 같은 시간 때에 굽힘근이 활성화되고 엉덩관절굽힘이 일어난다 – 이 단계를 발 떼기push-off라 부른다. 초기 디딤기에 엉덩관절폄근이 우세하게 작용하고 엉덩관절이 펴진다'push-from-behind'. 무릎폄근에 의해 무릎이 펴지는 K2는 상대적으로 중요하지 않다. 그러나 상당한 양의 편심성 일 또는 흡수가 무릎에 의해 수행된다. 무릎이 빠르게 구부러지면서 디딤기 후반에 매우 작은 폄근 모멘트에 의해 K3가 유발된다. K3는 병적 상태에서 커지고 A2와 거의 같은 단계에 발생하기 때문에, 만일 정상보다 크다면 비효율성을 보여주는 것이다. 따라서 '어느 근육이 보행 동안 가장 일을 많이 하는가?'에 대한 답은 발 떼기에서 발목의 발바닥쪽굽힘근, 발 떼기에서 엉덩관절 굽힘근과 초기 디딤기에서 엉덩관절폄근이다.

나이와 보행 속도에 따라 일을 수행하는 근육이 변하는가?

일반적으로, 속도가 증가하면 근육수축의 이점은 상승한다. 다른 속도에서 형성된 곡선 사이 상관성(모양 유사성에 대한 측정치)은 0.87에서 0.99(Winter 1991, p 48)이다. 또한 잘 아는 것처럼 속도가 증가하면 디딤기와 이중디딤기double stance 단축이 발생한다.

노인들은 파워의 일반적인 형태와 타이밍이 젊은층과 유사하다. 그러나 두 가지 중요한 차이가 보고되어 왔다. 발목의 발바닥쪽굽힘근의 A2 영역이 낮고, 흔듦기 말기 넙다리 뒤근에 의해 발생하는 무릎의 파워 흡수가 낮다(Winter 1991, p 93). 이는 발목의 발바닥쪽굽힘근이 일을 덜함을 의미하는 것이다.

노인에서 K4의 감소는 결국 흔듦기에 있는 다리가 더욱 느려지게 하고, 빠른 속도로 초기 발 닿기initial contact가 발생하게 하여, 무빙 워크웨이moving walkway에서 발을 디딜 때 균형을 위협하는 요소가 된다.

2 뇌졸중 환자에서 보행에 대한 일반적인 질문

뇌졸중 환자에서 보행 동안 일을 수행하는 근육이 정상 노인과 다른가?

30명의 뇌졸중 환자를 대상으로 보행의 운동학kinematics과 운동역학kinetic을 조사하여 능력에 따라 세 집단으로 구분하였다(평균 보행 속도 0.25±0.05m/s; 0.41±0.08m/s; 0.63±0.08m/s)(Olney 등 1991). 이러한 분석에서는 개별 데이터가 무시된다는 점을 유념해야 하지만, 적응과 보상의 미묘한 차이는 개별 대상자들에게서 가장 뚜렷하게 나타난다. 정상인과 비교하여 비슷한 평균 파워 형태를 보이지만 진폭이 낮음을 알 수 있었다(그림 8-7). 사실상, 제일 느린 보행 속도를 보이는 집단의 진폭은 거의 확인할 수 없었다. 발 떼기 동안 발목의 발바닥쪽굽힘근에 의한 양적인 A2 영역은 한 가지를 제외하고 신체 양측에서 수행되는 양적인 일에 영향을 주는 주요 인자이다: 느린 보행 속도를 보이는 집단의 손상측에서 A2 영역이 거의 보이지 않았다. 빠른 속도로 보행하는 집단은 건측에서와 같이 환측에서도 무릎의 근육이 편심성 수축을 보였으며(K3) 심지어는 정상인보다 더 크게 나타났다. 무릎폄근에 의한 양적인 일을 나타내는 영역(K2)은 빠른 걸음을 보이는 집단에서만 환측에서 나타났다. 비록 느린 속도의 집단에서 환측의 진폭이 낮았지만 엉덩관절의 발 떼기 단계(H3)는 모든 집단에서 나타났다. 반대로, 초기 디딤기에서 엉덩관절 폄에 의해 형성되는 H1 단계의 평균은 손상측에서만 나타났다. 손상측에서 조기에 발생하는 행동은 정상 디딤기보다 더 짧음을 의미하고 건측에서는 정상보다 디딤기가 길어진다. 이러한 것은 건측이 환측의 일을 대신하는 것으로 생각되며, 환측은 전체 일의 40%만 담당하는 것으로 여겨진다. 요약하면, 보행 동안 일을 수행하는 근육과 일반적인 형태는 같지만, 몇 가지 차이가 존재한다.

뇌졸중 후 어떤 근육의 결핍이 가장 심한가?

악력 측정기를 이용한 연구에서는 뇌졸중 후 건측의 근력에 대한 환측의 근력을 설명하기 어려울 수 있다. 뇌졸중 후 가장 크게 약해지는 근육은 발목의 발바닥쪽굽힘근(건측의 약 60%)이고, 다음으로 무릎굽힘근과 발등굽힘근(각각 64%와 66%), 엉덩관절 벌림근과 무릎폄근(72%와 73%), 그리고 엉덩관절 굽힘근(78%)과 폄근(83%)이다. 비록 대상자의 능력 정도가 다양하게 나타나지만, 평균 수준은 비교적 양호하였다. 이전의 연구는 근력의 상대적 분포를 제시하였는데, 평균적으로 발목의 발바닥쪽굽힘근이 '불량[worst]' 그리고 엉덩관절폄근이 '최상[best]'이었다. 정상적인 수준의 보행은 발목의 발바닥쪽굽힘근을 제외하고 최대 근력에 비해 상대적으로 낮은 근력을 요한다는 것을 기억해야 한다.

보행 동안 어떤 근육이 결핍이 있는 근육을 보상하는가?

한 관절 또는 두 관절을 가로질러 작용하는 많은 근육에 의해 손상측 사지(사지 내 보상) 또는 건측사지(사지 간 보상)에서 보상과 적응은 발생한다(Winter 등 1990). 환측 발목의 발바닥쪽굽힘근에서 큰 결핍이 있는 경우, 환자들은 흔히 동측 다리에서 H3가 증가하고 흔하지 않지만 H1도 증가한다. 사지간 보상은 거의 항상 존재하는데, A2가 증가하고 흔히 H1과 H3가 정상보다 증가한다.

훈련으로 보행 속도가 증가할 때, 일/파워 변화가 특정 근육 집단 또는 특정 형태에서 발생하는가?

최근 28명의 뇌졸중 환자를 대상으로 근력과 유산소프로그램을 적용한 후 운동역학적 보행 자료를 분석하는 연구가 있었다(Parvataneni 2002). 대상자들은 기능이 좋은 편이었는데 훈련 전 보행 속도가 0.70m/s이었고 훈련 후 0.83m/s이었다. 훈련 전 가장 느린 속도는 0.17m/s이고 가장 빠른 속도는 1/54m/s이었다. 비록 기능은 확실히 좋은 편이고 편차가 크게 나타났지만, 이러한 정보는 훈련효과를 추측하는데 도움이 된다. 표 8-1은 양측에서 A2와 H1의 평균 변화가 0.04 또는 0.05J/kg, H1의 변화가 0.03 또는 0.04J/kg임을 보여주고 있고, H3인 경우는 단지 환측에서만 0.04J/kg 정도 변화가 있음을 보여준다. 또한 훈련이전 건측의 A2, H1, 그리고 H3가 Winter의 표준자료보다 더 높음을 보여준다. 이는 기능이 좋은 집단은 환측의 결핍을 잘 보상함을 보여주는 것이다. 보행 속도가 증가한 28명의 개별 자료를 분석하면, 18명은 A2에서, 16명은 H1에서, 15명은 H3에서 12명은 K2에서 환측의 양적인 일이 증가하였다. 건측인 경우, 21명은 A2에서, 20명은 H3에서, 18명은 H1에서, 9명은 K2에서 증가하였다. K3에서 음적 일[negative work]의 증가는 환측에서 12명이 그리고 건측에서 21명이 관찰되었다.

[표 8-1] 치료 전과 후, 건측과 환측에 따른 보행 동안 발목, 무릎, 엉덩관절 파워를 위한 일(체중으로 표준화, J/kg)의 평균과 표준편차. 평균 1.2m/s로 보행한 Winter의 연구와 비교함.

활성시기	Winter 1990	환측		건측	
		전	후	전	후
A2	0.19 ± 0.05	0.12 ± 0.08	0.17 ± 0.09	0.24 ± 0.18	0.29 ± 0.15
H1	0.07 ± 0.04	0.07 ± 0.08	0.11 ± 0.10	0.11 ± 0.09	0.14 ± 0.11
H3	0.10 ± 0.03	0.12 ± 0.14	0.11 ± 0.04	0.12 ± 0.05	0.16 ± 0.07
K2	0.04 ± 0.24	0.02 ± 0.03	0.03 ± 0.03	0.03 ± 0.03	0.03 ± 0.03
K3	0.09 ± 0.05	0.08 ± 0.07	0.11 ± 0.09	0.14 ± 0.08	0.22 ± 0.13

A2, 발 떼기 시 발목관절 파워; H1, 초기 디딤기 시 엉덩관절 파워; H3, 초기 흔듦기 시 엉덩관절 파워; K2, 중간 디딤기 시 무릎관절 파워; K3, 초기 흔듦기 시 무릎관절 파워

발목에서 수행되는 양적인 일의 비율은 전체 환측 사지의 일에 대한 비율로 표현되는데, 치료 후 환측에서 수행되는 비율이 높아졌지만(40% 대 37%) 건측은 변화가 없었다(44% 대 45%). 엉덩관절에서는 반대의 현상이 발생하였는데 건측에서 전체 일에 대한 비율이 높아졌다(훈련 후 46% 대 훈련 전 43%). 환측에서 주요 인자에 의해 수행되는 전체 양적인 일은 훈련으로 33%까지 증가하였고, 건측은 40%까지 증가하였지만, 건측사지에 의해 수행된 일의 전체 비율은 양쪽 팔다리의 총합의 40%로 거의 유지되었다. K3 단계에서 음적 일의 변화가 크게 나타났는데, A2와 H3에서 환측이 얻은 이점(-0.14에서 -0.22J/kg)의 대부분은 건측의 흡수로 줄어든다.

3 뇌졸중 환자를 위한 보행훈련에 대한 일반적인 질문

보행훈련을 위해 목표가 되어야 하는 근육은 무엇인가?

기본적으로 목표가 되어야 할 6가지 근육이 있다(양쪽 사지):

- 발 떼기 동안 발목의 발바닥쪽굽힘근
- 발 떼기 동안 엉덩관절굽힘근
- 초기 디딤기 동안 엉덩관절폄근

초기 치료 시 목표로 삼는 근육에 대해서는 일반적으로 일치하는 것 같다. 전통적으로 많은 시간을 무릎에 집중하여 치료하여 왔지만, 환자의 보행 속도를 높이는 데에는 다소 제한적이다. 보행 속도를 높이기 위해서는 가능한 한 높은 수준의 수축이 필요하다(빠른 속도에서 높은 모멘트). 에너지는 속도제곱에 비례하기 때문에, 속도는 매우 가치가 있는 것이다. 관절운동범위를 통해 속도를 높이기 위해 올바른 관절각도에서 움직여야 한다.

A2를 높이는 것을 가정해 보자. 건측을 크게 앞으로 내딛게 해야 발 떼기 동안 환측의 발목의 위치가 더욱 발등굽힘이 발생하게 된다. 다른 이유는 미는 방향이 위쪽보다 앞쪽으로 향하게 되어 속도를 높이는데 도움이 된다. H3을 이용하여 다리를 들어올리는 것이 아니라 미는 것이 필요하다.

H3가 신체의 에너지를 상승시키는 능력이 크다는 것을 고려하면 여기에 대해 아직 연구가 이루어지지 않았다는 것이 놀랍다. 힘과 속도는 매우 중요하다. 디딤기 후반에 엉덩관절 폄이 중지될 때 이 움직임은 시작된다는 것을 기억하라. 따라서 속도를 높이기 위해서, 엉덩관절 폄의 운동범위가 중요하다. 다리를 당기는 속도를 높이기 위해, 나의 동료 Bohannon은 환자에게 발을 확 잡아당기기를 주문하였다. 바닥에서 발을 확 잡아당기는 것이 어떻게 상체를 앞으로 나아가게 하는데 도움이 되는지 질문이 생길 것이다. 대답은 신체의 한 부분에서 다른 부분으로 에너지 전달에 있는데, 이 경우 허벅지로부터 상체로 에너지가 전달되는 것이다(Winter 1990). 요약하면, 에너지 획득 후, 흔들기 다리는 느려지게 되고 이 단계의 주요 에너지는 상체로 전달된다. 결국 속도가 증가되거나(운동에너지), 상체가 올라가거나(위치에너지), 또는 둘 모두 발생한다.

종종 H1은 '뒤에서 밀기push from behind'라 불린다. 정상인에서 이것은 매우 작지만, 긴 시간 동안 일어난다. 엉덩이 근육과 함께 넙다리뒤근을 이용하는 것은 무릎 위 절단 환자들이 의지족을 사용하여 효과적으로 보행을 할 수 있도록 한다는 것을 기억하라. 더 나아가, 뇌졸중 환자인 경우 엉덩관절 폄근은 흔히 근력이 잘 보존되어 있다. 또한 이 근육은 훈련으로 쉽게 강화된다. 그림 8-8은 근력강화와 유산소프로그램 적용 전과 후의 파워 형태를 보여준다. 근육수축의 힘(발 닿기에서 디딤기 동안 활성화되는데 흔들기 말기에 시작), 움직임의 속도와 '뒤에서 밀기'의 연속성을 강조하는 것이 효율적인 보행을 유도할 수 있다.

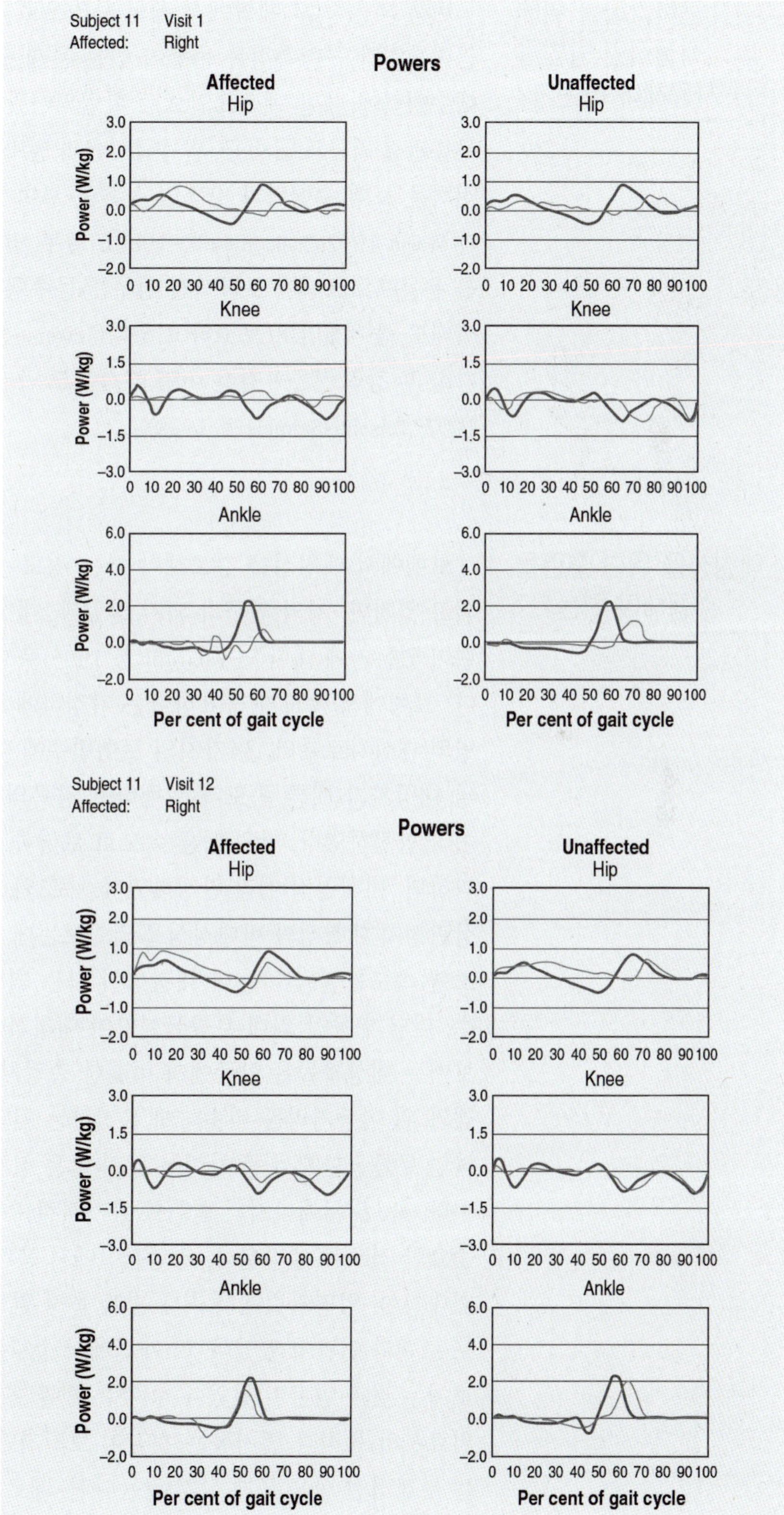

[그림 8-8]

근력강화와 유산소프로그램 적용 전과 후의 파워 형태. 환측(결핍에 대한 사지 내 보상)과 건측(사지 간 보상)에서 H1의 증가를 관찰하라.

근력강화를 위해 직접적인 방법을 사용해야 하는가?

비록 뇌졸중 후 재활에서 제한 요인으로 근력약화가 제기되고 있지만, 근력훈련과 근력측정은 논쟁이 있는 문제이다. 그러나 근력의 측정은 보행수행력에 대한 예측요인으로 확립되어왔고, 엉덩관절 폄근과 굽힘근, 무릎관절 폄근과 굽힘근, 발등굽힘근과 발바닥굽힘근에 의해 형성되는 회전력은 보행 수행력과 양적인 상관을 보여왔다(Bohannon 1986, Bohannon과 Walsh 1992, Nakamura 등 1988). 일부 연구에서는 직접적인 근력강화를 운동프로그램에 포함시킨 경우 운동수행력의 측정치뿐만 아니라 건강상태도 좋아졌다고 보고하고 있다(Teixeira-Salm ela 등 1999, 2001). 근력강화 후 강직spasticity 같은 어떤 부작용도 나타나지 않았다(Sharp와 Brouwer 1997, Teixeira-Salmela 등 1999).

대칭성을 위한 훈련을 수행해야 하는가?

보행에서 대칭성을 강조해야 하는 정도는 치료사들 사이 많은 논쟁이 되고 있지만, 거의 연구가 되지 않았다. 대칭성이 보행 속도와 얼마나 관련이 있는가에 대한 연구(Griffin 등 1995)로 이에 대해 관심을 가지게 되었다. 보행에서 속도가 중요하다는 가정하에 이 연구는 유용할 것이다. 31명의 대상자로부터, 34가지의 보행변수에 대한 대칭성을 조사하였다. 만일 대상자가 빠른 속도가 보행하고 양쪽의 측정치가 동일하면 '대칭적'이라 판정하였다. 만일 빠른 속도로 보행하고 환측이 건측의 측정치를 초과하면 '비대칭적'이라 판정하였다. 속도와 함께 절대적인 차이와 차이의 상관성이 대칭성과 비대칭성을 알아보는데 사용되었다. 대상자 집단에서 보행 속도를 촉진하는데 대칭성이 하는 역할은 미비하였다. 단지 한 변수, 디딤기 동안 최대 무릎굽힘만이 대칭적이었다. 즉, 빠른 보행 속도를 보이는 대상자들은 양쪽에서 비슷한 측정치를 보였다. 이점은 신체의 아래와 위 이동거리를 비슷하게 유지하는 것과 관련이 있을 수 있다. 왜냐하면 무릎굽힘에서 큰 차이는 같지 않은 신체 이동을 보이는 것이기 때문이다. 즉, 위치에너지의 변화를 증가시킬 수 있다. 비대칭적 변수는 좀 더 중요한 것으로 생각된다. 엉덩관절에서 음적 일과 최대 굽힘근 모멘트의 비대칭성, 엉덩관절에서 최대 폄과 음적 일의 합에서 비대칭성은 빠른 속도 보행과 연관이 있었다. 각 개인에서 속도는 건측보다 환측에서 큰 값을 보이는 것과 연관이 있었다. 이것은 재활 초기에 대칭성을 회복하기 위한 치료사의 목적과 일치하는 것같이 보이지만, 만일 비대칭성에서 기인하는 부정적인 힘을 문제 삼지 않는다면, 때로는 비대칭적 패턴이 대칭적인 패턴보다 좀 더 기능적인 보행을 유발할 수 있다.

보행 속도 또는 정상적인 보행 패턴이 더 중요한가?

보행패턴이 좋지 않다고 판정할 수 있는 요인을 먼저 결정해야 하고 이후 환자와 상담을 통해 우선순위를 결정해야 한다. 동시에, 빠른 보행 속도를 위해 조절함으로써 좋지 않은 패턴이 제거되거나 감소될 수 있는지를 결정해야 한다. 예를 들어, 발목의 발바닥쪽굽힘근이 좀 단단한 환자인 경우는 느린 보행을 완벽하게 수행할 수 있지만, 빠른 보행에서는 충분히 발등굽힘이 일어나지 않아 과도한 무릎펴짐이 발생할 수 있다. 이러한 문제를 피하기 위해서 발뒤꿈치를 높이는 것이 필요하다.

4 디딤기 동안 훈련에 대한 질문

발등굽힘의 제한이 문제인가?

발등굽힘의 제한은 에너지 측면에서 중요하다. 보행에서 대부분의 효율성은 몸통의 운동과 위치에너지 교환을 통해 발생한다(속도 변화에 의해 유발되는 운동에너지의 변화 크기와 밀접한 위치에너지의 변화-몸통의 위와 아래로 이동). **그림 8-9**는 바닥에서 발을 들기 위해 다리와 골반을 들어올리는 것을 보여주는 것으로, 에너지 소모가 많은 적응적 행동이다. 비록 실험 데이터는 없지만, 단지 한쪽 팔다리를 높이 드는 것 자체는 심각하지 않은 문제이다. 따라서 골반 들기를 최소화하는 훈련이 중요하다.

[그림 8-9]

무릎이 펴진 상태로 바닥에서 발을 떼기 위해, 다리와 골반을 부적절하게 들어올릴 때 발생하는 에너지 소모패턴(J). 위치에너지와 운동에너지가 교환될 기회가 없는 것에 유의하라(Olney 등 1986).

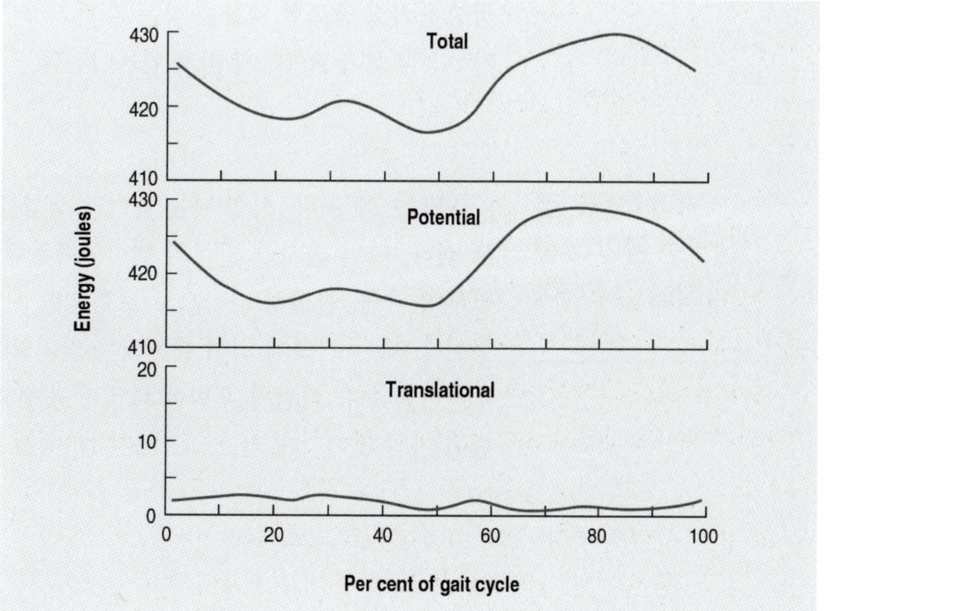

초기 디딤기 동안 무릎 구부리기를 강조해야 하는가?

이전의 질문에 사용되었던 논쟁이 여기에서도 적용된다고 생각된다. 적어도 한 시점까지는 무릎굽힘과 에너지 소모 사이 반비례 관계를 보인다. 이것은 Saunders가 주장하던 논리이다. 그러나 흔듦기 이후 무릎을 굽히는 목적론적 이유는 에너지 소모를 최소화하기 위한 것이 아니라 충격을 흡수하기 위한 것이라 생각된다. 초기 디딤기는 뒤집어진 추와 같다. 즉, 신체는 원활하게 위치와 운동에너지 교환을 하면서 발에 대해 선회축pivot을 한다. 비록 포괄적인 실험적 자료는 없지만, Winter(1983)는 다양한 속도에서 정상인 7명이 보행하는 동안 기계적인 일 손실을 평가하였다. 일 손실은 디딤기 동안 최대 무릎굽힘과 연관이 있었다. 에너지 소모는 최대 무릎굽힘과 유의한 상관성을 보였는데, 이는 뻣뻣한 다리로 체중지지하는 것이 정상적으로 무릎굽힘자세로 체중지지하는 것보다 에너지 소모가 많다는 Saunders(1953)의 예측과 맞지 않는 것이다. 비록 연구결과는 속도변화에 영향을 받지만, 그럼에도 불구하고 만일 다른 생체역학적인 변수가 동일하다면 이 결과는 초기 입각 시 무릎굽힘이 에너지 소모에 큰 영향을 주지 않음을 시사하고 있다.

에너지 소모와 관계없이, 초기 디딤기에 무릎을 굽혀야 하는 이유는 무릎이 과도하게 펴지는 것을 피하기 위해서이다. 실제적으로 무릎이 과도하게 펴질 필요가 없다. 만일 지면반발력이 너무 빠르게 발가락에 전달되거나, 또는 만일 디딤기에서 초기에 충분히 체중전달이 이루어지지 않을 경우 무릎이 과하게 펴지는 경향이 있다. 이러한 경우, 지면반발력은 무릎을 신전시키는 큰 모멘트를 유발하고, 이로 인해 환자는 보행 중 에너지 생성에 가장 중요한 역할을 하는 발 떼기push-off(디딤기 후반에 발생)와 발 들기pull off(흔듦기 초기에 발생)가 힘들어진다.

말기 디딤기로 진행하는 동안 무릎 굽힘을 강조해야 하는가?

대답은 '예'이다. 사실 나는 에너지 생성을 도울 수 있도록 더욱 권장하고 싶다. 만일 환자가 발목의 발바닥쪽굽힘근과 엉덩관절굽힘근의 힘이 일부 있다면, 안정성 다음으로 보행훈련 시 고려해야 할 가장 중요한 사항이다. 나는 건측에 의해 대체되는 일의 양(40:60)이 명확히 제한된다고 주장하여왔다. 디딤기 후반에 다리가 뻣뻣하게 유지되면, 흔듦기에서 굽힘이 거의 없어지게 되고, A2 또는 H3에서 에너지 생성이 불가능해진다.

디딤기 동안 구부러진 위치, 과도하게 발등굽힘이 유지되는 것이 문제인가?

이것은 간접적으로 중요하다. 허벅지-종아리-발의 연결을 지지[support]하는 것은 엉덩관절폄근, 무릎폄근, 그리고 발목의 발바닥쪽굽힘근에 의해 일어나는데(Winter 1991, p 40), **그림 8-5**에 제시된 모멘트를 만들어 낸다. 정상 보행의 초기 디딤기에서(Winter 1991, pp 57~69) 이 지지는 발 닿기 초기에 거의 최고 근활성도를 보이는 넙다리뒤근과 근활성도가 증가하는 넙다리근에 의해 제공되며, 보행주기의 30%에서 이 두 근육의 활성도는 거의 0이 된다. 장딴지근은 초기 디딤기에서 매우 낮은 근활성도를 보이고 보행주기 30~60%에서 지지를 제공하기 위해 근활성도가 점차 증가한다. 무릎폄근이 없어 엉덩관절폄근과 다소 뻣뻣한 발-발목 의지를 통해 적절한 지지를 해야 하는 무릎 위 절단 환자를 상상해보라. 환자들은 무릎폄근이 없기 때문에 '무릎조절'을 위해 엉덩관절폄근이 매우 중요하다. 만일 초기 디딤기에 무릎이 구부러진다면, 이는 발목의 발바닥쪽굽힘근(후기에 영향을 미침)이 결핍이 있어서가 아니다. 디딤기 동안 과도한 발등굽힘이 유지되는 발목은 일반적으로 발목의 발바닥쪽굽힘근의 활동성이 없거나 낮아서이다. 그러나 무릎과 엉덩관절폄근의 활동성은 어느 정도 대체될 수 있다. 비록 A2 단계의 일의 양을 제한할 수 있지만, 보조기로 발목을 고정하거나 부분적으로 고정하는 것은 지지를 제공할 것이다. 만일 일이 A2에 의해 만들어지지 않으면, 보조기는 긍정적인 영향을 줄 것이다.

역동적인 문제는 아니지만 지지를 고려한 후, 치료사는 역동적인 문제인 세 가지 파워-생성 단계를 검사해야 한다. 치료사들이 이러한 단계의 효과성에 대해 관심이 적다는 증거가 일부 제기되고 있다(McGinley 등 2003). 초기 디딤기에 환자가 '뒤에서 밀기'를 잘 수행하는가? 확실하게 발 떼기를 잘 수행하는가? 빠르게 발 들기를 잘 수행하는가? 이들 중 특히 두 번째는 발목의 발바닥쪽굽힘근에 대한 것으로 초기 디딤기 동안 허벅지-종아리-발 연결을 지지하는 두 가지 근육 중 하나이다. 나머지 하나는 엉덩관절폄근이다. 만일 치료사는 환자가 활발한 힘 생성을 보이면서 걷는 것을 본다면, 구부리고 걷는 것에 대해 관심을 갖지 않을 것이다. 뇌졸중 환자로부터 얻은 보행 자료에 대한 분석의 주요 요인(Olney 등 1998) 중 3번째 주요 요인은 구부리거나 펴는 자세로 걷는 것이다. 구부러진 자세를 보이는 환자는 디딤기 동안 무릎이 매우 구부러지고, 발등굽힘이 과도하게 발생하고, 몸통이 앞쪽으로 기울어지는 자세를 보인다. 주요 요인 분석은 각 요인을 독립적인 요인으로 추출한다; 즉 속도 또는 대칭성 정도는 구부러지거나 펴지는 보행자세와 관련성이 없었다. 요약하면, 보행 속도에 반영된 것처럼 다소 구부러진 자세를 가진 보행은 보행 능력과 관련이 없다.

발 떼기의 중요성에 대한 논쟁이 왜 존재하는가?

지금은 논쟁의 여지가 없다. 발목이 고정된 채 보행을 하는 뇌성마비나 절단 환자를 관찰할 때 초기 연구자들은 복잡한 운동역학적인 생체역학적 분석을 할 수 없었다. 물론 지금 우리는 발목의 발바닥쪽굽힘근의 힘 생성 없이도 다른 부위의 대체 활동으로 보행이 가능하다는 것을 안다. 정상적인 엉덩관절 힘 생성을 가진 사람은 느린 속도에서 보행이 가능하다. 만일 보상할 수 있는 요인이 많아지면 정상적인 보행 속도로 걷을 수 있을 것이다. H3 생성을 나타내는 '발 들기[lift-off]'는 발목의 발바닥쪽굽힘근이 어떤 에너지를 생성하지 못하는 경우에 더욱 잘 나타난다.

발 떼기 동안 발목관절에서 왜 발바닥쪽굽힘이 감소하는가?

위에서 언급하였듯이, 일반적으로 발목의 발바닥쪽굽힘근의 약화로 A2가 감소한다. 에너지를 생성하기 위해 근육은 앞발[forefoot]에 가해지는 발바닥 힘에 대항하여 동심성 수축을 수행해야 한다: 운동범위를 통해 근육은 충분한 힘을 생성할 수 있는 능력이 있어야 한다. 발목을 고정하는 보조기는 발등굽힘으로부터 발바닥쪽굽힘으로 움직임을 억제하여 A2 생성을 방해한다.

말기 디딤기에서 환측의 엉덩이 폄과 발등굽힘이 제한되는 것이 문제인가?

건측에서 짧은 보폭[step]이 나타나고, A2와 H3에 의한 양적인 일의 생성을 감소시켜 심각한 생체역학적인 결과를 초래한다. 먼저 **그림 8-6**과 **그림 8-7**에 있는 발목과 엉덩관절의 파워를 살펴보라. 만약 디딤기 후반에 대상자가 보폭이 짧으면 발목은 발등굽힘이 덜 일어날 것이고, 발 떼기의 효율성은 줄어들 것이다. A2가 작아진다. 이와 비슷하게, 엉덩관절 폄이 제한되면, 발 들기(H3)를 조절하는 엉덩관절굽힘근의 작용은 감소된다. 게다가, 보폭에 관계없이 소비되어야 할 에너지가 있다. 즉, 한쪽 발에서 다른 발로 신체를 올리고 내리기 위해 에너지를 소모해야 한다. 비록 이것에 대한 실험적인 자료는 없지만, 이론적으로 동일하다고 가정하는 것이 합당하다면, 같은 거리를 이동하기 위해 더 많은 에너지가 소모될 것이다.

마지막 디딤기에서 엉덩관절을 적절히 펴지는 것이 중요하다는 실험적인 증거가 있다. 32명의 뇌졸중 환자를 대상으로 한 연구(Olney 등 1994)

에서 많은 운동학적인 변수 중 최대 엉덩관절 폄이 보행 속도와 높은 상관(r = 0.61)이 있음을 보고하였다. 속도에 대한 보행변수의 단계적 회귀 분석에서, 최대 엉덩이 굽힘근 모멘트가 첫 번째로 선택된 변수였으며, 이는 분산의 74%를 설명하였다. 다른 저자들도 환측의 효과적인 엉덩관절 폄이 생체역학적으로 중요하다는 것에 동의하였다(Nadeau 등 2001).

발목-발 보조기를 선정하는데 있어 지침이 되는 생체역학적인 원리는 무엇인가?

보조기는 3가지 목적으로 사용된다.

1. 발등굽힘이 부적절하거나 발목의 발바닥쪽굽힘근이 너무 과도한 활동성 또는 단단한 경우 흔듦기 동안 발이 끌리는 것을 방지하기 위해;
2. 만약 발목의 발바닥쪽굽힘근이 부적절한 경우 말기 디딤기에서 과도한 발등굽힘을 방지하기 위해;
3. 만일 발이 안쪽번짐[inversion] 또는 가쪽번짐[eversion]되어 바닥과 접촉하는 경우 중립위치에 발을 유지하기 위해.

1번의 목적을 위한 보조기는 매우 간단하다. 그러나 발목이 고정되는 경우 발목의 발바닥쪽굽힘근이 양적인 일을 수행하기 더욱 힘들어진다. 매우 유연한 발목-발 보조기 또는 가능한 발목의 운동범위를 허용하는 접이식 보조기가 가장 좋은데, 이런 보조기는 발목의 발바닥쪽굽힘근이 어느 정도 양적인 힘을 생성할 수 있게 한다. 2번을 위한 것은 가능한 발목의 발바닥쪽굽힘은 허용하면서 발등굽힘을 차단하는 접이식 보조기가 적당하다. 3번을 위한 것은 과도한 발등굽힘과 발바닥굽힘의 제한을 하지 않으면서 내·외측 안정성을 제공하는 보조기가 필요하다. 만일 발바닥굽힘근이 매우 약한 경우 보조기를 사용하여 손해 볼 것이 거의 없다. 환자가 보조도구를 사용하는 모든 경우에, 보행 속도를 평가하는 것이 필요하고, 보행 속도는 각 보조기의 상대적인 장점을 비교하는 좋은 지표가 된다. 최근, 발이 초기 디딤기에서 발등굽힘할 때 에너지를 저장하고 발 떼기[push-off] 시에 이를 방출하는 에너지 회복형 보조기[orthosis]가 시장에 등장했다. 현재까지는 이 보조기의 에너지 회복 능력을 입증한 연구가 없지만, 만약 이것이 입증된다면 많이 사람들이 선택하는 좋은 보조기가 될 것이다.

5 흔듦기 동안 보행훈련에 대한 질문

흔듦기 동안 환측의 느린 엉덩관절굽힘이 문제인가?

흔듦기 동안 빠르게 엉덩관절굽힘을 시작하는 것이 안 되면 H3 에너지 생성이 감소하게 된다. 이것은 좋은 위치에너지 자원이기 때문에 가능한 한 독려되어야 한다. 또한 H3은 건측에서 좋은 안정성이 있을 때 발생하는데, 효과적으로 되기 위해 이것의 능력을 더해야 한다.

흔듦기 동안 무릎을 굽히는 것이 중요한가?

흔듦기 동안 무릎이 펴진 채로 유지되는 것은 Carr와 Shepherd(1998, p 249)의 '적응적 운동행위'에서 묘사하였듯이 환자가 충분히 근육수축을 할 수 없어서 발생하는 것이 아니라 환측으로 체중지지를 할 수 없다는 두려움에 흔히 기인한다. 보행지팡이는 안정성을 제공할 수 있다. 무릎을 굽히는 기전은 흔히 잘못 이해되고 있다. 무릎굽힘은 넙다리뒤근에 의해 발생하는 것이 아니다 – 넙다리뒤근은 이 단계에 거의 활동을 하지 않는다. 무릎굽힘은 능동적인 발목의 발바닥쪽굽힘에 의해 발생하고 엉덩관절굽힘에 의해 보강된다. 따라서 확실한 발 떼기는 무릎굽힘을 만드는 중요한 수단이다. 건측의 긴 보폭은 환측의 엉덩관절이 펴지는 상태를 유발할 것이고, 이로 인해 발 떼기가 쉬워진다. 흔듦기 동안 무릎이 펴진 다리를 이동시키는데 사용되는 에너지 소모는 이전에 언급하였다. 요약하면, 치료사는 디딤기에 발 떼기를 독려함으로써 흔듦기 동안 무릎굽힘이 발생하도록 지도해야 한다.

6 이중디딤기 동안 보행훈련에 대한 질문

이중디딤기가 길어지면 어떤 결과를 초래하는가?

이중디딤기가 길어지면 에너지 소모가 많아진다. 정상보행에서 보행주기의 50~60%에 해당하는 디딤기 동안, 상당한 에너지가 A2와 H3로부터 생성된다. 동시에 매우 적은 양의 에너지 흡수가 보행주기 첫 10% 동안 앞에 있는 다리의 K1 단계(넙다리근의 편심성 수축)에서 발생함을 기억하라. 그러나 만일 이중디딤기가 길어지면, 디딤기에 있는 한쪽에서 발 떼기가 길어지고 반대쪽 다리의 K1과 A1의 증가가 동시에 발생한다. 따라서 서로 간섭하여 비효율적으로 된다.

이중디딤기의 증가는 흔히 대상자의 균형능력 감소와 연관이 있다. 흔히 뇌졸중 환자의 건측에서 볼 수 있는 것과 같이 이 불안정성은 K3의 증가를 유발할 수 있다(그림 8-7). 이것은 아마도 사지를 고정하는 무릎폄근의 모멘트가 작아 생기고 무릎이 구부러진다. 에너지를 흡수하는 이런 비효율적인 방법 때문에 이 에너지를 흡수하는 비효율적인 동작은 디딤기 후반에 강한 발 떼기push-off와 빠른 '당김'을 강조해야 하는 또 다른 이유이다.

7 결론

뇌졸중 보행훈련과 관련된 생체역학적인 논점을 고려하는 것은 치료에 대한 의사결정을 돕는 역할을 한다. 이 장은 가장 흔히 논쟁이 되고 있는 부분을 분명하게 하기 위해 노력하였다. 물론, 환자를 평가할 때, 개별적으로 파워와 모멘트가 존재하는지를 알아보는 것은 불가능하다. 그러나 발 떼기 단계에 파워를 시각적으로 관찰할 수 있다는 제한적 근거가 있으며(McGinley 등 2003) 다른 단계도 다르지 않을 것이라 믿지 않을 이유가 없다. 이들의 중요성을 인지하지 않아서, 지금껏 우리는 어떻게 관찰하는지를 알 수 없었다. 의심할 여지없이 개별적으로 분석하는 것은 치료목표를 분명히 하는데 도움이 되겠지만, 치료의 기초가 되어야 할 원리를 이해하는 것이 더욱 중요하다고 생각한다.

참고문헌

Bohannon R W 1986 Strength of lower limb related to gait velocity and cadence in stroke patients. Physiotherapy Canada 38(4):204-206.

Bohannon R W, Walsh S 1992 Nature, reliability, and predictive value of muscle performance measures in patients with hemiparesis following stroke. Archives of Physical Medicine and Rehabilitation 73(8):721-725.

Carr J, Shepherd R 1998 Neurological rehabilitation: optimizing motor performance. Butterworth-Heinemann, Oxford.

Carr J, Shepherd R 2003 Stroke rehabilitation: guidelines for exercise and training to optimize motor skill. Butterworth-Heinemann, Oxford, pp 76-128.

Cress M E, Schechtman K B, Mulrow C D et al 1995 Relationship between physical performance and self-perceived physical function. Journal of the American Geriatrics Society 43(2):93-101.

Friedman P 1990 Gait recovery after hemiplegic stroke. International Disability Studies 12(3):119-122.

Griffin M P, Olney S J, McBride I D 1995 The role of symmetry in gait performance of persons with hemiparesis resulting from stroke. Gait and Posture 3:132-142.

McGinley J L, Goldie P A, Greenwood K M et al 2003 Accuracy and reliability of observational gait analysis data: judgments of push-off in gait after stroke. Physical Therapy 83(2):146-160.

Nadeau S, Gravel D, Olney S J 2001 Determinants, limiting factors, and compensatory strategies in gait. Critical Reviews in Physical and Rehabilitation Medicine 13(1):1-25.

Nakamura R, Watanabe S, Handa T et al 1988 The relationship between walking speed and muscle strength for knee extension in hemiparetic stroke patients: a follow-up study. Tohoku Journal of Experimental Medicine 154(2):111-113.

Olney S J, Richards C 1996 Hemiparetic gait following stroke. Part I: characteristics. Gait and Posture 4(2):136-148.

Olney S J, Monga T N, Costigan P A 1986 Mechanical energy of walking of stroke patients. Archives of Physical Medicine and Rehabilitation 67:92-98.

Olney S J, Griffin M P, Monga T N et al 1991 Work and power in gait of stroke patients. Archives of Physical Medicine and Rehabilitation 72:309-314.

Olney S J, Griffin M P, McBride I D 1994 Temporal, kinematic and kinetic variables related to gait speed in subjects with hemiplegia: a regression approach. Physical Therapy (AM) 74:872-885.

Olney S J, Griffin M P, McBride I D 1998 Multivariate examination of data from gait analysis of persons with stroke. Physical Therapy (AM) 78(6):814-828.

Parvataneni K 2002 Kinetic factor responsible for gait speed increases in stroke after a training program. MSc thesis, Queen's University, Kingston, Ontario.

Potter J M, Evans A L, Duncan G 1995 Gait speed and activities of daily living function in geriatric patients. Archives of Physical Medicine and Rehabilitation 76(11):997-999.

Quanbury A O, Winter D A, Reimer G D 1975 Instantaneous power and power flow in body segments during walking. Journal of Human Movement Studies 1:59-67.

Richards C, Olney S J 1996 Hemiparetic gait following stroke. Part II: recovery. Gait and Posture 4(2):149-162.

Saunders J B de C M, Inman V T, Eberhart H D 1953 The major determinants in normal and pathological gait. Journal of Bone and Joint Surgery 35A(3):543-558.

Sharp S, Brouwer B J 1997 Isokinetic strength training of the hemiparetic knee: effects of function and spasticity. Archives of Physical Medicine and Rehabilitation 78:1231-1236.

Sheirman G, Olney S J 1997 Clinical analysis using the Peak Motus motion measurement system. Orthopaedic Physical Therapy Clinics of North America 6:17-43.

Stokes J, Lindsay J 1996 Major causes of death and hospitalization in Canadian seniors. Chronic Diseases in Canada 17:63-73.

Teixeira-Salmela L F, Olney S J, Nadeau S et al 1999 Muscle strengthening and physical conditioning to reduce impairment and disability in chronic stroke survivors. Archives of Physical Medicine and Rehabilitation 80(10):1211-1218.

Teixeira-Salmela L F, Nadeau S, McBride I et al 2001 Effects of muscle strengthening and physical conditioning training of temporal, kinematic and kinetic variables during gait in chronic stroke survivors. Journal of Rehabilitation Medicine 33:53-60.

Wilkins K 1999 Health care consequences of falls in seniors. Health Reports 10:47-55.

Winter D A 1983 Knee flexion during stance as a determinant of inefficient walking. Physical Therapy 63(3):331-333.

Winter D A 1990 Biomechanics and motor control of human movement. Wiley Interscience, Toronto.

Winter DA 1991 The biomechanics and motor control of human gait: normal, elderly and pathological. Waterloo Biomechanics, Waterloo.

Winter D A, Olney S J, Conrad J et al 1990 Adaptability of motor patterns in pathological gait. In: Winters DA, Woo sly (eds) Multiple muscle systems: biomechanics and movement organization. Springer-Verlag.

제9장

뇌졸중 후 보행 평가 및 훈련: 개념 변화

ASSESSMENT AND TRAINING OF LOCOMOTION AFTER STROKE: EVOLVING CONCEPTS

학습목표

1 과제지향적 보행훈련
2 연습 시간을 늘리기 위한 촉진 방법
3 과제지향적 보행훈련
4 보행 능력 평가의 필요성
5 요약
6 감사의 글

보행 장애에 대한 평가와 치료는 지난 20년 동안 두드러지게 발전되어왔다. 이러한 발전은 임상 과학으로서 물리치료의 시대가 도래하였음을 예고해주는 것이다. Carr와 Shepherd(1982, 1987, 1998)와 그 동료들의 연구는 보행 관련 과제, 과제지향 훈련 및 치료 효율성의 평가에 대한 생체역학과 운동조절기전을 보다 쉽게 이해할 수 있도록 함으로써 물리치료 연구자들의 생각에 큰 영향을 미쳤다. 이러한 패러다임은 치료의 틀을 과제지향훈련으로 변화시켰으며, 적절한 치료의 필요성에 대한 기본적인 생각을 바탕으로 보행훈련의 유형 및 강도를 높일 수 있는 새롭고 창조적인 방법을 찾아내기 위하여 역학자들, 신경심리학자들, 과학자들 그리고 컴퓨터 프로그래머들의 전문 기술이 모두 포함되어 있는 여러 전문분야에 걸쳐 연구가 진행되었다. 또한 의사결정과 관계된 인지 과정의 중요성, 선행 보행 조정, 그리고 목표 지향적인 행동이 설명되고 있다. 이러한 모든 것들의 복합된 영향과 상호작용으로 인하여 실제로 신경계 재활 분야에서 지식 활동이 많이 증가하였으며, 보다 특정적인 보행장애 치료 방법이 연구되고 있다.

이 단원에서는 뇌졸중 환자들에 대한 보행훈련으로써 과제지향 접근법의 비약적인 발전을 설명하고 있는 연구와 이러한 발전에 지난 15년 동안 우리가 기여한 바를 소개할 것이다. 이 단원의 특별한 목적은 다음과 같다.

1. 과제지향 훈련과 이를 위해 사용되는 복잡한 장비의 역할을 알아보는 것
2. 과제지향적 근력강화와 지구력 훈련의 필요성을 설명하는 것
3. 신체 능력을 향상시키는 훈련에 관한 연구를 검토하는 것
4. 아래와 같은 방법으로 촉진 훈련augmented practice을 더욱 강화하는 방법을 찾아내는 것
   a. 신체 훈련의 부가적인 방법으로서 상상 연습mental practice의 잠재성에 대한 평가
   b. 보행 연습의 질을 향상시키기 위한 가상현실 훈련 방법의 효과에 대한 연구
5. 두 가지 보행 관련 과제에 대한 최근 연구를 검토하는 것
6. 보행 능력 평가의 필요성을 강조하는 것

1 과제지향적 보행훈련

트레드밀 훈련

1987년에 우리가 급성 뇌졸중 환자들의 보행에 대한 전통적인 신경발달치료와 과제지향 훈련의 효과를 비교하기 위한 무작위 대조군 연구를 위한 예비 무작위 대조군 연구randomized controlled pilot trial를 시작하였을 당시에는(전통적인 치료 접근에 대한 것을 보려면 Gordon 1987과 Horak 1991을 참고하라), 뇌졸중 환자들에게 트레드밀을 사용하는 것은 아주 특별한 일이었다. 5년이 지난 후에도 그것은 여전히 받아들여지고 있지 않으므로, 과제지향 접근법의 설명을 통해 다양한 비평과 논의를 유도할 필요가 있다(Malouin 등 1992). 오늘날 트레드밀은 뇌졸중 후 기본적인 보행훈련의 요소로 받아들여지고 있다. 사실상, 체중 지지대가 있든 없든 간에 트레드밀 훈련의 효과는 많은 연구에서 입증되었으며(Finch와 Barbeau 1985; Hesse 등 1994a, 1995, 2001; Smith 등 1999; Visintin 등 1998), 그럼으로써 일반적

으로 보행 훈련에 있어서 트레드밀이 포함되게 되었다.

트레드밀 보행은 과제지향 훈련을 촉진시킬 수 있는 효과적인 수단인 것처럼 보인다. 더욱이, 트레드밀에서는 체중지지 장치를 통해 근육뼈대계에 주어지는 부하를 다양하게 조절할 수 있으며, 또한 보행 속도도 조절할 수 있다. 트레드밀 보행은 적극적인 걷기 연습에 도움이 되며, 동기유발적이고 안전한 방법으로 보고되고 있으며, 목표지향적인 방법으로 여겨지고 있다. Gentile(1987)과 같이 운동학습을 전문적으로 연구하는 학자들은 반복 과제의 닫힌 고리closed-loop 속성을 지적하면서 트레드밀 훈련이 변화되는 환경에서 보행의 인지 요소를 충족시키는데 제한점이 있다고 하였다. 최근 트레드밀 보행을 보조하는 치료사의 수고를 줄이기 위하여 로봇 보행 장비가 도입되고 있다(Hesse 등, 2001; Werner 등 2002b). 로봇 보행 연습을 통해 보행 기술을 향상시킬 수 있다는 개념은 대조군 연구를 통해 충분히 설명되지 않았다. 그럼에도 불구하고, 이 같은 개념은 보편적으로 수용되고 있는 운동학습의 핵심 개념과 상반되게 적용되고 있다(Sheperd 1987, 1998, Winstein 1991). 운동학습은 목표지향적이고, 환경적으로 상호관계성이 있으며, 계속적으로 변화하는 보행 훈련을 추천하고 있다. 트레드밀 훈련은 어떤 면에서 과제지향 보행 훈련과 동일하게 여겨질 수 있다. 이것은 잘못 이해된 것으로 환자의 인지적이고 동기 유발적인 면과 보행에 대한 치료사의 안내 역할을 무시한 것이다.

과제지향 훈련을 하기 위하여 트레드밀과 다른 복잡한 기구를 사용하는 것이 필요한가? 몇몇 연구는 급성 뇌졸중 환자들의 보행 능력을 향상시키기 위하여 과제지향 훈련의 일부분으로 트레드밀을 사용하였을 때 전통적인 치료NDT와 비교하여 더 좋은 효과가 있었다고 보고하였다(Malouin 등 1992, Richards 등 1993). 또한 만성 뇌졸중 환자들을 대상으로 모의 치료sham therapy(상지 훈련)와 비교하여 더 좋은 효과를 보았다는 연구도 있다(Dean 등 2000, Salbach 등 2004). 부분적으로 키네트론 혹은 다리 부하 모니터처럼 복잡한 기구와 트레드밀의 사용을 긍정적으로 보고하는 연구들이 있지만, 최근에 시행된 세 개의 무작위 대조군 연구는 보행훈련에 있어서 가장 중요한 요소가 치료사에 의해 조절되고 점검되는 보행 관련 과제를 다양하게 연습하는 것이라는 것을 보여주고 있다.

첫 번째 연구에서, Olney 등(1995, 1997)은 디딤기stance phase의 말기에서 발목관절의 발바닥굽힘근plantar flexor의 '밀기push-off' 시의 활성 정도(근전도 혹은 근전도 되먹 임)와 흔듦기swing phase 초기에 엉덩관절굽힘근의 '밀기' 움직임(각도 되먹임)에 초점을 맞춘 복잡한 컴퓨터 조절 생체되먹임 체계를 사용하였다. 이 연구를 통해 그들은 두 집단(생체되먹임을 준 집단과 주지 않은 집단) 모두 만성 뇌졸중 환자들에게서 큰 보행 향상을 가져왔음을 보고하였으나, 복잡한 컴퓨터 조절 생체되먹임 체계를 사용한 집단이 더 큰 효과가 있음을 증명하지는 못하였다. 두 번째 연구에서, Nilsson 등(2001)은 급성 뇌줄중 환자들에게 두 치료방법을 비교하였다. 그들은 체중지지 도구를 사용하면서 시행하는 트레드밀 보행 훈련이 운동학습접근법에 따라 바닥에서 보행훈련을 하는 것과 비교할 만하다고 보고하였다. 세 번째 연구는 Richards 등(1993)의 연구에 이어서 계속 진행된 것으로 8주 동안 재활센터에서 치료받는 발병 후 92일이 지나지 않은 환자들을 대상으로 시행되었다. 이 연구에서 Richards 등(2004)은 과제지향 훈련 집단과 전통적인 치료 집단 모두에서 치료 후 보행 속도가 두 배 이상 증가하였으며, 두 번째 평가 항목에서 많은 향상이 있었다고 하였다. 그러나 그들은 트레드밀, 키네트론 등속성운동 기구와 보행 동안 부하 점검기를 사용하여 시행한 과제지향 훈련이 더 많은 효과를 보였다는 것을 증명할 수는 없었다. 트레드밀 혹은 생체되먹임 체계와 같은 복잡한 기구가 유익하며 사실상 치료를 더욱 다양하고 흥미롭게 만드는 것뿐만 아니라 치료사들의 신체적인 수고를 줄여줄 수 있긴 하지만, 이러한 것들이 과제지향 접근법을 통해 치료 효과를 만드는 것에는 그다지 중요하지 않다는 것을 이 연구를 통해 알 수 있다.

이 세 연구의 결과를 과소평가하지 말아야 할 것이며, 향후의 치료계획을 세우는데 충분히 고려하여야 할 것이다. 우선, 그들은 재활센터 혹은 가정에서 사용할수 있는 기본 기구를 가지고 시행하는 과제-특이적 근력강화운동(특정 근육군의 동심성, 등척성 혹은 편심성 수축)을 포함하여 다양한 보행 관련 과제의 과제-특이적 연습을 권고하는 Carr와 Shepherd(1982, 1998)의 치료법을 충분히 고려하였다. 두 번째, 연구의 결과가 비싸고 복잡한 기구가 과제지향 운동학습 접근법을 적용하는데 필요하지 않았다–이것은 개인 연습에서 그리고 비용이 드는 물리치료 부서에서 중요한 고려사항이다. 트레드밀을 사용하지 않고 보행 훈련을 시행하는 것에 대한 이점을 제시해 주는 다른 증거는 최근에 Wood-Dauphinee와 Kwakkel(2003)에 의해 시행된 메타분석으로부터 찾을 수 있다. 이들은 체중지지 없이 수행된 트레드밀 훈련과 전통적 보행 훈련을 비교한 네 개의 무작위 대조군 연구의 결과를 평가한 결과 체중지지 없이 수행된 트레드밀 훈련이 바닥에서 시행되는 전통적인 보행 훈련프로그램보다 더 많은 효과가 있다는 것에 대한 증거는 없다고 보고하였다.

급성 뇌졸중 환자에게 체중 지지 상태에서의 트레드밀 훈련을 적극적으로 권해야 하는지에 대한 의문은 계속 제기되고 있다. Visintin 등(1998)은 체중 지지 트레드밀 훈련과 체중 지지 없이 시행하는 트레드밀 훈련의 효과를 비교하는 무작위 대조군 연구를 시행하였다. 이 연구의 결과는 치료 6주 후와 3개월 이후에 체중지지 트레드밀 훈련군에서 보행 속도와 6분 동안의 보행 거리가 유의하게 증가된 것으로 나타났다. 그러나 이러한 결과가 뇌졸중 후 조기 트레드밀 훈련의 필요성에 대한 지침을 제공하는 것은 아니다. 예를 들어, 독립 보행이 가능한 환자와 독립 보행이 가능하지 않은 환자에 대한 트레드밀 훈련을 적용하는 기준이 같은가? 체중지지 상태에서 자세 및 균형에 관계된 요소가 아주 다르게 작용한다는 것이 명백히 밝혀졌고, 이 같은 요인으로 인해 독립 보행이 가능한 환자들에게는 체중지지 트레드밀 훈련이 보행 회복에 도움이 되지 않을 수도 있다. 그러나 보행이 가능하지 않은 만성 뇌졸중 환자들에게는 추천되어야 한다(Hesse 등 1994a, 1995). 그럼에도 불구하고, 체중지지 트레드밀 훈련을 시행할 때 몸통과 하지의 근활성도에 대한 체중지지 장치의 효과를 고려하는 것은 중요하다. Hesse 등(1999)은 정상적인 폄근 활성을 유발하기 위하여 최대 30% 체중지지를 사용할 것을 추천하였다. 또한, 이들은 척수손상 환자들에 대한 이전의 연구(Fung과 Barbeau 1989, Fung 등 1990)에서처럼 체중 지지 트레드밀 훈련을 통해 뇌졸중 환자의 발바닥쪽굽힘근의 항진된 신장반사(강직)를 감소시킬 수 있었다고 하였다.

최근에 시행된 이들의 문헌 연구에서 Wood-D auphine과 Kwakkel(2003)은 체중지지 트레드밀 훈련의 전체적인 효과에 대한 증거가 다소 미약하기는 하지만 이 같은 훈련이 보행 지구력에 대한 추가적인 효과를 가져올 수 있다고 하였다. 그러나 보행속도, 균형 혹은 보행 능력에 대한 효과는 없었다고 지적하였다. 이들은 이러한 결과가 체중지지로 인하여 산소 요구량이 감소되었기 때문인 것으로 결론 지었다(Danielsson과 Sunnerhangen, 2000; Maco 등, 20이; Nilsson 등, 2001).

근력 증진 훈련

마비는 뇌졸중 환자들의 보행 문제를 야기하는 기본적인 요소로 연구되었지만(Knutsson과 Richards 1979, Lamontagne 등 2002, Richards와 Knutsson, 1974), 전통적인 물리치료 접근법(Gordon 1987, Horak 1991)에서는 강직을 증가시킬 수 있는 우려 때문에 근력 강화 운동을 권하지 않았다. 뇌성마비 아동들에서 강직을 감소시키기 위하여 뒤쪽 신경뿌리 절제술dorsal rhizotomy을 시행한 후 나타나는 효과(Richards와 Malouin 1992, 1998 참고)를 미루어 생각해보면 강직과 마비 사이의 관계를 이해할 수 있을 것이다.

수술 후 많은 아동에서 강직 반사는 감소되어 마비 형태로 바뀌었으며, 많은 경우에 기능적인 강직 보조spastic crutch가 사라져 환아들의 보행 능력은 감소되었다. 이 같은 임상적인 결과는 강직을 감소시킨다고 해서 더 정상적인 근활성도 및 움직임 형태가 반드시 나타나는 것은 아니라는 것을 분명히 설명해주고 있다. 현재는 일반적으로 마비 혹은 근육 약화가 뇌졸중 환자들의 움직임 장애를 일으키는 주된 요소로 인식되고 있으며, 체중을 이용한 과제-특이적 근력강화운동이 추천되고 있다(Carr와 Shepherd, 1998).

근 작용의 운동학적 분석을 통해 보행 주기 동안 발목의 발바닥쪽굽힘근과 엉덩관절굽힘근, 그리고 약간의 엉덩관절폄근이 보행 추진과 보행 속도를 만드는 것에 핵심적인 역할을 하는 것으로 밝혀졌다(Winter, 1991). 생성된 힘의 2/3가량은 디딤기 마지막 부분에서 나타나는 A2 밀기push-off 발바닥쪽굽힘근의 작용burst에 해당하며, 1/3가량은 흔듦기 초기에서 나타나는 엉덩관절굽힘근의 당김pull-off 작용(H3)으로부터 주어진다(8장 참조). Olney 등(1991)은 만성 뇌졸중 환자들에서 보행속도는 A2 발바닥쪽굽힘근 힘 작용 정도와 상관성이 높으며, 발바닥쪽굽힘근의 약한 힘을 보상하기 위하여 엉덩관절굽힘근의 사용이 증가될 수도 있다고 보고하였다.

Richards 등(1998)은 19명의 급성 뇌졸중 환자들을 대상으로 엉덩관절굽힘근과 발목 발바닥쪽굽힘근의 정적 근력, 그리고 보행 동안 발목과 엉덩관절 작용에 대한 2개월 재활치료의 효과를 보고하였다. 이들은 실험 전 기초 측정에서 '엉덩관절 전략 보상hip strategy compensation'(Olney 등, 1991)을 확인할 수 있었으며, 치료 후 엉덩관절굽힘근이 유의하게 증가되었을 때 이 전략이 더욱 두드러지게 나타나는 경향이 있음을 보고하였다. 한편, 중간 정도로 A2 힘 작용이 증가되는 것은 발목 발바닥쪽굽힘근의 정적 근력 부족과 관계될 것이며, 이것은 사용 가능한 각 근육들의 힘에 의해서 '엉덩관절 당김 작용' 혹은 '발목 밀기 작용' 전략이 선택된다는 것을 의미한다(Richards 등, 1998). 예상했던 것처럼(Bohannon 1986, K im과 Eng 2003), Richards 등(1998)은 엉덩관절굽힘근과 발목 발바닥쪽굽힘근의 정적 및 동적(H3과 A2 힘 작용의 최고치) 근력이 보행속도의 약 72%를 나타내고 있는 A2 작용을 통해 보행 속도(r = 0.48-0.85)와 유의한 관계가 있다는 것을 발견하였다.

디딤기 초기에 엉덩관절폄근, 디딤기 마지막 단계에서 발목 발바닥쪽 굽힘근, 그리고 흔듦기 초기에 엉덩관절굽힘근은 보행할 때 매우 중요한 역할을 하기 때문에 뇌졸중 후 보행을 향상시키기 위해서는 치료 활동에 이 근육들을 중점적으로 포함시켜야 한다(Olney 등 1991, Olney와 Richards 1996, Richards 등 1998, 또한 제8장을 참고하라). 보행 훈련에 대한 과제지향 접근법에 따르면, 이 근육들이 보행에 잘 참여하도록 하는 가장 효율적인 방법은 보행 과제를 연습하는 것 혹은 이러한 활동의 하위 요소로 체중을 저항으로 이용하여 연습하는 것이다(Carr와 Shepherd 1998). 그러나, 추천할만한 다른 근력 강화법이 있는가? 예를 들어, 정적 훈련 혹은 등속성 기구 훈련을 통해 향상된 근력이 보행 과제에서의 향상으로 이어질 수 있을까?

많은 연구에서 만성(Engardt 등 1995, Sharp와 Brouwer 1997) 및 급성(Kim 등 2001) 뇌졸중 환자들에게 무릎 폄근과 굽힘근의 동심성 훈련을 시행하여 근력이 유의하게 증가되었다고 보고하고 있다. 흥미롭게도, Sharp와 Brouwer(1997) 만이 향상된 근력이 작지만 보행 속도의 증가와 유의한 관계가 있다고 하였다. Kim 등(2001)은 마비측 엉덩관절, 무릎 및 발목 근육들에 대해 동심성 등속성 훈련을 시행한 만성 뇌졸중 환자군과 같은 등속성 도구인 KinCom 동력계dynamometer를 사용하여 수동 운동을 시행한 대조군을 비교한 이중맹검 연구double blind study를 시행하였다. 이 연구에서 그는 두 집단 모두 운동 후 근력과 보행 속도가 증가되었다는 것을 발견하였다. 등속성 기구로 수동 운동을 시행하여 유의한 근력 증가가 나타나지 않은 것은 의외의 결과인데, 저자들은 이에 대해 대상자의 수가 적고 대상자들의 개인차가 컸기 때문일 것이라고 지적하였으며, 대상자를 평가할 때 대조군의 필요성을 강조하였다. 그렇지만 저자들은 근력강화훈련의 효과를 향상된 보행 속도와 특정적으로 연결지어서 설명할 수 없었다.

Engardt 등(1995)과 Sharp와 Brouwer(1997)의 연구에서처럼 근력 향상이 보행속도에 대해 큰 영향을 미치지 못한 것은 보행 동안 넙다리네갈래근이 추진력propulsive force을 만드는데 상대적으로 작게 기여하였기 때문이라고 설명될 수도 있다(Olney 등 1991, Richards 등 1999, Winter 1991). 넙다리네갈래근은 체중을 수용하는 디딤기 초기 단계 동안 충격을 흡수하기 위하여(편심성 수축) 작용하며, 흔듦기 초기 단계에서 발바닥쪽굽힘근 '밀기' 작용에 의해 무릎 굽힘 추력thrust이 생성될 때 무릎 굽힘을 제한하기 위하여 작용한다. 또 다른 가능성은 근력 강화의 효과가 기능으로 이어지게 하기 위해서는 과제를 수행하는 동안 근력이 향상된 근육을 사용하도록 하는 훈련을 함께 할 필요가 있다는 것이다(Kim 등 2001).

Engardt 등(1995)은 동심성 훈련과 편심성 훈련을 통한 근력 향상 효과를 비교하였다. 이들은 편심성 훈련을 시행하였을 때 더 많은 근력 향상이 있었다고 보고하였으며, 무릎관절 근육에 대한 편심성 수축 향상이 일어서기sit-to-stand 과제 동안의 체중이동 능력 향상과 관련이 있을 수 있다고 하였다. 더욱이, 넙다리네갈래근quadriceps이 편심성으로 수축하는 동안 근활성도를 모니터해보았을 때 강직성 넙다리뒤근hamstring은 신장되지 않았으며(Engardt 등, 1995), 편심성 수축을 통해 동심성 수축을 할 때보다도 더 높은 토크를 만들 수 있었다. 그러나, 동심성 등속성 움직임이 잠재적으로 강직성 근육을 신장시킬 수 있을지라도, 무릎관절 폄근의 동심성 훈련 혹은 무릎관절 폄근과 굽힘근의 교대적reciprocal 동심성 훈련을 시행한 후에 기능(Engardt 등 1995) 혹은 근육 긴장(Sharp와 Brouwer 1997)에 부정적인 효과가 발생되었다는 연구는 없다.

지구력 훈련

뇌졸중 환자들에 대한 근력강화 훈련에서처럼 지구력 훈련도 강직과 관계된 편견 때문에 오랫동안 소홀히 다루어졌다. Potempa 등(1995)의 자전거 훈련에 대한 연구와 Macko 등(1997, 2001)의 트레드밀 훈련에 대한 연구에서 만성 뇌졸중 환자들의 유산소 능력에 대한 지구력 훈련의 결과를 긍정적으로 보고하였으며, 이는 만성 뇌졸중 환자들에 대한 신체 적합성fitness 향상의 중요성을 인식시키는데 기여하였다. 다른 연구들(Brown과 Kaulz 1998, Smith 등 1999)은 자전거 훈련이든 트레드밀 보행이든 뇌졸중 환자들의 강직을 증가시킬 것이라는 생각이 옳지 않음을 증명하였다. 더욱이, Smith 등(1999)은 집단 연구를 통해 트레드밀 보행이 넙다리 근육의 근력을 향상시켰다고 보고하였다.

Richards 등(1999)이 시행한 다중 사례 연구multiple case study에서 나타난 것처럼, 122~142cm/s의 속도로 걸을 수 있는 뇌졸중 환자들에서 조차도 지구력 저하를 과소평가하지 말아야 할 것이다. 이들은 세 명의 만성 뇌졸중 환자들에게 보행의 디딤기 마지막 단계의 발바닥쪽굽힘근 밀기 능력에 초점을 맞춘 개별화된 과제지향 훈련을 9시간 동안 시행한 후 훈련 전과 후의 평가를 비교하였다. 환자들은 6분 보행거리가 평균 110m로 향상되었는데 이는 27.6~28.5% 범위에서 증가된 것이다. 또한 모든 환자가 495m 이상의 거리를 걸을 수 있었는데(평균 140cm의 속도로), 이것은 정상치(Enright와 Sherrill 1998)에 가까운 거리이다. 이러한 결과는 수행도가 높은 환자들에서 나타날 수 있는 지구력 부족뿐만 아니라 외래 환자들에게 단지 9시간 동안 집중적으로 시행된 보행-지향 훈련에 대한 회복 잠재성을 보고하는 것이다.

더 나아가 Dean 등(2001)은 정상인과 뇌졸중 환자들을 비교하는 기준 공식(Enright와 Sherrill 1998)을 사용하여 14명의 만성 뇌졸중 환자 집단에서의 지구력 부족을 설명하였다. 이들은 같은 신체 특성을 가지고 있는 정상인이 걸을 수 있는 거리의 약 50%만을 뇌졸중 환자들이 걸을 수 있었고 하였다. 또한 환자들이 6분 동안 일정한 속도를 유지할 수 없었기 때문에 10m에서 측정된 속도를 가지고 6분 보행 거리를 계산하여 보행거리가 과대평가될 수밖에 없었다(Dean 등 2001). 이러한 결과는 첫째로 만성 뇌졸중 환자들에 대한 지구력 훈련의 중요성을 강조하는 것이며, 둘째로 지구력을 10m 보행속도를 통해 계산하는 것이 아니라 직접 적으로 평가하여야 한다는 것을 강조하는 것이다. Eng 등(2002)은 보행거리가 뇌졸중-특정 장애로 인하여 영향을 받을 수 있으므로 보행거리(6분 혹은 12분 보행검사) 평가와 더불어 심박수와 같은 심근 활동myocardial exertion을 측정하여야 한다고 하였다.

급성 뇌졸중 환자들에 대한 지구력 저하 혹은 이에 대한 치료방법에 대해서 알려져 있는 것은 거의 없다. 그러나 치료 동안 심박수에 대한 모니터링을 해보았을 때 급성 뇌졸중 환자들을 위한 재활프로그램을 통해 주어지는 심혈관 스트레스는 치료 효과를 유발하기에는 충분치 않은 것으로 나타났다(MacKay-Lyons와 Makrides, 2002). 뇌졸중 초기에 환자의 병 이전 신체 상태에 맞추어 재활치료의 일반적인 강도를 정하는 것이 중요하며, 환자의 심혈관 상태가 허용된다면 지구력 훈련 요소를 치료에 포함시켜야 할 것이다. 그러나 이러한 결정은 심장전문의 혹은 주치의와 상의되어야 할 것이다. 급성 뇌졸중 환자들에 대한 지구력 훈련의 안내지침에 대해서는 제7장을 참고하라.

신체 상태를 향상시키기 위하여 함께 시행하는 근력 및 지구력 훈련

뇌졸중 후 보행훈련을 위한 과제지향 접근법을 일반적으로 받아들이기 시작함과 동시에 뇌졸중 환자들의 지구력 저하에 대한 관심이 증가되면서(Dean 등 2001, Macko 등 1997, 2001) 만성 뇌졸중 환자들의 신체 상태를 향상시키기 위한보행 훈련 프로그램의 필요성이 크게 대두되고 있다. Dean 등(2000)은 만성 뇌졸중 환자들을 대상으로 보행-관련 과제에 중점을 둔 순환훈련 프로그램을 시행한 집단과 상지 과제 훈련을 시행한 대조군을 비교하는 예비 무작위 대조군 연구pilot randomized controlled study을 시행하였다. 이들은 보행 과제를 훈련한 집단에서만 보행 속도와 6분 거리, 그리고 다른 결과에서 유의한 증가를 보였다고 보고하였다. 이러한 결과는 훈련의 특이성 개념(Richards 등 1993)을 지지하는 것으로, 주 3회 각 1시간 동안의 훈련을 총 4주간 시행하는 것이 만성 뇌졸중 환자들의 보행 능력에 중요한 변화를 가져올 수 있다는 것을 명백히 설명하는 것이다. Dean 등(2001)의 연구결과에 이어서, Salbach 등(2004)도 91명을 대상으로 한 무작위 대조군 연구를 통해 6주간의 운동성-관련mobility-related 과제 훈련이 6분 보행 거리를 유의하게 향상시킨다는 것을 발견하였다.

Teixeira-Salmela 등(1999, 2001)은 10주 근력 강화 및 신체 능력 증진physical conditioning 프로그램이 만성 뇌졸중 환자의 보행 능력을 향상시켰다고 보고하였다. Dean 등(2000)과 Salbach 등(2004)의 연구와 약간 다르기는 하지만 연구의 이론적인 틀은 유사하며, 연구의 결과도 같았다. 이 세 연구는 만성 뇌졸중 환자들의 보행 능력 증진에 목표를 둔 외래환자 훈련 프로그램의 실행 가능성과 기능 향상에 대한 잠재성을 설명하는 것이다. 미국에서 심하지 않은 뇌졸중 환자들이 비교적 빠른 시일에 가정으로 복귀함에 따라, Dean 등(1998)은 본격적인 캔사스 시 뇌졸중 연구에 앞서 사전 연구를 시행하여 일반적인 처치와 균형, 근력 및 지구력, 그리고 다양한 보행 훈련 등이 포함된 치료사 통제 하의 가정 치료프로그램의 효과를 비교하였다. 예상했던 것처럼, 치료사 통제 하의 가정 치료프로그램 집단에서 균형, 보행속도 및 지구력이 더 많이 향상되었다. 저자들은 보행 훈련만 시행하는 것이 지구력을 향상시키기에 충분치 않음을 발견하였고, 이에 나중에 참여한 대상자들에게 자전거 훈련을 더하였다는 것은 매우 흥미로운 일이다.

전적으로, 이 논문의 결과는 뇌졸중 환자들이 완전한 보행 잠재성을 가지고 있지 못하던 혹은 능동적인 재활 단계 동안에 이루어진 기능 향상을 유지하지 못하던 간에 집으로 퇴원한다는 것을 다시 한번 보여준다. 이 같은 프로그램이 기능적 향상을 유지하도록 도울 수 있을지 혹은 지역사회 내에서 성공적으로 생활할 수 있는 새로운 수준의 보행 능력에 도달할 수 있을지는 아직까지 의문이다. 성공적인 지역사회 보행 적응을 위해서는 다음과 같은 능력이 필요하다.

- 도로를 안전하게 건널 수 있는 속도로 걸을 수 있는 능력(77~138 cm/s; Robinett과 Vondran 1988)

- 일상생활의 여러 과제를 수행할 수 있을 만큼 충분한 거리를 걸을 수 있는 능력(약 300m)
- 굴곡된 오르막길을 걸어 오를 수 있는 능력(Lerner-Frankiel 등 1986)
- 장애물을 피하거나 극복할 수 있는 능력(McFadyen과 Winter 1991; Said 등 1999, 2001)

퇴원 시 뇌졸중 환자들 대부분은 50cm/s 이하의 속도로 걷고 있으며(Goldie 등 1996, Richards 등 1999) 지역사회에서 독립적으로 생활하는 뇌졸중 환자들의 보행속도가 약 80(±18)cm/s라는 Perry 등(1995)의 보고를 고려해 보았을 때 뇌졸중 환자들의 보행 능력을 향상시킬 방법을 찾는 것은 매우 중요하다.

근력강화에 대해 많은 관심을 두는 것이 보행 동안 강직으로 인한 문제가 뇌졸중 환자들에게 중요하지 않다는 것을 의미하는 것이 아니라 대부분의 경우에 마비가 우선적으로 고려되어야 한다는 것을 뜻하는 것이다. 몇몇 경우에는 대항근antagonist의 과도한 동시활성coactivation이 운동조절의 문제에서 우선시될 수 있을 것이다(Knutsson과 Richards, 1979). 또한 안정성을 높이기 위한 보상기전으로 비마비측 다리에서 발목 대항근의 과도한 동시 작용이 발생할 수도 있을 것이다(Lamontagne 등 2000a). 흥미롭게도, 약한 발바닥쪽굽힘근을 보상하기 위하여 뇌졸중 후 첫 번째 달에 나타나는 마비측 발바닥쪽굽힘근의 과도한 뻣뻣함stiffness은 디딤기 중기와 말기 단계에서 발등굽힘에 대한 저항을 증가시킬 것이다(Lamonagne 등 2000b). 한편, 과도한 발바닥쪽굽힘근의 뻣뻣함은 초기 흔듦기 단계에서 발등굽힘을 방해할 것이다.

2 연습 시간을 늘리기 위한 촉진 훈련

지난 15년 동안 뇌졸중 후 보행 기능의 회복을 촉진하기 위한 몇몇 재훈련 접근법이 제안되었다(문헌고찰을 위한 Richards 등, 1999을 보라; Richards와 Olney 1996). 하지에 대한 대부분의 움직임 기능은 뇌졸중 후 첫 6주에 회복되기 때문에(Duncan 등 1994, Richards 등 1993) 보행 훈련은 가능한 한 빨리 시작되어야 한다는 것은 일반적으로 알려진 사실이다(Malouin 등,

1992). 훈련 형태와 강도는 고려되어야 할 요소 중의 하나이다. 영장류에서는 대뇌겉질 경색cortical infarct 후 움직임 회복과 관계된 대뇌겉질의 재조직화를 촉진시키기 위하여 치료적 활동의 반복 횟수와 특이성specificity을 중요하게 고려하여야 한다(문헌 고찰을 위하여 Nudo 등 2001를 참고하라).

인간을 대상으로 기능회복과 관계된 가역성palsticity 기전을 연구하기 위한 비침습적 도구인 경두개자기자극transcranial magnetic stimulation, TMS을 사용한 연구에서도 이와 유사한 결과가 나왔다(Liepert와 Weiller 1999, Liepert 등 2000, Traversa 등 1997). 또한 몇몇 임상 연구에서도 보행 기술의 회복에 있어서 반복과 훈련 특이성의 중요성을 지지하는 결과를 보고하였다(Dean 등 2000, Kwakkel 등 1999b, Richards 등 1993). 예를 들어, 더 집중적인 연습과 보행-관련 활동(즉, 과제-특이적 훈련)에 중점을 둔 훈련을 통해서 더 많은 향상이 있었다고 보고하고 있으며, 많은 반복을 하고 과제-지향 훈련을 시행하는 것에 대한 필요성을 강조하고 있다(Dean 등 2000, Dean과 Sheperd 1997, Malouin 등 1992, Richards 등 1993).

올림픽 선수들과 음악의 거장들이 자신들이 가지고 있는 기술을 얻고 이를 유지하기 위하여 얼마나 많은 시간을 연습하는지 이해하여야만 한다. 하물며, 뇌졸중 후 일상생활 기술을 다시 배워야만 하는 환자들이 심지어 적극적인 재활치료 기간에조차도 단 몇 시간밖에 연습하지 못한다면 어떻겠는가? 재활 기관에 있는 뇌졸중 환자들에 대해 시행된 관찰 연구에서는 환자들이 하루의 대부분을 혼자 있으며 비활동적으로 보낸다고 지적하고 있다(Dean 등 2000, Dean과 Sheperd 1997, Malouin 등 1992, Richards 등 1993). 이러한 결과는 운동 기술 연습에 더 많은 시간을 할애하여야 한다는 것을 의미한다.

이와 같이, 연습은 기술 습득에 중요한 요소이기 때문에(Dean 등 2000, Nudo 등 2001, Richards 등 1993) 뇌졸중 과제-관련 연습을 수행할 수 있는 기회를 최대한 많이 갖도록 계획할 필요가 있으며, 이러한 과정을 환자 스스로 모니터하고 치료사에 의해 안내되도록 고안되어야 한다(Carr와 Sheperd 1998, Dean 등 2000). 그러나 기능장애의 주된 원인이 근력 약화, 지구력 약화, 그리고 협응 장애로 인해 오는 경우에 환자들에게 신체 훈련을 많이 시행하지 못할 수도 있다(Bohannon 1986, Burke 1988, Carr와 Sheperd 1998, Tangenmann 등, 1990). 이것은 환자가 시행할 수 있는 신체 연습의 양이, 특히 초기 재활기간 동안에는 상당히 제한되어 있다는 것을 의미한다. 신체적인 노력을 줄이면서 안전하게 더 많이 연습할 수 있다면 환자의 운동 기능은 더욱 회복될 것이다.

상상 연습

1999년대 중반 운동학습과 뇌영상 기법 전공 신경심리학자인 Julien Doyon과 그의 동료들은 뇌졸중 환자들에게 보행 기술을 더 잘 습득하도록 하기 위한 신체 훈련의 한 방편으로 상상 연습의 잠재성에 대한 연구를 시작하였다. 이 연구는 두 명의 신경심리학 박사과정 학생들(P Jackson과 M Lafleur)과 작업 기억working memory 전공 심리학자인 다른 연구자(S Belleville)에 의해 양전자방출단층촬영positron emission tomography, PET을 사용한 일련의 행동 연구로 이어졌다. 신체 훈련의 한 방편으로써 상상 연습은 운동 기술을 향상시키기 위하여 운동선수들과 음악가들에게 사용되고 있으나, 재활 치료에는 거의 활용되지 못하고 있다. 최근 이와 관련된 많은 연구는 반복 연습에 따른 신체적인 스트레스 없이 기술 습득을 촉진시킬 수 있는 상상 연습의 잠재적인 효과에 대해 보고하고 있다.

상상 연습이란 무엇인가? 인간은 외부의 자극 없이 움직임 활동과 관련된 생각을 할 수 있으며, 이를 운동 상상motor imagery이라 한다. 운동 상상은 움직임 수행없이 특정 활동을 작업 기억 내에서 내적으로 재활성화시키는 역동적인 상태라 할 수 있다(Decety와 Grezes 1999). 한편, 상상 연습은 운동 수행력을 향상시키기 위하여 상상된 움직임을 몇 차례 반복하는 활동이다(Jackson 등 2001a). 스포츠 심리 분야의 몇몇 연구는 신체 훈련과 함께 시행된 상상 연습이 운동선수들의 운동 기술을 최적화시키는데 효과적이라고 하였으며, 초보 학습자들이 새로운 기술과 관련된 행동을 습득하는데 도움이 된다고 하였다(Driskell 등 1994, Feltz와 Landers 1983, Hinshaw 1991).

상상 연습에 의해 활성화되는 신경학적인 과정이 신체 훈련에 의한 것과 어떻게 다른지에 관한 질문이 자연스럽게 나올 수 있을 것이다. 이 질문에 대한 답은 일련의 기능적 뇌영상을 통해서 얻을 수 있을 것이며(Jasckson 등 2001a, Lafleur 등 2002을 참고하라), 상상 연습된 움직임과 실제 신체 움직임을 통해 활성화되는 일반 신경 조직망neural network이 같다는 것을 알 수 있을 것이다. 우리가 보행 훈련에 관심이 있고 초기의 연구들 대부분이 주로 손과 손가락 움직임을 연구하였기 때문에, 최근 우리는 순차적인 발목 움직임에 대한 상상 연습과 실제 움직임이 뇌의 같은 부위를 활성화시키는지 연구하였다(**그림 9-1 좌측 그림들**)(Lafleur 등, 1999, 2002). 또한 우리는 건강한 사람들이 보행-관련 과제(서기, 걷기, 걸음 시작하기와 장애물 건너기)을 상상할 때 활성화되는 뇌의 신경망(**그림 9-2**)이 실제 같은 움직임을 시행할 때 활성화되는 부위와 유사함을 발견하였다(Malouin 등 2003a, 2003b). 최근에 시행된 Lafleur 등(2002)의 연구는 운동 학습 패러다임에 대한 상상 연습과 실제 움직임 사이의 해부학적 관련성을 설명하는데 기여하였다. 발 움직임을 정확하게 설정한 후 실제 움직임 연습 전후와 상상 연습 전후에 국소적인 뇌혈류가 어떻게 역동적으로 변화되는지를 비교하였다. 움직임 학습의 처음과 마지막 단계에서 상상 연습 그리고 실제 움직임 연습은 모두 유사한 형태를 보였다(**그림 9-1 오른쪽 그림들**). 이 결과는 운동 기술 습득 동안에 나타나는 뇌 가역성plasticity이 신체적으로 실제 기술을 연습하건 혹은 상상으로 연습하건 유사하다는 것을 의미한다(Lafleur 등, 2002).

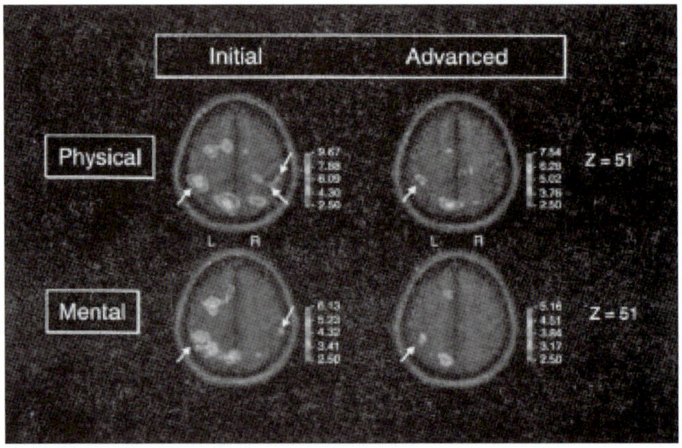

[그림 9-1]
보행 상상 동안의 뇌 활성화. 좌측발의 움직임 절차를 실제로 움직여 연습하였건 혹은 상상으로 연습하였건 간에 유사한 뇌 영역이 활성화되었다. 학습이 더욱 진행되면서 유사한 변화가 있음을 주목하라. 학습된 이후에는 뇌 영역이 감소되었으며, 활성도는 국소화되었다.

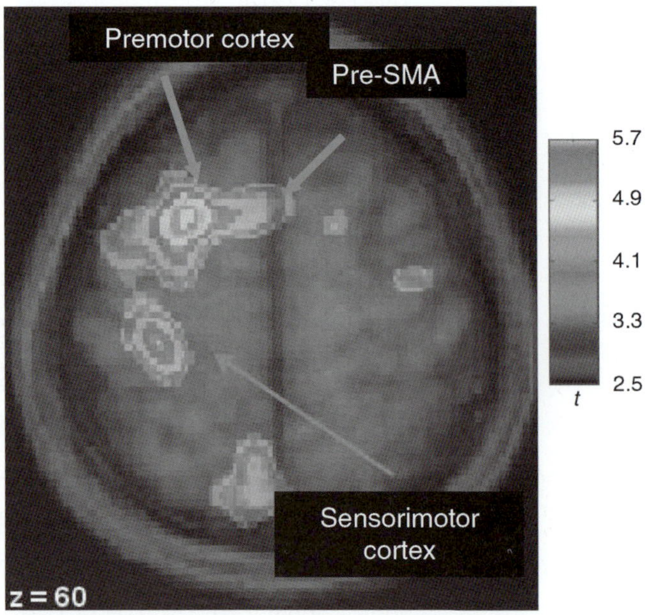

[그림 9-2]
보행 상상과 관련된 국소 혈류rCBF의 증가를 보여주는 양전자방출단층촬영PET-자기공명영상MRI의 복합 영상. 이 영상은 6명의 영상에 대한 평균을 보여주는 것이며, 보행 상상 상태에서 휴식 상태를 빼준 것이다. 혈류에 삭감 산출 집중 변화subtraction yielded focal change는 t-통계 영상으로 표시되었다. 값의 범위는 색 척도로 나타내었다.

Pascual-Leone 등(1995)은 TMS 도해[mapping] 기법을 사용하여 손가락 움직임을 신체적으로 연습하였을 때와 상상 연습하였을 때의 뇌 가역성 변화를 모니터한 후 상상 연습의 효과를 입증할 수 있었다. 이들은 상상 연습이 신체 연습에서 나타나는 것과 비교할 만큼의 뇌 변화를 가져올 수 있다는 것뿐만 아니라, 5회기의 상상 연습과 한 회기의 신체 연습을 시행하였던 대상자가 5회기 동안 신체 연습을 시행하였던 대상자와 같은 수행도를 보였다고 보고하였다. 이 결과는 상상 연습을 통해 나타날 수 있는 행동적 향상은 잠재적인 것이고, 최소의 신체 연습 후에 발현되도록 기다리는 것이며, 더 나아가 상상 연습과 신체 연습을 함께 시행하는 것에 대한 이점을 설명하는 것이다. 또한 이 결과는 상상 연습이 준비 효과를 가져올 수 있다는 것을 의미하는 것이며, 이는 이후에 시행하는 신체 훈련의 효율을 증가시키는 기틀이 될 것이다(Pascual-Leone 등, 1995). 우리 실험의 결과(Jackson 등 2001b, 2003)는 상상 연습의 효과를 더욱 확실하게 보여준다. 5일 동안의 집중적인 상상 연습 후에 나타나는 뇌 활성도의 변화는 기억 인식 및 보상-관련 학습과 관계되는 뒤통수이마겉질[occipitofrontal cortex]에서 제한적으로 나타났다(Rogers 등 1999). 이 결과는 상상 연습이 움직임 실행보다는 움직임 준비 및 계획에 작용하여 수행도를 향상시킨다는 것을 최초로 설명해주는 것이다.

모든 환자가 상상 연습을 통해서 좋아질 수 있을까? 만약 그렇다면, 환자가 상상 연습에 적합한지 어떻게 알 수 있을까? 이러한 질문은 임상에서 상상 연습을 적용하려 할 때 생각할 수 있는 기본적인 것이다. 모든 환자가 운동 상상에 적합하지 않을 수 있다는 몇몇 연구가 있으며, 이 연구들에서는 정신적으로 움직임 활동을 연습하기 위해서는 선행되어야 할 조건이 있다고 하였다(Roure 등 1999). 또한 뇌병변의 위치로 인하여 상상 능력이 제한 받을 수도 있다(Sirigu 등 1996, Yauez 등 1999). 최근의 연구는 뇌졸중 후 상상 연습의 효과가 작업 기억 수행에 따라 달라질 수 있다고 보고하고 있다(Malouin 등 2002, 2004a).

운동 상상 능력은 시간대별 검사[chronometric test]와 운동 상상 설문지를 통해서 평가될 수 있다. 많은 연구가 신체적으로 실행된 움직임과 정신적으로 시연된 움직임의 시간 일치성[temporal congruence]을 보고하였다(Jackson 등 2001a). 시간 측정에 관한 연구는 뇌병변 환자 대부분이 상상 연습을 할 수 있다고 보고하고 있다(Decety와 Boisson 1990, Malouin 등 2001a, Sirigu 등 1995).

예를 들어, 뇌졸중 환자들은 건측의 움직임을 생각할 때보다 환측의 움직임을 생각할 때 더 많은 시간이 필요하였으며, 상상하였던 특정 과제에 대한 움직임 시간은 신체적 실행에 필요한 움직임 시간과 비슷하였다(Decety와 Boisson 1990, Malouin 등 2001a, 2004a, 2004c, Sirigu 등 1995). 보행(Malouin 등 2001c)과 발목 테이핑 과제(Lafleur 등, 2002)에 대한 시간대별 검사와 유사한 구조를 가진 운동 상상 선별 검사motor imagery screening test를 사용하여, 우리는 29명의 만성 뇌졸중 환자들을 대상으로 운동 상상 능력에 대한 연구를 시행하였다. 우리는 상자로부터 블록을 집어내는 상상을 하도록 대상자들을 교육하였으며, 검사자가 그만하라고 말할 때까지 각 블록을 상자 밖으로 집어낼 때마다 구두 신호하도록 하였다. 집어낸 블록의 수는 무작위로 적용된 3시간 간격(25초, 15초, 그리고 35초) 동안 각각 평가되었다. 예상한 것처럼, 집어낸 블록의 수는 시간에 따라 증가되었으며, 증가된 형태도 정상 대조군과 유사하였다(그림 9-3). 이러한 결과는 과제에 대한 상상 연습에 뇌졸중 환자들이 잘 반응할 수 있다는 것을 의미한다.

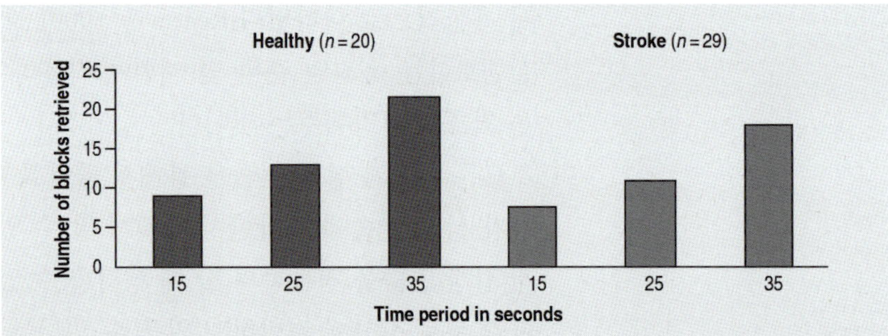

[그림 9-3]
운동 상상 선별 검사. 검사를 시행하기 위하여 상자에서 블록을 집어 올리는 상상을 하도록 대상자들에게 교육하였으며, 검사자가 그만하라고 할 때까지 상자에서 블록을 집어 올릴 때마다 말하게 하였다. 실험은 3시간간격(12초, 15초, 그리고 35초)을 무작위로 적용하여 진행되었다. 예상했던 것처럼, 블록 수는 시간이 갈수록 증가되었으며, 이러한 증가는 두 집단에서 모두 유사하게 나타났다. 이러한 결과는 환자들이 과제를 정신적으로 수행하는 것에 문제가 없음을 의미한다.

바닥핵(Yaguez 등 1999) 혹은 마루엽(Sirigu 등 1996)에 병변이 있는 환자들에게서 운동 상상 능력에 장애가 발생되는 것으로 보고되고 있는데, 이와 같은 시간대별 검사를 통해 운동 상상 능력에 문제가 있는지를 찾아낼 수 있다. 시간대별 검사는 뇌졸중 후 운동 상상 능력을 간단하게 평가할 수 있는 유용한 도구이다.

또한 스포츠 심리 분야에서 운동 상상 능력을 평가하기 위하여 설문지를 사용하고 있다(Hall과 Pongrac 1983). 그러나 뇌병변 환자들에게는 상대적으로 설문지 평가를 많이 사용하지 않았다. 예비 연구에서는 정상인과 반대로 뇌졸중 환자들이 운동 상상보다 시각 상상에 더 쉽게 반응하는 것으로 나타났으며, 시각 상상과 운동 상상이 서로 관계되지 않는 것으로 나타났다(Malouin 등 2002, 2004a). 여러 형태의 동작 상상 재현과 관계된 뇌 영역이 서로 다르기 때문에 시각 상상과 운동 상상이 분리[dissociation]되어서 나타나는 것은 뇌병변 부위와 관계될 것이다(Deiber 등 1998, Naito 등 2002, Ruby와 Decety 2001). 이와 같이, 더 많은 연구를 통해서 검사도구로서의 운동 상상 설문지의 타당도를 연구할 필요가 있다.

우리가 시행한 최근의 예비연구[pilot study]에서는 작업 기억이 상상 연습을 효과적으로 수행하는데 중요한 요소인 것으로 나타났다. 뇌졸중 환자들에게 상상 연습과 신체 연습을 결부시켜 앉고 서기 과제를 수행할 때 수직 부하를 높이도록 훈련시켰다. 작업 기억[구두[verbal], 시각-공간[visio-spatial], 그리고 운동학적인[kinaesthetic] 작업 기억]에 문제가 있는 환자들은 상상 연습을 수행하는데 더 많은 어려움을 겪었다(Malouin 등 2002, 2004a). 또한 작업 기억에 문제를 가진 환자들은 24시간 이후에 이를 기억하지 못하였다. 이후의 관찰을 통해 작업 기억에 관한 정보를 유지하고 다룰 수 있는 능력이 상상 연습에 필요하다는 것을 알 수 있었다.

많은 연구자는 상상 연습이 중추신경계가 손상된 후 운동 능력 회복을 위해 시행할 수 있는 비용효율적인 방법이라고 보고하고 있으며, 신체 재활에 상상 연습을 사용하도록 주천하고 있다(Decety 1993, Jackson 등 2001a, van Leeuwen과 Inglis 1998, Warner와 McNeill 1988, Yue와 Cole 1992). 그러나 뇌졸중 환자들의 상지 기능에 대한 상상 훈련의 효과를 평가하는 연구는 많지 않다(Page 2000, Page 등 2001, Yoo 등 2001). 이 연구들은 상상 연습이 효과적이라고 보고하고 있긴 하지만 사용된 측정 도구의 특성 때문에 연구의 결과가 상상 연습에 특징적으로 나타난 것인지 아닌지는 분명하게 설명되지 않았다.

우리의 첫 번째 임상연구의 목적은 뇌졸중 환자들에게 상상 연습과 신체 연습을 함께 시행할 때 순차적인 발 움직임 수행에 대한 상상 연습의 효과만을 구체화시키는 것이었다(Jackson 등 2004). 이것은 **그림 9-4**에 설명되어 있다. 환자는 38세의 오른손잡이 남자로 좌측 대뇌 겉질밑 출혈[subcortical hemorrhage]로 인해 편마비가 되었으며, 뇌졸중 4개월 무렵에 이 연구가 시작되었다. 5주 기간 동안 세 단계(2주는 신체 훈련, 1주는 신체 훈련과 상상 연습 병행, 그리고 그런 후 2주는 상상 연습만 시행)의 하지 관련 과제를 구분해서 훈련하였으며, 과제에 대한 반응 시간을 평가하였다. 대상자의 평균 반응 시간은 신체 훈련을 시작한 후 첫 5일 동안 유의하게 향상되었으나(26%), 그 이후에는 변동이 심하였으며 추가적인 향상이 나타나지 않았다. 셋째 주에 상상 연습과 신체 훈련을 병행한 단계에서는 10%가량 추가적인 향상이 나타났다. 마지막으로 2주 동안 상상 연습만 시행하는 단계에서는 수행이 2% 향상되어 가장 낮은 값을 기록하였다.

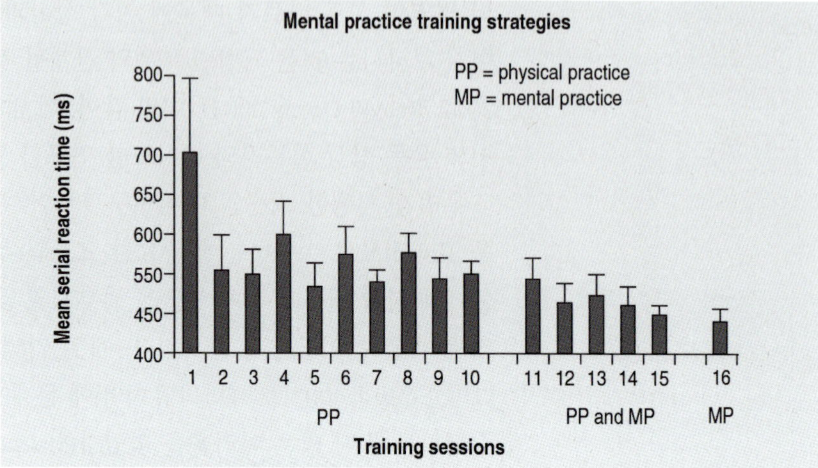

[그림 9-4]

좌측 겉질밑 병변이 있는 38세의 남자는 5주 동안 세 단계로 구분되어 있는 하지와 관련된 순차적인 반응시간 측정 과제를 훈련하였다: 2주의 신체 연습(PP), 1주의 신체 연습과 상상 연습 병행(PP와 MP), 그런 후 2주의 상상 연습(MP). 운동 수행에 대한 향상은 신체 연습(PP) 10일 이후에 정점에 이르렀으며, 이러한 향상은 상상 연습을 병행하는 1주 동안(PP와 MP) 더욱 증가되었다. 그리고 MP만 시행한 2주 동안에도 운동 수행력은 유지될 수 있었다. 그래프에서 각각의 막대는 훈련 후에 기록된 측정값의 평균을 나타낸다. 10일 동안 MP만 시행한 이후에는 하나의 측정만 기록되었다(16회기; 자세한 사항은 본문의 내용을 참고하라).

이러한 결과는 상상 연습을 신체 연습과 병행하여 시행하면 뇌졸중 환자들의 순차적인 운동기술의 학습 능력을 더욱 향상시킬 수 있다는 것을 의미한다. 상상 연습만을 사용하면 움직임 학습이 이루어진 후에 수행력을 유의하게 향상시키는데 충분치 않을 수 있지만, 그럼에도 불구하고 상상 연습은 새롭게 얻어진 능력을 보유하고 활용하는데 도움이 될 수 있다(Jackson 등 2004).

우리는 12명의 뇌졸중 환자군을 대상으로 앉고 서는 활동 동안 지절 움직임을 재훈련하는 신체 연습과 상상 연습의 병행 효과를 연구하였다. 이러한 동작은 발 움직임 절차보다는 환경적인 영향을 더 많이 받을 수 있는 보행의 하위 과제이다(Malouin 등 2002, 2004a, 2004b). 대상자들은 의자에서 일어서기와 앉기 과제를 수행할 때 하지에 대칭적 수직력vertical force을 주도록 하는 상상 연습과 신체 연습을 단일 회기동안 병행하였다. 수직력은 의자와 각발아래에 위치된 3개의 힘판force plate을 통해 측정되었다. 훈련 전, 훈련 후, 그리고 훈련 종료 24시간 후에 환측 다리를 통해 주어지는 부하loading 비율이 어떻게 변화되는지 측정하였다. 훈련 전 측정에서 환자들은 서기와 앉기를 수행하는 동안 환측 다리에 체중 부하를 덜 주는 것으로 나타났으며, 또한 이 두 과제를 정상 대조군보다 60%가량 늦게 수행하는 것으로 나타났다. 훈련 후 이 두 과제 수행 시 환측 다리에서 적용되는 부하가 증가되는 것으로 나타났으며(서기 과제는 17%, 그리고 앉기 과제는 16%), 24시간 이후에 더 많이 향상되는 것으로 보고되었다. 이와 반대로, 수행 기간은 훈련을 통해 변화되지 않았다. 이것은 상상 연습과 신체 훈련을 병행하는 방법이 움직임 속도를 즉시 증진시키지는 않지만 환측 다리의 역동적 부하 상태를 향상시킬 수 있다는 것을 의미한다(그림 9-5). 그러나 이 연구의 디자인을 고려해 보았을 때 상상 연습과 관계된 효과를 특정적으로 구분해서 말하기는 어렵다. 이것은 단지 운동 기술 학습에 대해 상상 연습의 추가적인 효과를 측정하여 신체 연습을 시행한 환자군과 비교한 것이다.

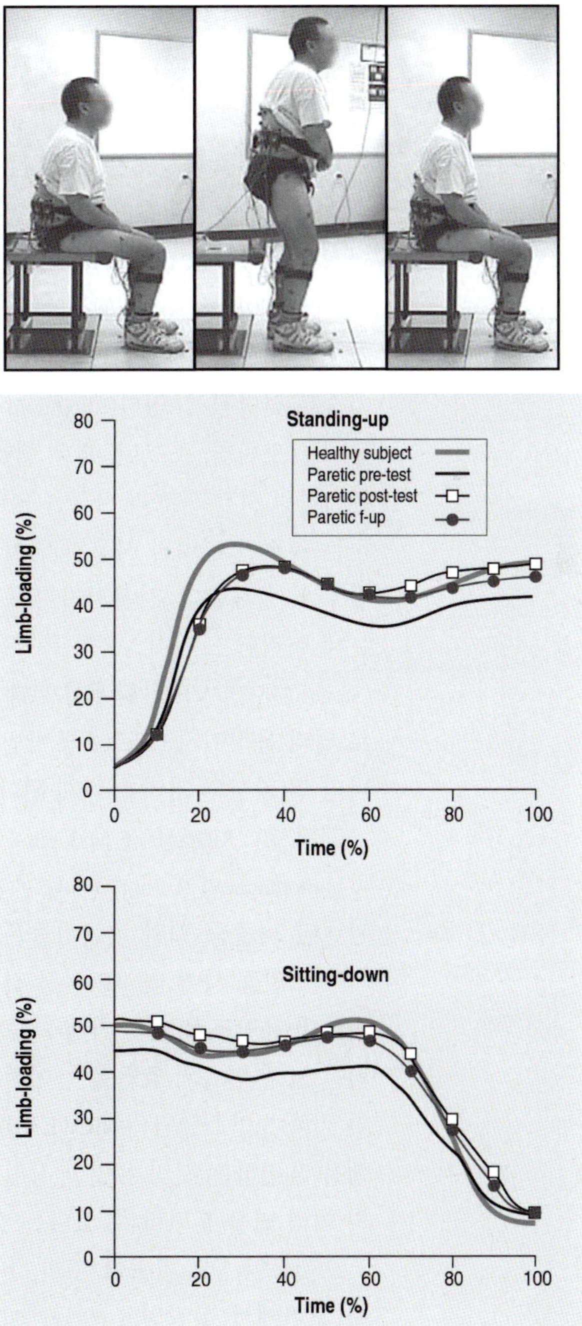

[그림 9-5]

상상 연습과 신체 연습의 병행. 뇌졸중 환자들(n = 12)이 각 과제를 수행할 때 환측 다리에서 관찰되는 평균하지 부하 형태를 훈련 전(실선: 사전 검사), 단일 회기 동안 상상 연습과 신체 연습을 병행한 후(흰 사각형 표시: 사후 검사), 그리고 훈련 종료 후 24시간(검은 원 표시: 추적관찰[follow-up])에 평가하여 정상인(두꺼운 선: n = 6)의 오른쪽 다리에서 나타나는 평균 형태(%)와 비교하였다. 훈련을 통해 환측 다리의 증가된 부하 형태는 하루 이후에까지 유지되었으며, 이는 새롭게 습득된 운동 기술이 유지되고 있음을 의미하는 것이다.

상상 연습을 통해, 학습된 기술이 연습되지 않은 기술에 영향을 미칠 수 있는지, 혹은 상상 연습의 효과가 연습된 과제에만 특이적으로 나타나는 것인지에 대한 질문은 계속적으로 나올 수 있을 것이다(Dean과 Shepherd 1997, Winstein 등 1989). 이와 같이 상상 연습의 특정성을 연구하기 위해서는 학습되지 않은 다른 과제에 대한 것도 평가되어야 할 것이다. 이러한 질문에 대한 답을 찾기 위하여 우리는 무작위 임상 연구를 계속 시행하고 있다.

가상현실virtual reality, VR 훈련 체계

캐나다 기술혁신재단이 재활분야에 진보된 기술을 적용하도록 권고함에 따라, 다분야에 걸친 구성원들이 팀을 구성하여 보행 훈련을 위한 가상현실VR 시스템의 잠재적 가능성을 알아보기 위한 연구를 진행하였다. VR은 사람들이 현실 세계의 사물이나 실제 상황처럼 지각할 수 있도록 인위적으로 생성된 감각정보(시각과 고유감각으로부터)를 보여주는 컴퓨터화된 기술로 설명될 수 있다(Rheingold 1991). 가상 환경virtual environment, VE이라는 용어는 모니터, 스크린, 혹은 헬멧 디스플레이를 통해 대상자에게 전달하는 3차원 시각 환경의 자극을 의미한다. VE에서 사물과 상황을 느끼도록 하는 것뿐만 아니라 사용자가 이것이 실제 상황인 것처럼 반응하고 참여할수 있게 해준다. 사용자가 어느 정도 가상현실이라는 것을 느낄 수도 있는데 이러한 느낌이 VR의 특징을 정의하는데 논쟁의 여지가 될 수 있다(Steuer 1992). VE 상황에서 트레드밀 보행 연습을 한다면 사용자는 실제로 멀리 움직이지 않고 보행 방법(즉, 옆으로 내밀기)을 연습하는 것뿐만 아니라 먼 가상의 거리를 걷게 된다(Darken 등 1997).

퀘백시(C Richards, F Malouin 그리고 B McFadyen)와 몬트리올 시(J Fung, A Lamontagne와 R Forget)에서 온 자세와 보행의 운동조절 및 보행 역학과 관련된 뇌졸중 재활 전문가들은 방법 탐색에 대한 신경심리학 전문가C Rainville, 인공 시야 및 VE 설정 전문 전기 기술자D Laurendeau 그리고 시뮬레이터의 유압조절 전문 기계 기술자C Gosselin와 공동 연구를 시작하였다. 이 팀은 보행 연습의 효율을 높이려는 목적으로 보행 훈련 시스템을 개발하기 위하여 암스텔담의 MOTEK 회사와 협력하고 있었다. VE 상황에서 보행을 훈련하는 것의 유일한 장점은 한정된 공간에서 안전하게 보행 기술의 여러 면을 훈련할 수 있다는 것이다.

오랫동안 VR 기술이 영화, 비디오 게임, 비행 모의 훈련 그리고 군사 훈련에서 움직임을 시뮬레이션하는 것으로 적용되어 왔지만(Darken

등 1997) 재활분야에 대한 적용은 상대적으로 새로운 시도였다(Deutsch 등 2001, McComas 등 1998, McComas와 Sveistrup 2002, Whitney 등 2002). VE 상황에서 훈련하는 것에 대해 기본적으로 나올 수 있는 질문은 학습된 것이 실제 상황으로도 이어질 수 있는지에 관한 것일 것이다. 재활분야의 적용에 대한 연구에서, 뇌졸중 환자에 대한 VR 훈련이 상지(Holden 등 2001)와 하지(Deutsh 등 2001) 훈련 그리고 어린이의 공간 학습(McComas 등 1998)에 영향을 미치는 것으로 보고되었다. 특히 주목받고 있는 DeRugy 등(2000)의 연구는 시각 암시visual cue에 관계된 발의 위치가 현실 세계에서 보여지는 것과 유사하게 VE 상황에서 나타난다고 설명하고 있다. 뇌졸중 환자들의 VR 보행 훈련 방법의 잠재적 가능성에 대해서는 거의 알려져 있지 않다(Brown 등 2002).

보행 훈련과 보행 조절장애 질환의 진단을 위하여 VE를 개발하는 것은 보행 연습의 질적인 부분을 향상시키고 양적인 부분을 증가시키는 것을 통해 뇌졸중 환자들의 학습 능력을 촉진시킬 수 있다는 데에서 그 당위성을 찾을 수 있다. 운동 학습은 환경 변화, 신체 요구physical demand 변화, 문제해결, 연습 과제의 무작위 시행, 충분한 연습 그리고 환자의 수행 능력empowerment과 같은 요소에 의해 촉진될 수 있다(Winstein, 1991의 문헌고찰을 참고하라).

현재의 제한적인 재활상황 내에서 보행과제를 연습하거나 혹은 다른 날씨와 다른 조명상태에서 외부 연습을 시행할 때 위의 조건을 충분히 충족시키는 것은 매우 어려운 일일 것이다. 환경을 시뮬레이션하는 부분에서 VR 기술은 연습시간을 늘릴 수 있을 뿐 아니라 학습을 최대화시키기 위하여 필요한 다양한 환경 조건을 맞출 수 있는 새롭고 안전한 방법으로 고려되고 있다. 또한 첨단 기술 기구를 사용하여 연습하는 것만 가지고도 환자들에게 더 많은 동기를 유발할 수 있다. 그러므로 VR의 목적은 동기유발motivation에 이점이 있는 보행훈련 VR 시스템을 고안하여 결과 지식knowledge of results 제공과 환자의 능력 향상을 통해 연습 수준의 난이도를 점차 높여가면서 안전하게 연습(반복)시키고 다양한 환경 조건을 적용하여 훈련시키는 것에 있다.

그림 9-6에서 보여지는 것처럼, 대상자들은 6도의 자유도로 움직이는 트레드밀 보행판platform에서 전방의 커다란 스크린에 투사되는 가상의 장면에 반응하면서 걷게 될 것이다. 이들은 안전성을 위하여 안전띠harness를 착용할 것이며, Polhemus 전자기 시스템으로부터 연결되는 전송장치를 통해 발, 몸통(신체 질량중심의 추정값), 머리와 손에 대한 움직임 분석을

시행할 수도 있을 것이다. 대상자에 맞게 조정된 트레드밀 속도는 가상의 장면에서 움직임을 이끌어 낼 수 있도록 설정될 것이며, 프로그램화된 가상 상황에 맞게 트레드밀 발판의 움직임이 유도될 것이다. 대상자들은 가상의 장면에 부합되는 몇몇 변화(즉 트레드밀 판의 경사)를 경험하고 그것을 극복해가면서 VE와 상호작용하게 될 것이다.

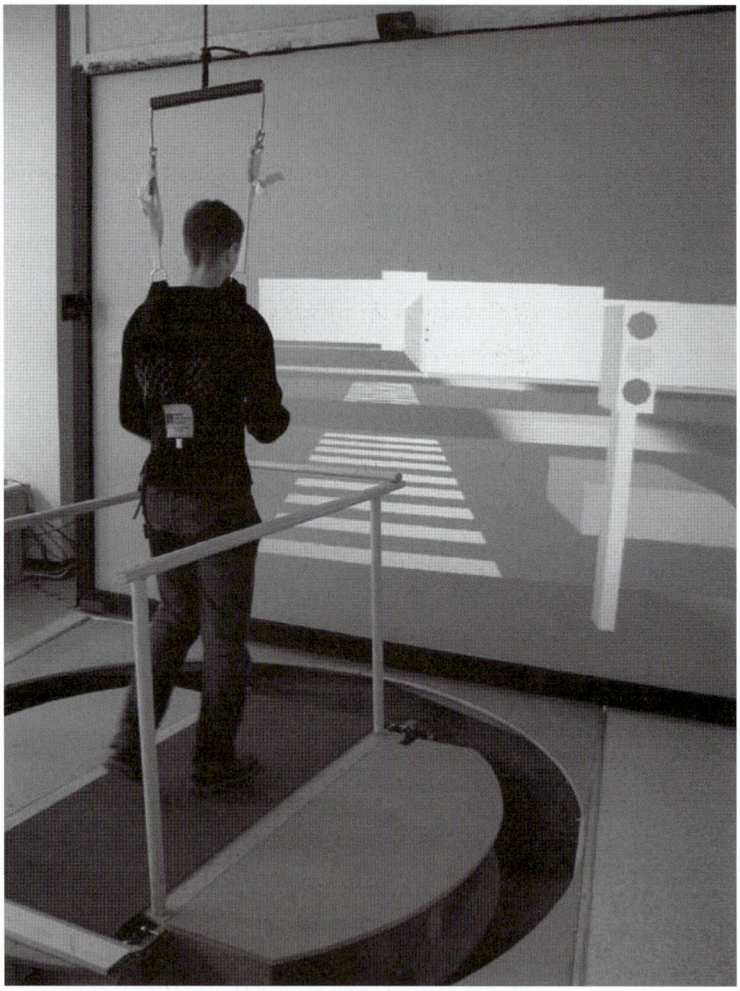

[그림 9-6]

위 그림은 우리가 보행 훈련을 위해 사용하였던 첫 번째 가상현실 시스템이다. 대상자는 안전줄을 매고 가상환경virtual environment, VE을 재현하는 스크린을 보면서 보행판이 6도의 자유도를 움직이도록 설계된 트레드밀에서 걷는다. 피드백 시스템을 통해 대상자들은 트레드밀 속도를 결정한다. VE가 트레드밀 속도와 보행판의 움직임과 함께 이루어지므로 대상자는 VE에서 보여지는 것처럼 지지면이 변화되는 것을 경험하게 될 것이다. 아래 그림은 머리-장착화면head-mounted display 장치를 사용하고 있는 것이며, 컴퓨터 스크린에 나타난 것이 대상자가 이 장치를 통해 보고 있는 화면이다.

[그림 9-6] 계속

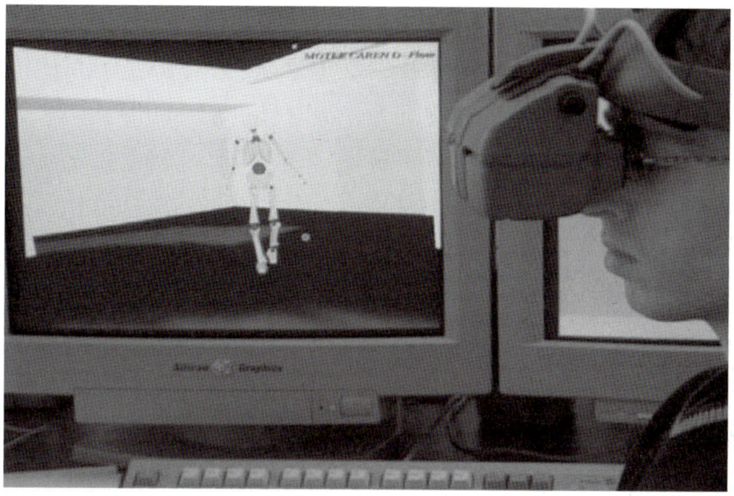

현재 우리는 두 개의 기본적인 부표를 개발하고 있다. 하나는 실내의 복도에 대한 장면이고, 다른 하나는 쇼핑센터로 가는 길에 있는 횡단보도에 관계된 실외 장면이다. 이러한 VE를 통해 우리는 이 시스템의 다양한 요소를 검사할 수 있으며, 이 분야가 더 많이 발전할 수 있도록 기초 자료를 제공할 수 있을 것이다(Fung 등 2004, McFadyen 등 2004). 우리가 연구를 시행하기 전에 VE의 계획과 프로그램, 연습 방법 그리고 결과 지식에 대한 많은 연구가 계속되어야 할 것이다. 우선 건강한 사람들을 대상으로 하여야 할 것이며, 그런 후 뇌졸중 환자들을 대상으로 한 연구가 이어져야 할 것이다. 우리는 보다 진보적인 VR-트레드밀 동시 훈련 프로그램을 전통적인 트레드밀 훈련 프로그램과 비교하여 이 프로그램이 지역사회 보행community ambulation 능력에 얼마나 많은 영향을 미치는지 평가할 필요가 있다.

3 과제지향적 보행훈련

일어서서 걷기

보행 기능 훈련에 있어서 과제지향적 개념은 보행 자체를 배제한다는 것이 아니라 의자에서 일어서기 및 선 자세에서 앉기 등과 같은 보행 관련 활동을 훈련해야 할 필요성을 강조하는 것이다. 뇌졸중 후 앉은 자세에서 일어서는 능력과 선 자세에서 앉는 능력은 환자들에게서 다양한 정도로 나타난다. 예를 들어, 건강한 사람들이 의자에서 일어서는 것과 비교해볼 때 뇌졸중 환자들은 25~61%가량 더 오래 걸리며 건측 다리에 더 많은 체중을 둔다. 이로 인해 이 과제를 수행하는 동안 환측 다리에 주어지는 수직 부하가 20~25%가량 감소된다(Engardt와 Olsson 1992, Hesse 등 1994b, Malouin 등 2004a, 2004b). 유사한 문제가 앉기 과제를 하는 동안에도 나타난다(Engardt와 Olsson 1992, Malouin 등 2004a, 2004b, 2004c). 이러한 운동성 과제는 일상생활의 기본적인 부분으로 고려할 수 있으므로 초기 재활 단계에서 우선적으로 시행되어야 할 것이다(Carr와 Shepherd 1998, Roorda 등 1996). 과제지향 접근법에 입각하여, 운동성 과제 훈련은 의자 혹은 벤치에서 다양한 연습 상황을 연출할 수 있도록 몇몇 특성(높이, 모양 그리고 안정성을 다양하게 설정함)을 다르게 적용하면서 이루어지도록 하여야 한다(Carr와 Shepherd 1998). 이 같은 연습은 근력과 지구력을 향상시키는 것뿐만 아니라 환자들이 환경적 요구에 대해 잘 적응하도록 학습하는데 도움이 될 것이다(Carr와 Shepherd 1998, Dean 등 2000).

초기에 매우 복잡한 장비를 사용하고 이와 관계된 전문가들이 함께 참여하여 보행 연구를 하였던 것이 뇌졸중 후 회복을 촉진시키는 방법에 대한 식견을 갖도록 하는데 도움이 되었으며, 이를 통해 다른 움직임 과제를 연구하는 계기가 되었다. 우리는 보행의 하위 요소이면서 동시에 보행 능력에 중요한 것으로 고려되는 여러 운동성 과제를 연구하였다. 우리의 연구는 다음 단락에 간단히 요약되어 있다.

앉은 자세에서 일어서기 혹은 선 자세에서 보행 시작하기에 대한 능력은 뇌졸중으로 인하여 다양하게 영향 받는다(Brunt 등 1995, Carr와 Shepherd 1998, Engardt와 Olsson 1992, Hesse 등 1994b). 그러나 일어서서 걷기rise-to-walk, RTW의 두 하위 과제에 대한 평가는 대개 개별적으로 시행되지 않는다. 대신에, 과제는 전체적으로 시행되며 일어서걷기검사(Timed Up와 Go, TUG) 점수로 다른 운동과제와 함께 평가된다(Podsiadlo와 Richardson 1991). TUG가 전체 과제에 대한 수행도를 평가하는 것이긴 하지만, 의자에서 일어서고 보행하기 시작하는 대상자의 수행도에 중점을 두거나 혹은 사용된 운동 전략을 설명하는 것은 아니다. 심도 있게 진행된 생체역학적 연구와 임상 연구에 근거하여 우리는 최근 운동성 혹은 앉은 자세에서 일어서는데 소요된 시간뿐만 아니라 보행 협응을 평가하기 위하여 RTW 과제를 사용하도록 제안하였다(Dion 등 2003, Malouin 등 2001b, 2003b). 움직임이 유동적으로 일어나는지 혹은 비유동적으로 일어나는지와 같은 보행 협응에 대한 평가는 건강한 사람들을 대상으로 앉은 자세에서 서는 과제sit-stand task, 그리고 선 자세에서 걷는 과제stand-to-walk task가 부드럽게 나타나는지를 보는 생체역학적인 측정에 근거하고 있다. RTW는 첫 번째 완전히 선 자세에 이르기 전에 걷기 시작하는지, 그리고 두 번째 과제 완료 시까지 전방 신체 운동량forward body momentum을 유지할 수 있는지로 특징지어진다(그림 9-7). 이 두 과제를 함께 시행하는 것을 유동운동전략fluid motor strategy으로 정의한다(Magnan 등 1996).

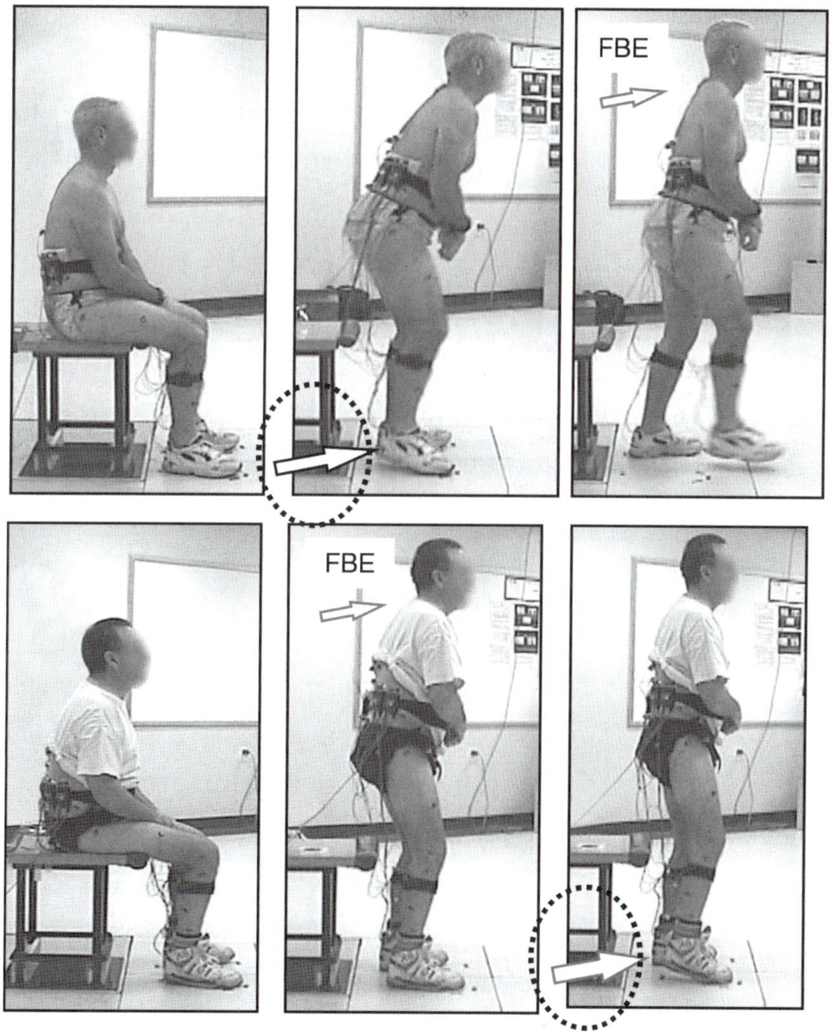

[그림 9-7]

뇌졸중 후 일어서서 걷기 과제에서 유동성이 부족해짐. 건강한 대상자들에게서는(위 그림) 몸을 완전히 일으켜 세우기full body elevation, FBE 전에 걸음을 떼기 위하여 발뒤꿈치가 들리는 것이 보이는데(원 표시 안에 있는 하얀 화살표), 이는 일어서기와 보행 시작이 함께 일어나는 유동적 움직임 전략을 나타내는 것이다. 유동적 움직임 전략은 과제가 끝날 때까지 신체의 전방 운동량을 유지하는 것과 관계된다. 뇌졸중 후(아래 그림) 환자가 두 과제(일어선 후 보행 시작)를 분리해서 수행하기 때문에 FBE 완료 후 발뒤꿈치는 들리지 않는다.

최근 연구에서 우리는 건강한 사람들과 반대로 대부분의 뇌졸중 환자들(16/19)이 일어서서 걷기 시작하는 동작을 연속적으로 함께 시행하는 것에 문제가 있다는 것을 발견하였다. 대신에 이들은 일단 완전히 일어선 후에 보행을 시작하는 비유동적인 전략non-fluid strategy을 사용하였다(Dion 등 1999a, 1999b, Malouin 등 2001b, 2003d). 또한 RTW를 수행하는 시간도 뇌졸중 환자들이 정상인보다 1.6배 더 오래 걸리는 것으로 나타났다(Dion 등 1999a, 1999b, 2003). Malouin 등(2001b, 2003d)은 RTW 동안 함께 일어나는 과제의 유동성을 자세히 평가하였다. 이들은 뇌졸중으로 인해 유동운동 전략으로 고려될 수 있는 수평 신체 운동량을 일정하게 유지하는 것이 어려울 수 있다고 보고하였다(그림 9-8a). 그러므로 전방 신체 운동량의 변화 정도에 대한 계산을 통해 움직임의 유동성을 평가할 수 있도록 유동성 지수fluidity index, FI가 제안되었다. 몸을 완전히 들어올리기 전에 발을 뗀 환자들만이 FI 평가치가 대조군 측정값 범위 내에 있는 것으로 나타났다.

최근에 운동 전략의 유동성을 임상적으로 평가하기 위하여 4점 서열척도ordinal scale가 개발되었다(Malouin 등, 2003d). 이 서열척도(0-3:3 = 정상 유동성)의 타당성을 검증하기 위하여 유동성 지수의 측정값은 유동성 척도의 점수와 비교하였다(그림 9-8b). FI 측정값은 이 척도의 개발자들이 고급 측정gold standard measure(FI)과 비교할 만한 유동성 변화를 제공하였다는 것을 의미하는 척도 항목에 대해서 중복되지 않았다. 또한 측정자간 일치도가 높게 나타났으므로(가중된 카파weighted kappa = 0.78) 훈련된 임상치료사들은 높은 신뢰도를 가지고 유동성 척도를 사용할 수 있다. RTW 기간에 대한 측정자간 신뢰도inter-rater reliability는 높은 것으로 나타났다[급간내 상관계수intra-class correlation coefficient, ICC = 0.95]. 뇌졸중 후 RTW 과제와 관계된 정상적인 신체 움직임 유동성이 일반적으로 상실된다는 것을 이러한 연구의 결과를 통해 알 수 있다. 전방 운동량momentum 질량중심center of mass의 위치를 분석해보면 뇌졸중 후 대부분의 환자들이 RTW를 두 과제(일어서기와 보행 시작)로 분리하여 시행한다는 것을 알 수 있다. 과제를 순차적으로 시행하는 것은 RTW 과제 수행 기간이 늘어나는 것을 의미한다(Dion 등, 1999a, 1999b, 2003). 이러한 비유동적인 전략은 환측 지절의 감소된 능력을 가지고 신체의 전방 운동량을 제어할 수 있는 보다 안전한 방법일 것이다(Dion 등 1999a, Malouin 등 2001b, 2003d). 또한 두 과제를 병합해서 시행하지 않으면, 일어서는 것과 동시에 첫 발을 낼 때 한 발로 균형을 잡아야 하는 부담을 줄일 수 있다. 임상 연구의 결과는 RTW 과제에서 가변적인 신체 움직임은 운동 회복 수준이 높은 경우에 가능한 것이며, 이러한 가변적 운동 전략은 더욱 증진된 운동조절에 대한 좋은 지표(결과 측정)가 될 수 있음을 강조하고 있다.

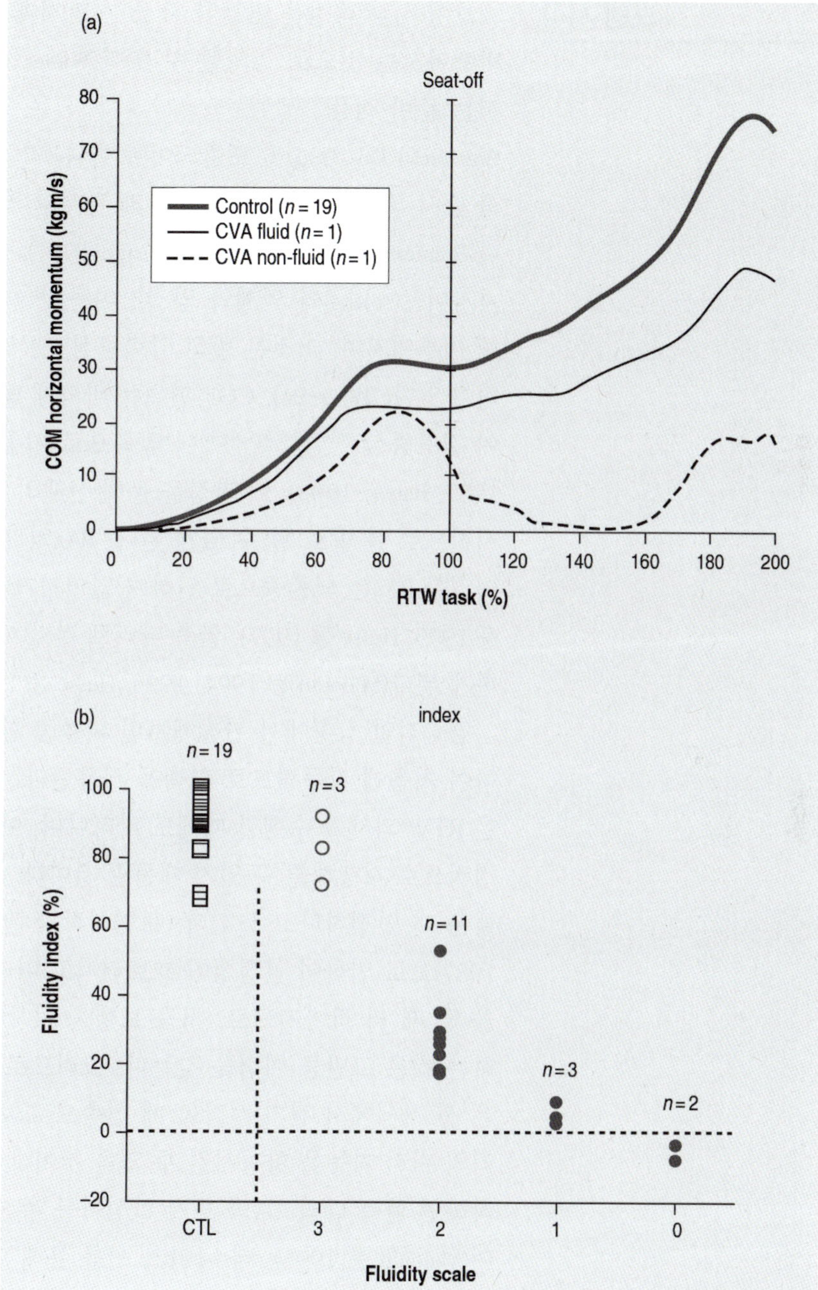

[그림 9-8]

(a) 일어서서 걷기 과제 동안에 나타나는 전방 신체 전진forward body pro gression의 형태. 대조군에서 보여지는 평균 질량중심center of mass, COM의 수평 운동량 곡선(두꺼운 선)은 유동성이 좋은 뇌졸중 환자들(얇은 선)과 유동이 좋지 않은 환자들(점선)의 곡선과 비교되었다. 유동성 정도는 신체 전방 운동량의 비율을 나타내는 유동성지수fluidity index, FI로 계산되었다. FI의 점수가 더 클수록 가변성(과제의 병합: 일어서면서 걷기 시작하기)이 더 좋은 것이다. 이와 반대로 낮은 FI 점수는 유동적이지 못함을 의미한다(과제를 분리해서 시행함: 일선 후 걷기 시작하기: Malouin 등, 2001b). (b) 대조군과 뇌졸중 환자군의 유동성 지수. 임상 유동성 척도에서 가장 높은 점수(3점)를 받은 세 명의 환자는 가장 높은 FI 값을 보였으나 낮은 FI 점수를 보인 환자들은 유동성 척도에서도 낮게 나타났다. 환자들 대부분(11/19)은 유동성 점수에서 2점을 받았으며, R 측정값 범위는 52~16%였다. 세 명의 환자가 유동성 점수 1점과 거의 0점에 가까운 FI 측정값(8~3%)을 보였으며, 반면에 다른 두 명의 환자는 0점의 유동성 점수가 나타났고 FI 측정값에서는 음의 값(-4%와 -9%)을 보였다. 유동성 운동 전략을 가진 하위집단(3점)은 FI 측정값이 대조군과 유사하게 나왔음을 주목하여야 한다. 척도의 각 하위항목에 대한 FI 측정값은 일어서서 걷기 수행의 단계적 변화가 도구 사용측정 방법을 통해 나타나는 것과 유사하게 발생되었다는 것과 같은 의미는 아니다(Malouin 등, 2003d).

보행 시작

보행 시작 과정은 편안히 서 있는 단계에서 주기적인 보행 움직임으로 바뀌어지는 것으로 정의될 수 있다(Winter 1995). 보행을 시작하기 위해서는 준비 적응preparatory adjustments, PAs 혹은 역동적 현상(Breniére 등 1987, Breniére와 Do 1986)이 포함되어야 한다. 역동적 현상은 양측 근전도 활성화 순서 및 하지의 선행 움직임과 관계된 역학적 특성으로 설명될 수 있다(Breniére 등, 1987, Crenna와 Frigo 1991). PAs는 양측성으로 나타나고, 가자미근(soleus)의 억제와 앞정강이근tibialis anterior, TA의 초기 활성화를 통해 이루어지며, 이것은 발의 압력중심center of pressure, COP의 뒤쪽 편위와 관련이 있다**(그림 9-9a)**. COP 편위는 바닥에 닿아 있는 다리stance limb를 향하여 질량중심center of mass, COM이 앞쪽으로 이동되도록 할 것이다(Breniwe 등 1987, Jian 등 1993). 이 과정을 통해 신체의 전방 운동량을 조절하면서 일시적으로 한 발로 설 수 있게 된다. PAs의 강도는 보행 속도와 관계된다. 이러한 PAs는 뇌졸중으로 인하여 없어지거나 두드러지게 감소되며(Brunt 등 1995, Hesse 등 1997), 환측 다리로 걷기 시작할 때 가장 큰 문제를 초래하게 된다(Malouin 등 1994, 1995, Hesse 등 1997).

임상적인 상황에서 관찰해보면 뇌졸중 환자 대부분이 걸음을 떼기 위하여 처음에 자동적으로 환측을 사용한다는 것을 알 수 있다. 이러한 것은 RTW 과제를 수행할 때에도 나타나며, 이는 건측 다리가 몸을 더욱 안정적으로 지탱해줄 수 있기 때문일 것이다. 실제로 이러한 상황에서 환자들은 더 안전하다고 느낀다. 보행시작과 관계된 역동적 현상(Breniére 등 1987)으로 인하여 안정성이 흐트러지고 이러한 현상이 환측 다리로 걸음을 델 때 더 작아지므로, 처음 보행을 시작할 때 건측 다리로 몸을 지탱하는 것은 그만큼 이점을 갖는다. 그러므로 앉은 자세에서 일어설 때 혹은 선 자세에서 걷기 시작할 때 건측으로 보행을 시작하게 하면 환측 다리의 지지 기능을 향상시킬 수 있을 것이다. 또한 건측 다리로 보행을 시작하면 환측 다리 TA의 초기 활성화를 촉진시킬 수 있다는 보고가 있으며(Malouin 등 1995), 더 나아가 이를 통해 연습의 긍정적인 효과가 입증되고 있다**(그림 9-9b)**.

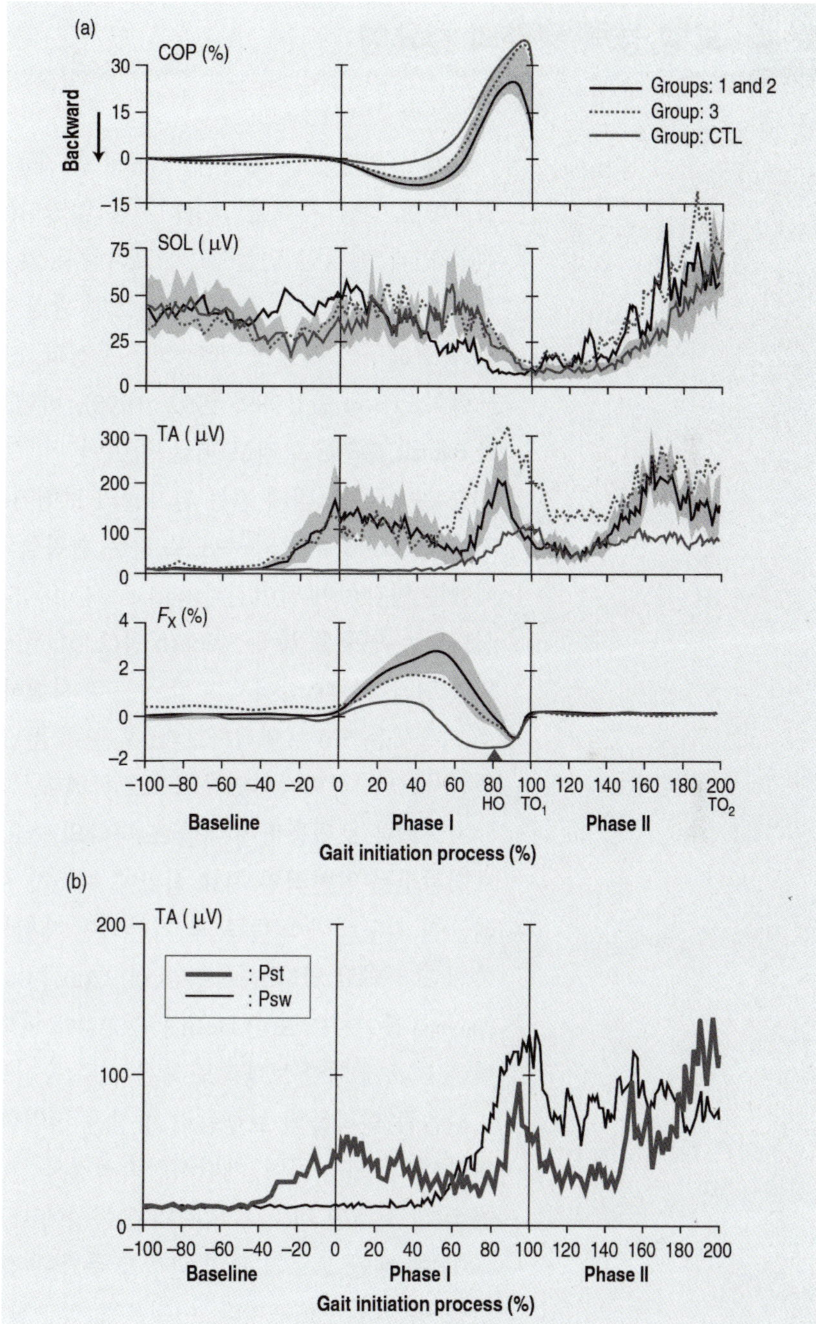

[그림 9-9]

(a) 보행 시작 동안에 나타나는 준비적응[preparatory adjustments, PAs]을 설명하고 있는 그래프. COP, 족압 중심의 편위; SOL, 가자미근[soleus]의 활성 정도; TAS, 앞정강이근[tibialis anterior, TA]의 활성 정도; Fx, 전후 지면반발력. 환측 다리로 보행을 시작할 때 뇌졸중 환자들 세 집단의 평균값은 95% 신뢰구간에서 정상 대조군(n = 11)의 평균값과 비교되었다. 보행시작 과정[gait initiation process, GIP]은 두 단계로 나뉘며, 각 단계는 100%로 표시되었다: 1단계는 처음에 COP 후방 편위로 시작하여 유각다리[swing limb]의 발가락-떼기[toe-off]로 끝났다(TO1), 그리고 2단계는 유각 다리의 발가락 떼기로 시작하여 입각 다리의 발가락 떼기로 끝났다(TO2). 발뒤꿈치 떼기[heel-off, HO]는 X축에 삼각형으로 표시되었다. COPx(전후) 편위 강도는 발길이를 표준화하였으며, Fx 측정값은 체중에 대하여 백분율로 표준화되었다. 집단1에서 환자들(n = 3)은 양쪽에서 PAs가 없었다; 집단2에서 환자들(n = 8)은 건측 다리에서만 PAs를 보였으며(여기서는 표시되지 않았음), 집단3에서 환자들(n = 8)은 PAs가 대조군과 유사한 것으로 나타났다.

(b) 환측 다리(얇은 선: 환측 유각 다리) 혹은 건측 다리(두꺼운 선: 환측 입각 다리)를 사용하여 보행을 시작할 때 나타나는 TA 활성화 비교. 환측 다리로 지탱할 때 TA 활성화가 일찍 나타남을 주목하라.

4 보행 능력 평가의 필요성

앞에서 설명했던 것처럼, 뇌졸중 환자들에게 보행능력이라는 개념에 입각하여 임상 치료를 적용하지는 않았다(Richards 등 1999). 보행의 양적인 면과 질적인 면을 크게 고려하지 않았으며, 이와 관계된 인지 과정은 대개 무시되어 왔다. 또한 보행 관련 기능장애 평가에 사용되는 임상 측정도구의 적절성responsiveness은 정확히 나타나지 않았다. 예를 들어, 균형척도(Berg 등 1989, 1992, 1995), 바델Barthel 보행 하위척도(Mahoney와 Barthel 1954), 그리고 퍼글-마이어Fugl-Myer 하지 하위척도(Fugl-Myer 등 1975)는 아주 느리게 걷는 환자들의 보행기능 변화를 평가하는데 적절하지만, 35cm/s 이상의 속도로 걷는 환자들의 보행기능 변화를 평가하는 데에는 민감성이 떨어진다(Ruchards 등 1995). 평가 도구의 적절성에 대한 심도있는 연구를 통해 Salbach 등(2001)은 급성 뇌졸중 환자들의 보행속도를 평가하는데 있어서 편한 속도로 시행하는 5m 보행검사가 빠른 속도로 시행하는 5m 보행검사보다, 혹은 이 두 조건을 각각 시행하는 10m 보행검사보다 더 민감하였다고 보고하였다.

지구력은 보행능력에 대한 또 하나의 중요한 결정요소이다. 그러나 6분 보행검사는 일반적인 치료 상황에 여전히 사용되지 못하고 있으며, 단지 최근에 지구력이 뇌졸중 후 기본적인 재활의 핵심으로 인식되면서 중요하게 고려되고 있다(Dean 등 2000, 2001, Duncan 등 1998, Macko 등 1997, Potempa 등 1995). 또한 Dean 등(2001)에 의해 설명된 것처럼, 기능적 지구력은 10m에 대한 보행속도 혹은 기준 공식으로부터 계산해서는 안 된다.

뇌졸중 환자들의 보행능력 향상을 점검할 수 있는 평가도구가 개발되어야 한다. 예를 들어, 계단시간측정검사Timed Stair Test, TST는 Perron 등(2003)에 의해 소개된 것으로 TUG의 운동성에 대한 특성(Podsiadlo와 Richardson 1991)에 계단 오르기 관련 과제를 추가한 것이며, 기본 보행 속도 이외의 것을 평가하는 도구이다. 이것은 엉덩관절전치술total hip arthroplasty 환자들에 대하여 난이도 높은보행 관련 과제의 수행도(혼자서 걷는 것보다 더욱 복잡하고 신체적 노력이 더 많이 요구되는 보행 관련 과제를 수행하는 능력)를 평가하기 위하여 개발되었다. TST는 역학적 상태와 운동 조절이 다른 일련의 하위 과제(의자에서 일어서서 걷기, 13단으로 된 계단 오르기, 그런 후 돌아서서 계단 내려오기, 그리고 앉기)로 이루어져 있다. 예를 들어, 일어서서 걸을 때 일어서면서 보행을 시작하거나 보행에서 계단 오르기로 과제를 전환시키기 위해서는 운동조절의 순향 기전proactive mechanism에 의해 조정되는 보행 적응이 선행되어야 한다. 또한 각각의 하위 과제는 과제 교육 후에 수행되어져야 하며, 특정 절차에 있어서는 집중적인 노력이 필요할 수도 있다. 각 하위 과제 수행 기간을 측정하여 기록하면 특정 문제를 정확히 가려낼 수 있다(Perron 등 2003). TST는 몇몇 만성 뇌졸중 환자들의 결과 평가를 위하여 사용되었으나(Richards 등 1999), TST는 보행 속도가 매우 양호한 환자들에게만 적절한 것으로 입증되었다. 이 검사의 계측적인 특성을 파악하기 위하여 더 많은 연구가 필요하다.

우리는 보행에서 균형 부분을 따로 분리하여 평가하고 훈련시키려 하고 있다. Hill 등(1996)에 의해 개발된 걸음검사Step Test는 뇌졸중 환자들의 환측과 건측 다리가 보행 시 지지 다리supporting leg 혹은 걸음시작 다리stepping leg로 작용할 경우 그 기능을 평가하는 검사로 역동적 균형에 대한 중요한 정보를 제공해준다(Dean 등 2000). 우리는 최근 Step Test의 시간적 특성을 검사하였다. 이를 위해 뇌졸중 환자들에게 정해진 시간(15초) 내에서 가능한 한 빨리 7.5cm 높이의 블록에 발을 올렸다 내리도록 요구하였다. 보행 시 걸음검사 관련 상황은 양쪽 다리에서 나타난다. 뇌졸중 환자들은 발 올리는 것stepping이 정상 대조군에 비해 더 느렸으며, 반복 횟수도 더 적었다(Bernhardt 등 1998, Richards 등 1999). 그러나 기간이든 반복 횟수든 정상 대조군에 비해 더 느리게 수행된 것이 걸음 시작 다리의 운동성이 감소되어서인지 혹은 디딤기 다리의 안정성이 부족해서인지를 설명하는 것은 아니다. 이를 설명하기 위하여 우리는 두 발 디딤기bipodal stance와 한 발 디딤기unipodal stance 동안 환측 다리 걸음시작stepping과 환측 다리 지지supporting에 소요된 시간을 기록하였다(Malouin 등, 2003c). 정상인에서 앞으로 나가기forward 단계(576 ms± 0.95)와 뒤쪽으로 기우는backward단계(567ms±103)의 시간은 양쪽 발로 걸음 시작할 때 대칭적으로 나타났으며, 대부분의 시간은 한 발 디딤기에서 소요되었다(61%±7.7). 반면에 수행 기간은 2~3배가량 증가되었으며, 환측 다리 걸음 시작 조건에서 가장 큰 것으로 나타났다. 또한 뇌졸중 후 한 발 입각에 소요된 시간 비율은 더 작아졌으며, 환측 다리 지지 조건에서 가장 낮은 것으로 나타났다**(그림 9-10)**. 흥미롭게도, 한 발 디딤기와 걸음 시작 속도 사이에 강한 상관관계가 있는 것으로 나타났다(r = 0.88). 이 결과는 뇌졸중 환자들이 두 발 디딤기에서 정상 대조군보다 2배의 시간이 소요되는 것을 의미하는 것으로, 이는 환자들이 균형을 유지하는데 더 많은 시간이 걸리기 때문일 것이다. 환측 다리 지지 조건에서 한쪽 디딤기에 시간이 가장 적게 소요되었다는 것은 이 조건에서 균형과 관련된 동요가 더 많이 일어날 수 있음을 의미하는 것이다. 이러한 결과는 환측 다리로의 지지 조건이 역동적 균형을 평가하는 좋은 방법이라는 것을 뜻하는 것이며, 걸음검사Step Test의 구성 타당도construct validity를 입증해주는 것이다.

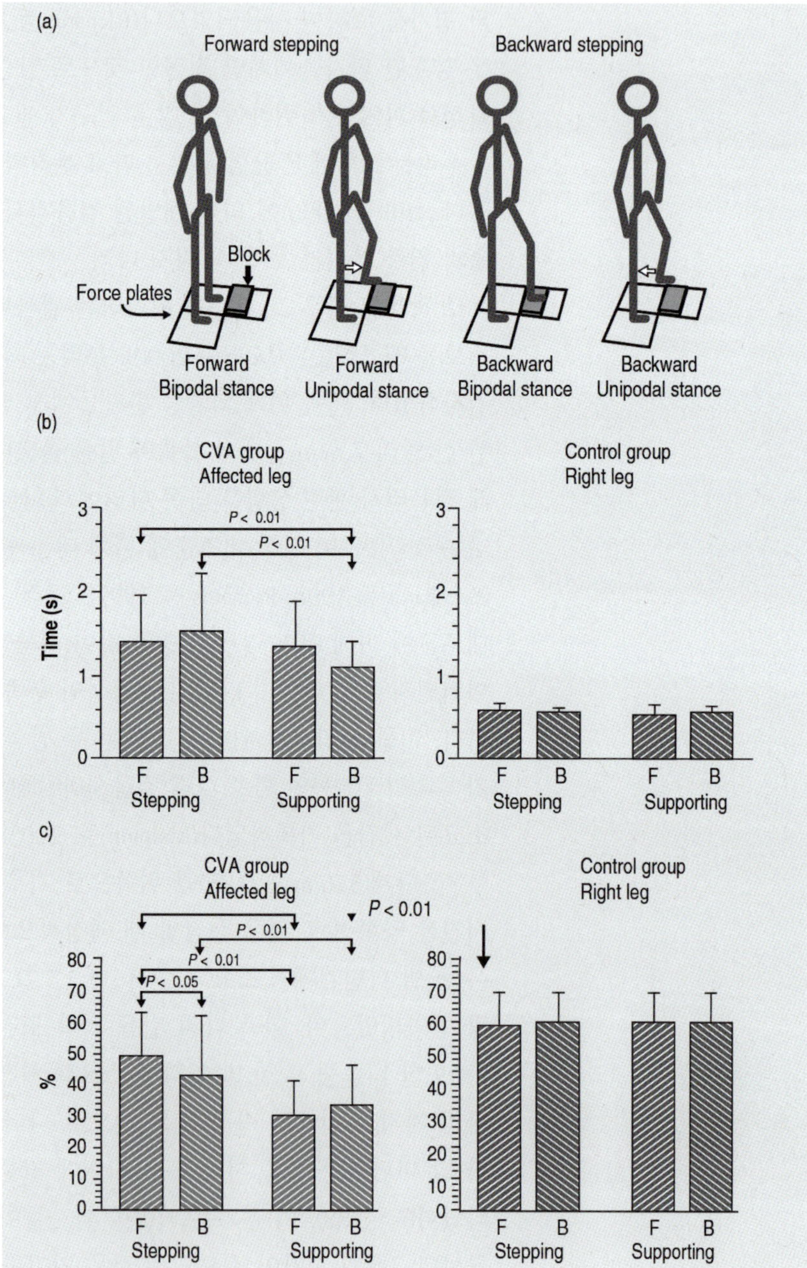

[그림 9-10]

(a) Step Test의 시간 특성. 각 발과 블록을 힘판force plate 위에 놓는다. Step Test의 시간은 7명의 뇌졸중 환자들CVA과 10명의 정상인들CTL에서 측정되었다. 연구는 두 조건을 통해 진행되었다: 환측 다리 걸음시작stepping과 환측 다리 지지; 그리고 CTL에게는 우측 다리 걸음시작과 우측 다리 지지(가운데).
(b) 앞으로 나가기(F)와 뒤로 기울기(B) 단계의 시간.
(c) 각 조건의 전후 방향에서 한 쪽 입각에 소요된 시간의 백분율. 더 자세한 내용은 본문을 참고하라.

움직임 계획, 방법 탐구, 장애물 피하기 그리고 정보 처리와 관계된 인지과정의 역할에 대해서는 잘 알려져 있지 않다. Gérin-Lajoie 등(2001, 2004)의 연구는 건강한 사람들이 어떻게 사람 형태의 장애물을 다루고 극복하는지를 검사하였던 것으로 선행 보행 적응과 정보 처리에 대한 것을 잘 이해할 수 있도록 해준다. 그러나 이 분야에서 더 많은 연구가 필요하다. 가상 현실 시스템은 이러한 인지 과정을 평가하는 더 좋은 접근 방식일 것이다. 평가 방법은 새로운 훈련 방법이 적용됨에 따라 함께 발전되어야 할 것이다. 예를 들어, 과제가 변화되었을 때 보행을 수정하는 능력을 평가하는(Shumway-Cook 등 1997) 동적 보행 지수Dynamic Gait Index와 낙상 우려 혹은 자기효능self-efficacy을 평가하는 활동-균형 능력 척도Activities-Balance Completion Scale, ABC와 같은 평가도구는 이 같은 요소를 설명하기 위하여 개발된 것이다.

만약 우리가 포괄적으로 보행 능력walking cometency을 평가하려 한다면, 먼저 장해handicap의 개념을 이해하고 있어야 한다. Desrosiers 등(2002, 2003)은 뇌졸중 후 활동 참여와 사회적 역할을 결정 짓는 가장 중요한 요소를 우울증과 보행 기술의 회복이라고 하였다. 이런 면에서 Perry 등(1995)의 연구는 지역사회 활동에 필요한 보행 스피드에 관한 기준 지침을 제공해주고 있다. 또 다른 평가는 장해 생성 과정 모델Handicap Creation Process model(Fougeyrollas 등 1998)에 근거하여 개발된 장해 측정 도구인 Life HabitsLife-H 평가이다. 이것은 병변의 형태와 관계없이 장애를 가진 사람들의 사회 참여 관련 측면을 평가하는 도구이다(Fougeyrollas와 Noreau 2001). 삶의 질과 관련된 측정은 보행 능력의 개념을 평가하려 할 때 필요한 것이며, 보행 능력이 가장 중요한 요소인 삶의 질에 어떻게 영향을 미칠 것인지를 알려고 할 때 필요할 것이다.

5 요약

이 단원에서는 지난 15년 동안 신경계 재활에서 나타난 두드러진 발전에 대하여 설명하였다. 현재 뇌졸중 후 운동 학습을 촉진시키기 위한 과제 지향 접근법은 임상 현장에서 일반적으로 사용되고 있다. 이 접근법의 효과는 복잡한 기구 사용에 따라 달라지는 것이 아니라 치료사의 기술에 따라 그리고 목표-지향적이고 다양한 연습에 참여하고자 하는 환자의 의지에 따라 달라지는 것이다. 우리는 지금 여러 활동을 원활히 수행하기 위하여 뇌졸중 환자들의 근력과 지구력을 강화시킬 필요가 있으며, 또한 회복을 최대한 촉진시키고 보행기술 및 지구력을 유지할 수 있는 유지 프로그램을 전체적인 치료 계획에 포함시키는 것을 중요하게 고려하여야 할 것이다. 회복 촉진을 위해 많은 연습을 시행하여야 한다는 것은 대부분의 사람들에게 널리 인식되고 있으며, 전통적인 물리치료에 대한 보완 방법의 하나로써 상상 연습과 가상현실 시스템에 대한 접근법이 계속적으로 연구되고 있다.

우리는 보행을 원활히 수행하기 위하여 많은 하위 과제가 필요하다는 것을 이해하고 있으며, 이것이 어떻게 부드럽게 연결되고 협응되면서 움직임을 만드는지를 알고 있다. 만약 우리가 이러한 복잡한 과제와 보행능력을 평가하려 한다면, 치료 방법의 발달됨에 따라 평가방법도 함께 발전되어야 할 것이다. 마지막으로, 우리는 여러 분야에 걸친 연구multidisciplinary studies가 중요한 가치가 있으며, 다른 분야의 전문가들이 치료의 발전에 큰 기여가 됨을 인식하여야 한다. 이것은 뇌졸중 환자들의 재활에 있어서 새로운 방법과 기술을 적용시킬 수 있는 커다란 기틀이 될 것이다.

6 감사의 글

저자들은 이 단원에서 언급된 많은 연구들을 설명하는데 도움을 주었던 동료들, 연구팀원들과 대학원생들에게 감사한다. 이 연구들은 국립 보건 연구 및 발전 프로그램National Health Research and Development Program, 캐나다 뇌졸중 센터Canada Stroke Center for Excellence, 퀘백 보건Fonds de recherche en santé du Québec, FRSQ, 캐나다 기술혁신재단Canadian Foundation for Innovation 그리고 적응-재적응 조사 지방조직Réseau provincial de recherche en adaptation-réadaption, REPAR으로부터 여러 해 동안 지원받아서 진행되었다.

참고문헌

Berg K O, Wood-Dauphinee S L, Williams J I et al 1989 Measuring balance in the elderly: preliminary development of an instrument. Physiotherapy Canada 41:304-311.

Berg K O, Wood-Dauphinee S L, Williams J I et al 1992 Measuring balance in the elderly: validation of an instrument. Canadian Journal of Public Health 83(Suppl 2):57-61.

Berg K, Wood-Dauphinee S, Williams J I 1995 The Balance Scale: reliability assessment with elderly residents and patients with acute stroke. Scandinavian Journal of Rehabilitation Medicine 27:27-36.

Bernhardt J, Ellis P, Denisenko S et al 1998 Changes in balance and locomotion measures during rehabilitation following stroke. Physiotherapy Research International 3:109-118.

Bohannon R W 1986 Strength of lower limb related to gait velocity and cadence in stroke patients. Physiotherapy Canada 38:204-210.

Breniére Y, Do M C 1986 When and how does steady state gait movement induced from upright posture begin? Journal of Biomechanics 19:1035-1040.

Breni^re Y, Do M C, Bouisset S 1987 Are dynamic phenomena prior to stepping essential to walking? Journal of Motor Behavior 19:62-76.

Brown D A, Kautz S A 1998 Increased workload enhances force output during pedaling exercise in persons with poststroke hemiplegia. Stroke 29:598-606.

Brown D A, Jaffee D L, Buckley E L 2002 Use of virtual objects to improve gait velocity in individuals with post-stroke hemiplegia. Neurology Report 26:105.

Brunt D, Vander Linden D W, Berhman A L 1995 The relation between limb-loading and control parameters of gait initiation in persons with stroke. Archives of Physical Medicine and Rehabilitation 76:627-634.

Burke D 1988 Spasticity as an adaptation to pyramidal tract injury. Advances in Neurology 47:401-418.

Carr J H, Shepherd R B 1982 A motor relearning programme for stroke, 1st edn. Butterworth-Heinemann, Oxford.

Carr J H, Shepherd R B 1987 A motor learning model for rehabilitation. In: Carr J H, Shepherd R B, Gordon J et al (eds) Movement science: foundations for physical therapy in rehabilitation. Aspen, Rockville, MD, pp 31-91.

Carr J H, Shepherd R B 1998 Neurological rehabilitation: optimizing motor performance. Butterworth-Heinemann, Oxford.

Crenna P, Frigo C 1991 A motor programme for the initiation of forward-oriented movements in humans. Journal of Physiology (London) 437:635-653.

Danielsson A, Sunnerhagen K S 2000 Oxygen consumption during treadmill walking with and without body weight support in patients with hemiparesis after stroke and in healthy subjects. Archives of Physical Medicine and Rehabilitation 81:953-977.

Darken R P, Cockayne W R, Carmein D 1997 The Omni-Directional Treadmill: a locomotion device for virtual worlds. Proceedings of the 10th annual ACM symposium on User Interface Software and Technology (UIST). ACM Press, New York, pp 213-221.

Dean C M, Shepherd R B 1997 Task-related training improves the performance of seated reaching tasks after stroke. A randomized controlled trial. Stroke 28:722-728.

Dean C M, Richards C L, Malouin F 2000 Task-related circuit training improves performance of locomotor tasks in chronic stroke: a randomized, controlled pilot trial. Archives of Physical Medicine and Rehabilitation 81:409-417.

Dean C M, Richards C L, Malouin F 2001 Walking speed over 10 metres overestimates locomotor capacity after stroke. Clinical Rehabilitation 15:415-421.

Decety J 1993 Should motor imagery be used in physiotherapy? Recent advances in cognitive neurosciences. Physiotherapy Theory and Practice 9:193-203.

Decety J, Boisson D 1990 Effect of brain and spinal cord injuries on motor imagery. European Archives of Psychiatry and Clinical Neurosciences 240:39-43.

Decety J, Grèzes J 1999 Neural mechanisms subserving the perception of human actions. Trends in Cognitive Sciences 3:172-178.

Deiber M-P, Ibanez V, Honda M et al 1998 Cerebral processes related to visuomotor imagery and generation of finger movements studied with positron emission tomography. Neuroimage 7:73-85.

DeRugy A, Montagne G, Buekers M J et al 2000 The study of locomotor pointing in virtual reality: the validation of a test set-up. Behavior Research Methods, Instruments and Computers 32:515-520.

Desrosiers J, Noreau L, Rochette A et al 2002 Predictors of handicap situations following post-stroke rehabilitation. Disability and Rehabilitation 24:774-785.

Desrosiers J, Malouin F, Bourbonnais D et al 2003 Arm and leg disabilities and impairments after stroke rehabilitation: relation to handicap. Clinical Rehabilitation 17:666-673.

Deutsch J E, Latonio J, Burdca G C et al 2001 Post-stroke rehabilitation with the Rutgers ankle system A case study. Presence 10:416-430.

Dion L, Malouin F, McFadyen B J et al 1999a Modification of the sit-to-walk task after stroke. Society for Neuroscience 25:Abstr 365.2.

Dion L, Malouin F, McFadyen B J et al 1999b Assessment of the sit-to-walk capacity after stroke: a validation study. Gait and Posture Suppl 1:S24.

Dion L, Malouin F, McFadyen B J et al 2003 The Rise-to-Walk task for assessing mobility after stroke. Neurorehabilitation and Neural Repair 17:83-92.

Driskell J E, Copper C, Moran A 1994 Does mental practice enhance performance? Journal of Applied Psychology 79:481-492.

Duncan P W, Goldstein L B, Homer R D et al 1994 Similar motor recovery of upper and lower extremities after stroke. Stroke 25:1181-1188.

Duncan P, Richards L, Wallace D et al 1998 A randomized, controlled pilot study of a home-based exercise program for individuals with mild and moderate stroke. Stroke 29:2055-2060.

Eng J J, Chu K S, Dawson A S et al 2002 Functional walk tests in individuals with stroke: relation to perceived exertion and myocardial exertion. Stroke 33:756-761.

Engardt M, Olsson E 1992 Body weight-bearing while rising and sitting down in patients with stroke. Scandinavian Journal of Rehabilitation Medicine 24:67-74.

Engardt M, Knutsson E, Jonsson M et al 1995 Dynamic muscle strength training in stroke patients: effects on knee extension torque, electromyographic activity, and motor function. Archives of Physical Medicine and Rehabilitation 76:419-425.

Enright P L, Sherrill D L 1998 Reference equations for the six-minute walk in healthy adults. American Journal of Respiratory and Critical Care Medicine 158:1384-1387.

Feltz D L, Landers D M 1983 The effects of mental practice on motor skill learning and performance: a meta-analysis. Journal of Sport Psychology 5:25-57.

Finch L, Barbeau H 1985 Hemiplegic gait: new treatment strategies. Physiotherapy Canada 38:36-41.

Fougeyrollas P, Noreau L 2001 Life Habits measure-Shortened version (LIFE-H 3.0). International Network on Disability Creation Process, Lac St-Charles, (Quebec), Canada.

Fougeyrollas P, Noreau L, Bergeron H et al 1998 Social consequences of long term impairments and disabilities: conceptual approach and assessment of handicap. International Journal of Rehabilitation Research 21:127-141.

Fugl-Meyer A R, Jaaskp L, Leyman I et al 1975 The post-stroke hemiplegia patient: I a method for evaluation of physical performance. Scandinavian Journal of Rehabilitation Medicine 7:13-31.

Fung J, Barbeau H 1989 A dynamic EMG profile index to quantify muscular activation disorder in spastic paretic gait. Electroencephalography and Clinical Neurophysiology 73:233-244.

Fung J, Stewart J E, Barbeau H 1990 The combined effects of clonidine and cyproheptadine with interactive training on the modulation of locomotion in spinal cord injured subjects. Journal of Neurological Science 100:85-93.

Fung J, Malouin F, McFadyen B J et al 2004 Locomotor rehabilitation in a complex virtual environment. Proceedings of the 26th Annual International Conference of the IEEE EMBS, pp 4859-4861.

Gentile A M 1987 Skill acquisition: action, movement, and neuromotor processes. In: Carr J H, Shepherd R B, Gordon J etal (eds) Movement science: foundations for physical therapy in rehabilitation. Aspen, Rockville, MD, pp 93-154.

Gérin-Lajoie M, Richards C L, McFadyen B J 2001 Walking around upright obstacles: effects of obstacle mobility and division of attention on anticipatory locomotor strategies. Society for Neuroscience 27:Abstract 406.124.

Gérin-Lajoie M, McFadyen B J, Richards C L 2004 The negotiation of stationary and moving obstruction during walking. I-Context specific anticipatory locomotor adaptations. Motor Control (submitted).

Goldie P A, Matyas T A, Evans O 1996 Deficit and change in gait velocity during rehabilitation after stroke. Archives of Physical Medicine and Rehabilitation 77:1074-1082.

Gordon J 1987 Assumptions underlying physical therapy intervention: theoretical and historical perspectives. In: Carr J H, Shepherd R B, Gordon J et al (eds) Movement science: foundations for physical therapy in rehabilitation. Aspen, Rockville, MD, pp 1-30.

Hall C R, Pongrac J 1983 Movement imagery questionnaire. Faculty of Physical Education, University of Western Ontario, London, Ontario.

Hesse S, Bertelt C, Schraffm A 1994a Restoration of gait in nonambulatory hemiparetic patients by treadmill training with partial body weight support. Archives of Physical Medicine and Rehabilitation 75:1087-1093.

Hesse S, Schauer M, Malezic M et al 1994b Quantitative analysis of rising from a chair in healthy and hemiparetic subjects. Scandinavian Journal of Rehabilitation Medicine 26:161-166.

Hesse S, Bertelt C, Jahnke M T et al 1995 Treadmill training with partial body weight support compared with physiotherapy in nonambulatory hemiparetic patients. Stroke 26:976-981.

Hesse S, Reiter F, Jahnke M et al 1997 Asymmetry of gait initiation in hemiparesis stroke. Archives of Physical Medicine and Rehabilitation 78:719-724.

Hesse S, Konrad M, Uhlenbrock D 1999 Treadmill walking with partial body weight support versus floor walking in hemiparetic subjects. Archives of Physical Medicine and Rehabilitation 80:421-427.

Hesse S, WernerC, Uhlenbrock D et al 2001 An electromechanical gait trainer for restoration of gait in hemiparetic stroke patients: preliminary results. Neurorehabilitation and Neural Repair 15:39-50.

Hill K D, Bernhardt J, McGann AM et al 1996 A new test of dynamic standing balance for stroke patients: reliability and comparison with healthy elderly. Physiotherapy Canada 48:257-262.

Hinshaw K E 1991 The effects of mental practice on motor skill performance: Critical evaluation and meta-analysis. Imagin Cogn Personality 11:3-35.

Holden M, Todorov E, Callahan J et al 1999 Virtual environment training improves motor performance in two patients with strokes. Neurology Report 23:57-67.

Holden M, Dyar T, Callahan J et al 2001 Quantitative assessment of motor generalization in the real world following training in virtual environment. Neurology Report 25:130-131.

Horak F 1991 Assumptions underlying motor control for neurologic rehabilitation. In: Lister M (ed) Contemporary management of motor problems. Proceedings of the II STEP Conference. Foundation for Physical Therapy, Alexandria, VA, pp 11-17.

Jackson P L, Lafleur M, Malouin F et al 1999 The effect of mental practice in the learning of a sequence of foot movements. Society for Neuroscience 25:Abstr 756.11.

Jackson P L, Lafleur M, Malouin Fetal 2001a Potential role of mental practice using motor imagery in neurologic rehabilitation. Archives of Physical Medicine and Rehabilitation 82:1133-1141.

Jackson P L, Lafleur M, Malouin F et al 2001b Mental practice of a sequential task modulates orbitofrontal organization. Human Brain Mapping 13:1197.

Jackson P L, Lafleurs M, Malouin F et al 2003 Functional reorganization following motor sequence learning through mental practice with motor imagery. Neuroimage 20:1171-1180.

Jackson P L, Richards C L, Malouin F et al 2004 The efficacy of combined physical and mental practice in the learning of a foot-sequence task after stroke: a case study. Neurorehabilitation and Neural Repair 18:106-111.

Jian Y, Winter D A, Ishac M G et al 1993 Trajectory of the body COG and COP during initiation and termination of gait. Gait and Posture 1:9-22.

Keith R A 1980 Activity patterns of a stroke rehabilitation unit. Social Science and Medicine 14A:575-580.

Kim C M, Eng J J 2003 The relationship of lower extremity muscle torque to locomotor performance in people with stroke. Physical Therapy 83:49-57.

Kim C M, Eng J J, MacIntyre D L et al 2001 Effects of isokinetic strength training on walking in persons with stroke: a doubleblind controlled pilot study. Journal of Stroke and Cerebrovascular Disease 10:265-273.

Knutsson E, Richards C L 1979 Different types of disturbed motor control in gait of hemiparetic patients. Brain 102:405-430.

Kwakkel G, Kollen B J, Wagenaar R C 1999a Therapy impact on functional recovery in stroke rehabilitation: a critical review of the literature. Physiotherapy 85:377-391.

Kwakkel G, Wagenaar R C, Twisk J W et al 1999b Intensity of leg and arm training after primary middle-cerebral-artery stroke: a randomised trial. Lancet 354:191-196.

Lafleur M, Jackson P L, Malouin F et al 1999 Functional neuroanatomy of executed and imagined sequential movements of the foot in humans examined with PET. Society for Neuroscience 25:Abstr 756.12.

Lafleur M, Jackson P L, Malouin F 2002 Motor learning produces parallel dynamic functional changes during the execution and imagination of sequential foot movements. Neuroimage 16:142-157.

Lamontagne A, Richards C L, Malouin F 2000a Coactivation during gait as an adaptive behavior after stroke. Journal of Electromyography and Kinesiology 10:407-415.

Lamontagne A, Malouin F, Richards C L 2000b Contribution of passive stiffness to ankle plantarflexor moment during gait after stroke. Archives of Physical Medicine and Rehabilitation 81:351-358.

Lamontagne A, Malouin F, Richards C L 2001 Locomotor task-specific measure of spasticity of plantarflexor muscles after stroke. Archives of Physical Medicine and Rehabilitation 82:1696-1704.

Lamontagne A, Malouin F, Richards C L et al 2002 Mechanisms of disturbed motor control in ankle weakness during gait after stroke. Gait and Posture 15:244-255.

Lemer-Frankiel M B, Vargus S, Brown M B 1986 Functional community ambulation: what are your criteria? Clinical Management of Physical Therapy 6:12-15.

Liepert J, Weiller C 1999 Mapping plastic brain changes after acute lesions. Current Opinion in Neurology 12:709-713.

Liepert J, Bauder H, Wolfgang H R 2000 Treatment-induced cortical reorganization after stroke in humans. Stroke 31:1210-1216.

McComas J, Sveistrup H 2002 Virtual reality applications for prevention, disability awareness, and physical therapy rehabilitation in neurology: our recent work. Neurology Report 26:55-61.

McComas J, Pivik J, Laflamme M 1998 Current uses of virtual reality for children with disabilities. Studies in Health Technology and Informatics 58:161-169.

McFadyen B J, Winter D A 1991 Anticipatory locomotor adjustments during obstructed walking. Neuroscience Research Communications 9:37-44.

McFadyen B J, Malouin F, Fung J et al 2004 Development of complex virtual environments for locomotor training following stroke. In: Roy S H, Bonato P, Meyer J (eds) Proceedings of 25th Congress of the International Society of Electrophysiology and Kinesiology, Boston, p 55.

MacKay-Lyons M, Makrides L 2002 Cardiovascular stress during a contemporary stroke rehabilitation program: is the intensity adequate to induce a training effect? Archives of Physical Medicine and Rehabilitation 83:1378-1383.

Mackey F, Ada L, Heard R et al 1996 Stroke rehabilitation. Are highly structured units more conducive to physical activity than less structured units? Archives of Physical Medicine and Rehabilitation 77:1066-1071.

Macko R F, DeSouza C A, Tretter L D et al 1997 Treadmill aerobic exercise training reduces the energy expenditure and cardiovascular demands of hemiparetic gait in chronic stroke patients. A preliminary report. Stroke 28:326-330.

Macko R F, Smith G V, Dobrovolny C L et al 2001 Treadmill training improves fitness reserve in chronic stroke patients. Archives of Physical Medicine and Rehabilitation 82:879-884.

Magnan A, McFadyen B J, St-Vincent G 1996 Modification of the sit-to-stand task with the addition of gait initiation. Gait and Posture 4:232-241.

Mahoney F D, Barthel D W 1954 Rehabilitation of the hemiplegic patient: a clinical evaluation. Archives of Physical Medicine and Rehabilitation 35:359-362.

Malouin F, Potvin M, Provost J et al 1992 Application of an intensive task-oriented gait training program: case report in a series of acute stroke patients. Physical Therapy 72:781-793.

Malouin F, Menier C, Comeau F et al 1994 Dynamic weight transfer during gait initiation in hemiparetic adults and effect of foot position. Society for Neuroscience 20:Abstr 241.3.

Malouin F, Richards C L, Dumas F et al 1995 Effect of paresis on gait initiation after stroke. Society for Neuroscience 21:Abstr 819.4.

Malouin F, Bonneau C, Pichard L et al 1997 Non-reflex changes in plantar flexors resistive torque early after stroke. Scandinavian Journal of Rehabilitation Medicine 29:147-153.

Malouin F, Desrosiers J, Doyon J et al 2001a Motor imagery ability after stroke. Society for Neuroscience 27:Abstr 950.4.

Malouin F, Dion L, McFadyen B et al 2001b Changes in the fluidity of the rise-to-walk motor strategy after stroke. In: Duysens J,

Smits-Engelsman B C M, Kingma H (eds) Control of posture and gait. Symposium of the International Society for Postural and Gait Research. ISPG, Maastricht, The Netherlands, pp 671-674.

Malouin F, Belleville S, Corriveau D et al 2002 Mental practice and working memory after stroke. Society for Neuroscience 28:Abstr 169.13.

Malouin F, Richards C L, Jackson P L et al 2003a Brain activations during motor imagery of locomotor-related tasks: a PET study. Human Brain Mapping 19:47-62

Malouin F, Richards CL, McFadyen BJ et al 2003b Nouvelles perspectives en réadaptation motrice après un accident vasculaire cérébral. Medecine Science 19:994-998.

Malouin F, Corriveau D, Richards C L 2003c Temporal disorganization of the Step-test after stroke. In: Lord SR, Menz HB (eds) Proceedings of the 16th Symposium of the International Society for Postural and Gait Research, Sydney, Australia. ISPG, Abstract pp 158-159.

Malouin F, McFadyen B, Dion L et al 2003d A fluidity scale for evaluating the motor strategy of the rise-to-walk task after stroke. Clinical Rehabilitation 17:674-684.

Malouin F, Belleville F, Desrosiers J et al 2004a Working memory and mental practice after stroke. Archives of Physical Medicine and Rehabilitation 85:177-183.

Malouin F, Richards C L, Doyon J 2004b Training mobility after stroke with combined mental and physical practice: a feasibility study. Neurorehabilitation and Neural Repair 18:66-75.

Malouin F, Richards C L, Desrosiers J et al 2004c. Bilateral slowing of mentally simulated actions after stroke. NeuroReport 7:1349-1353.

Naito E, Kochiyama T, Kitada R et al 2002 Internally simulated movement sensations during motor imagery activate cortical motor areas and the cerebellum. Journal of Neuroscience 22:3683-3691.

Nilsson L, Carlsson J, Danielsson A et al 2001 Walking training of patients with hemiparesis at an early stage after stroke: a comparison of walking training on a treadmill with body weight support and walking training on the ground. Clinical Rehabilitation 15:515-527.

Nudo R J, Pautz E J, Frost S B 2001 Role of adaptive plasticity in recovery of function after damage to motor cortex. Muscle and Nerve 24:1000-1019

Olney S J, Richards C L 1996 Hemiplegic gait following stroke: Part I. Characteristics. Gait and Posture 4:136-148.

Olney S J, Griffin M P, Monga T N et al 1991 Work and power in gait of stroke patients. Archives of Physical Medicine and Rehabilitation 72:309-314.

Olney S J, Nymark J, Zee B et al 1995 Effects of BioTRAC computer-assisted feedback for gait rehabilitation in subjects with stroke: interim analysis of RCT. Proceedings of the 12th International Congress of the World Confederation for Physical Therapy. American Physical Therapy Association, Alexandria, VA, p 771.

Olney S, Nymark J, Zee B et al 1997 Effects of computer-assisted gait training (BioTRAC) on early stroke - a randomised clinical trial. North American Stroke Meeting, Montreal, October 16-18. Neurology Reviews 5:38.

Page S J 2000 Imagery improves upper extremity motor function in chronic stroke: a pilot study. Occupational Therapy Journal of Research 20:200-215.

Page S J, Levine P, Sisto S A et al 2001 Mental practice combined with physical practice for upper-limb motor deficit in sub-acute stroke. Physical Therapy 81:1455-1462.

Pascual-Leone A, Nguyet D, Cohen L G et al 1995 Modulation of muscle responses evoked by transcranial magnetic stimulation during the acquisition of new fine motor skills. Journal of Neurophysiology 74:1037-1045.

Perron M, Malouin F, Moffet H 2003 Assessing locomotor recovery after total hip arthroplasty with the Timed Stair Test. Clinical Rehabilitation 17:780-786.

Perry J, Garrett M, Gronley J K et al 1995 Classification of walking handicap in the stroke population. Stroke 26:982-989.

Podsiadlo D, Richardson S 1991 The 'timed up and go'. A test of basic functional mobility for frail elderly persons. Journal of the American Geriatric Society 39:142-149.

Potempa K, Lopez M, Braun L T et al 1995 Physiological outcomes of aerobic exercise training in hemiparetic stroke patients. Stroke 26:101-105.

Powell L E, Myers A M 1995 The Activities-specific Balance Confidence (ABC) Scale. Journals of Gerontology. Series A, Biological Sciences and Medical Sciences 50A:M28-M34.

Rheingold H 1991 Virtual reality. Seeker and Warburg, London.

Richards C L, Knutsson E 1974 Evaluation of abnormal gait patterns by intermittent-light photography and electromyography. Scandinavian Journal of Rehabilitation Medicine Suppl 3:61-68.

Richards C L, Malouin F 1992 Spasticity control in the therapy of cerebral palsy. In: Forssberg H, Hirschfeld H (eds) Movement disorders in children. Med. Sports Sci. Karger, Basel, 36:217-224.

Richards C L, Malouin F 1998 Critical review of therapeutic approaches: future perspectives. Giomale di Neuropsichiatria dell'Eta Evolutiva 2(S):93-103.

Richards C L, Olney S J 1996 Hemiparetic gait following stroke. Part II: Recovery and physical therapy. Gait and Posture 4:149-162.

Richards C L, Malouin F, Wood-Dauphinee S et al 1993 Task-specific physical therapy for optimization of gait recovery in acute stroke patients. Archives of Physical Medicine and Rehabilitation 74:612-620.

Richards C L, Malouin F, Dumas F et al 1995 Gait velocity as an outcome measure of locomotor recovery after stroke. In Craik R, Oatis C (eds) Gait analysis: theory and applications. Mosby, St Louis, pp 355-364.

Richards C L, Malouin F, Dumas F et al 1998 Recovery of ankle and hip power during walking after stroke. Canadian Journal of Rehabilitation 11:271-272.

Richards C L, Malouin F, Dean C 1999 Assessment and rehabilitation. In: Duncan P (ed) Clinics in Geriatric Medicine, vol 15. WB Saunders, Philadelphia, pp 833-855.

Richards C L, Dumas F, Malouin F 2001 Hip and ankle mechanical work during walking after stroke. Society for Neuroscience 27:Abstr 831.6.

Richards CL, Malouin F, Bravo G et al 2004 The role of technology in task-oriented training in persons with sub-acute stroke: a randomized controlled trial. Neurorehabilitation and Neural Repair in press.

Robinett C S, Vondran M A 1988 Functional ambulation velocity and distance requirements in rural and urban communities. A clinical report. Physical Therapy 68:1371-1373.

Rogers R D, Owen A M, Middleton H C et al 1999 Choosing between small, likely rewards and large, unlikely rewards activates inferior and orbital prefrontal cortex. Journal of Neuroscience 20:9029-9038.

Roorda L, Roebroeck M, Lankhorst G et al 1996 Measuring functional limitations in rising and sitting down: development of a questionnaire. Archives of Physical Medicine and Rehabilitation 77:663-669.

Roure R, Collet C, Deschaumes-Molinaro C et al 1999 Imagery quality estimated by autonomic response is correlated to sporting performance enhancement. Physiology and Behavior 66:63-72.

Ruby P, Decety J 2001 Effect of subjective perspective taking during simulation of action: a PET investigation of agency. Nature Neuroscience 4:546-550.

Said C M, Goldie P A, Patla A E et al 1999 Obstacle crossing in subjects with stroke. Archives of Physical Medicine and Rehabilitation 80:1054-1059.

Said C M, Goldie P A, Patla A E et al 2001 Effect of stroke on step characteristics of obstacle crossing. Archives of Physical Medicine and Rehabilitation 82:1712-1719.

Salbach N M, Mayo N E, Higgins J et al 2001 Responsiveness and predictability of gait speed and other disability measures in acute stroke. Archives of Physical Medicine and Rehabilitation 82:1204-1212.

Salbach N M, Mayo N E, Wood-Dauphinee S et al 2004 A task-oriented intervention enhances walking distance and speed in the first year post-stroke: a randomized controlled trial. Clinical Rehabilitation 18:509-519.

Sharp S A, Brouwer B J 1997 Isokinetic strength training of the hemiparetic knee: effects on function and spasticity. Archives of Physical Medicine and Rehabilitation 78:1231-1236.

Shumway-Cook A, Baldwin M, Polissar N L 1997 Predicting the probability for falls in community-dwelling older adults. Physical Therapy 77:812-819.

Sirigu A, Cohen L, Duhamel J R et al 1995 Congruent unilateral impairments for real and imagined hand movements. NeuroReport 6:997-1001.

Sirigu A, Duhamel J R, Cohen L et al 1996 The mental representation of hand movements after parietal cortex damage. Science 273:1564-1568.

Smith G V, Silver K H, Goldberg A P et al 1999 'Task-oriented' exercise improves hamstring strength and spastic reflexes in chronic stroke patients. Stroke 30:212-219.

Steuer J 1992 Defining virtual reality: dimensions determining telepresence. Journal of Communication 42:73-93.

Tangemann P, Banaitis D, Williams A 1990 Rehabilitation for chronic stroke patients: changes in functional performance. Archives of Physical Medicine and Rehabilitation 71:876-880.

Teixeira-Salmela L F, Olney S J, Nadeau S et al 1999 Muscle strengthening and physical conditioning to reduce impairment and disability in chronic stroke survivors. Archives of Physical Medicine and Rehabilitation 10:1211-1218.

Teixeira-Salmela L F, Nadeau S, McBride I et al 2001 Effects of muscle strengthening and physical conditioning training on temporal, kinematic and kinetic variables during gait in chronic stroke survivors. Journal of Rehabilitation Medicine 33:53-60.

Tinson D J 1989 How stroke patients spend their days: an observational study of the treatment regime offered to patients in hospital with movement disorders following stroke. International Disability Studies 11:45-51.

Traversa R, Cicinelli P, Bassi A et al 1997 Mapping of motor cortical reorganization after stroke. A brain stimulation study with focal magnetic pulses. Stroke 28:1 IQ-117.

Van Leeuwen R, Inglis J T 1998 Mental practice and imagery: a potential role in stroke rehabilitation. Physical Therapy Review 3:47-52.

Visintin M, Barbeau H, Komer-Bitensky N et al 1998 A new approach to retrain gait in stroke patients through body weight support and treadmill stimulation. Stroke 29:1122-1128.

Warner L, McNeill M E 1988 Mental imagery and its potential for physical therapy. Physical Therapy 68:516-521.

Werner C, Bardeleben A, Mauritz K H et al 2002a Treadmill training with partial body weight support and physiotherapy in stroke patients: a preliminary comparison. European Journal of Neurology 9:639-644.

Werner C, Von Frankenberg S, Treig T et al 2002b Treadmill training with partial body weight support and an electromechanical gait trainer for restoration of gait in subacute stroke patients: a randomized crossover study. Stroke 33:2895-2901.

Whitney S L, Hudak M T, Marchetti G F 2000 The dynamic gait index relates to self-reported fall history in individuals with vestibular dysfunction. Journal of Vestibular Research 10:99-105.

Whitney S L, Sparto P J, Brown K et al 2002 The potential use of virtual reality in vestibular rehabilitation: preliminary findings with the BNAVE. NeuroReport 26:72-78.

Winstein C J 1991 Knowledge of the results and motor learning: implications for physical therapy. Physical Therapy 71:140-149.

Winstein C J, Gardner E R, McNeal D 1989 Standing balance training: effects on balance and locomotion in hemiparetic adults. Archives of Physical Medicine and Rehabilitation 70:755-762.

Winter D A 1991 The biomechanics and motor control of human gait: normal, elderly and pathological, 2nd edn. University of Waterloo Press, Waterloo, ON

Winter D A 1995 ABC of balance during standing and walking. Waterloo Biomechanics, Waterloo, ON.

Wood-Dauphinee S, Kwakkel G 2004 The impact of rehabilitation on stroke outcomes: a review of the evidence. In: Bogousslavsky J, Barnes M P, Dobkin B (eds) Recovery after stroke. Cambridge University Press (in press).

Yaguez L, Canavan A G, Lange H W et al 1999 Motor learning by imagery is differentially affected in Parkinson's and Huntington's diseases. Behavioral Brain Research 102:115-127.

Yoo E, Park E, Chung B 2001 Mental practice effect on line-tracing accuracy in persons with hemiparesis stroke: a preliminary study. Archives of Physical Medicine and Rehabilitation 82:1213-1218.

Yue G, Cole K J 1992 Strength increases from the motor program: comparison of training with maximal voluntary and imagined muscle contractions. Journal of Neurophysiology 67:1114-1123.

제10장

파킨슨병에서 손상, 활동 제한 및 참여 제약을 최소화시키는 전략

STRATEGIES TO MINIMIZE IMPAIRMENTS, ACTIVITY LIMITATIONS AND PARTICIPATION RESTRICTIONS IN PARKINSON'S DISEASE

학습목표

1 신체 구조와 기능의 장애
2 일상생활동작에서의 제한
3 사회적 역할의 참여 제한
4 장애의 치료
5 활동제한의 치료
6 참여 제약의 치료
7 다분야 재활접근
8 결론
9 감사의 글

파킨슨병Parkinson's disease, PD은 노인들에게 일반적으로 나타나는 질환으로, 발생률은 65세 이상에서 100,000명당 약 200명가량으로 보고되고 있다. 전 세계적으로 노인 인구가 증가하고 있는 추세에 맞추어 PD로 인하여 발생되는 장애, 활동 제한 및 참여 제한의 치료를 위한 임상 전문가들도 함께 증가하여야 할 것이다. 움직임 수행에 장애가 발생하는 것이 PD의 주요한 특징 중의 하나이므로 치료의 중점은 신체장애를 최소화하여 다양한 일상생활동작에 보다 적극적으로 참여할 수 있도록 하는 방향으로 계획되어야 한다. 대개 치료 초기에 약물치료를 시행하긴 하지만, 대부분의 환자들은 진단과 동시에 물리치료사, 언어치료사, 그리고 작업치료사들에게 치료-의뢰되어 신체적, 인지적 장애가 더 심해지기 전에 움직임 전략을 배우게 된다.

PD의 초기 징후는 움직임이 전반적으로 느려지며, 글씨를 작게 쓰고,

앞으로 구부정한 자세를 보이고, 보폭이 좁아지고, 말을 많이 하지 않는 것이다(Morris, 2000). 이러한 변화는 매우 점진적으로 나타날 수 있으며, 때때로 가족, 친구 혹은 치료사에게 처음 발견될 수 있다. 그 후 질환은 대개 15~25년 동안 느리게 진행되며, 휴식 시 떨림resting tremor, 자세 불안정, 보행 장애, 그리고 언어 장애 등의 증상이 전형적으로 나타난다. 만성 단계에서 여러 해 동안의 약물치료로 인하여 종종 운동이상증dyskinesia, 근육긴장이상dystonia, 흉추 후만곡thoracic kyphosis, 심한 운동감소증hypokinesia과 연하장애swallowing difficulty가 나타날 수 있다. 환자들은 여러 과제를 수행하는 것을 매우 힘들어 할 것이며, 또한 여러 절차를 거치는 움직임을 어려워할 것이다. 이 단계에서 환자들은 자주 넘어지고 미끄러지고 실수하게 될 것이다.

이 단원에서 우리는 보건과 기능의 국제 분류international classification of health and functioning, ICF 틀framework(WHO, 2001)을 사용하여, PD와 관계된 병변이 어떻게 신체 구조와 신체 기능의 장애, 일상생활동작수행 능력에 대한 제한, 그리고 사회적 역할 참여 제약을 가져오게 되는지를 설명할 것이다. 또한 PD가 환자 스스로 그리고 가족 및 친구와 같은 주변 사람들의 삶의 질에 어떻게 영향을 미치는지도 설명될 것이다. 그런 후 치료에 대한 내용이 문헌 고찰될 것이다. 의학적, 수술적 처치에 대해 간단히 설명한 다음 물리치료, 언어 병리, 그리고 작업치료의 증거에 대한 내용을 토론할 것이다. 몇몇 환자들이 PD로 인한 인지적, 사회심리적 문제 때문에 두드러진 장애가 발생되기는 하지만, 이 단원에서는 운동조절의 측면에 중점을 두고 설명할 것이다.

1 신체 구조와 기능의 장애

PD에서 나타나는 신체 구조손상 및 기능 장애는 질환으로 인해 발생되는 주요 신경학적 특징뿐만 아니라 질환이 진행되면서 발생되는 이차적인 신체적 적응의 관계에서 고려될 수 있다. 특발성 PD의 핵심적인 병리적 특징은 흑색질 치밀부substantia nigra pars compacta에서 도파민을 생성하는 세포가 괴사되는 것으로, 그 원인은 잘 알려져 있지 않으며 이 때문에 시간이 지남에 따라 질환이 계속 진행되는 것이다(Alexander와 Crutcher

1990). 뇌줄기brainstem에 있는 이 부위는 꼬리핵caudate nucelus, 창백핵globus pallidus 그리고 시상밑핵subthalamic nucleus으로 출력섬유를 보낸다. 흑색질줄무늬 경로nigrostriatal pathway를 통해 생성되는 도파민이 감소되는 것뿐만 아니라 바닥핵basal ganglia에서 신경전달물질의 불균형이 함께 발생되면서 꼬리핵에서 도파민을 받아들이는 수용체 부위에서도 문제가 나타난다(Alexander와 Crutcher, 1990). 도파민 불충분과 더불어 감마아미노부티르산gamma-aminobutyric acid, GABA, 아세칠콜린acetylcholine, P 물질, 그리고 글루탐산염glutamate의 생성에도 이상이 발생된다(Alexander와 Crutcher 1990). 결과적으로, 오래전부터 설명되고 있는 운동감소증, 운동불능증akinesia, 경직rigidity, 휴식기 떨림, 운동이상증, 근육긴장이상증, 그리고 자세 불안정 등의 움직임 장애가 발생된다. 운동감소증은 움직임의 크기와 속도가 감소되어 있는 상태를 의미한다(Morris 등 1994a, 1994b). 운동불능증은 움직임이 없는 것을 뜻하는 것으로, 움직임을 시작하는 것이 어렵거나 혹은 길고 복잡한 절차를 필요로 하는 움직임을 수행하는 동안 움직임 제한요소를 극복하기 어려운 경우를 말한다(Giladi 등 1992, 1997). 경직은 작용근과 대항근의 활동성이 지나치게 높아져 있어서 근육의 뻣뻣함stiffness이 증가되어 있는 것을 의미한다. 운동이상증은 몸을 뒤트는 것과 같이 과도한 움직임extra movement을 보이는 것으로 이 질환의 나중 단계에서 나타나며, 근육긴장이상에 따른 자세변화가 발생된다. 대부분의 PD 환자들에게 자세 불안정이 나타나며, 특히 이것은 낙상 관련 사고로 인한 이환율morbidity과 사망률mortality의 주요인이 된다(Bloem 등 2001a, 2001c, Hely 등 1999).

주요 신경전달물질의 불균형과 더불어 PD 환자들은 활동저하로 인한 근육뼈대계 및 심호흡기계 구조의 장애를 갖게 될 수 있다. PD를 앓게 된 후 수년이 지나면 흉추부 후만곡이 종종 발생되는데, 이것은 주로 근육긴장이상증과 관계된 문제일 수 있으며 혹은 몸통 굽힘근의 단축으로 인한 것일 수 있다. PD 환자들에게서 보이는 앞쪽으로 구부정한 자세가 무게중심이 뒤로 떨어지려는 경향을 보상하기 위한 것인지에 대해서는 많은 논란의 여지가 있다. 특히 종아리세갈래근triceps surae과 엉덩관절 굽힘근과 같은 근육의 단축과 구축은 일반적으로 활동을 많이 하지 않는 환자들에게서 나타난다. 근력 약화가 PD의 주 특징은 아니지만 질환의 초기에 몸통 근육의 수행이 감소되는 경우가 있다(Bridgewater와 Sharpe 1998). 이는 낮은 활동 수준으로 인해 발생되는 것으로 추측된다. 심호흡 기능은 활동이 감소되고 질환과 관련된 변화로 인해서 저하된다. 교감신경 기능과 부교감신경 기능은 심혈관계 조정cardiovascular regulation을 변화시키고

(Haapaniemi 등 2001) 압력수용체[baroreceptor]의 민감도를 감소시키는(Szili-Torok 등 2001) 신체 상태로 인하여 손상될 수 있다. 폐렴은 만성 PD 환자들을 사망으로 이끄는 주요 요인 중의 하나이지만(Hely 등 1999), 비활동적인 생활양식으로 인하여 이차적으로 뇌혈관 질환 및 심혈관 질환이 동시에 발생될 수 있음을 고려하여야 한다. 다른 이차적인 장애는 체중감소와 불안증이 포함된다.

대부분의 특발성 PD 환자들이 65세 이상이기 때문에 나이와 관련된 신체구조 및 기능의 장애가 추가적인 문제를 일으킬 수 있다. 예를 들어, 뼈대근 약화는 노인들의 주된 건강 문제 중의 하나일 수 있다. 나이가 듦에 따라 근섬유의 수와 각 근섬유의 크기가 감소되는데, 이는 특히 type II '속근[fast twitch]' 섬유에서 더욱 두드러지게 나타난다(Dodd 등 2004를 참고하라). 결과적으로, 50세 이후에 근육의 질량은 십 년마다 6% 이상씩 감소되는 반면, 근력은 매 십 년마다 10% 이상씩 감소된다(Lynch 등 1999). 나이와 관련되어서 뼈질량이 감소되며, 섬유성 연골과 인대가 변화된다. 이로 인해 신체의 관절운동범위가 감소될 것이다(Nigg 등, 1999). 또한 자세와 균형을 조절하는 감각계도 나이 듦에 따라 변화된다. 상반성 민감도[contrast sensitivity]가 감소되면서 사물의 윤곽 및 깊이를 인식하는 시각계의 기능에 문제가 발생될 수 있다. 전정계에서는 반고리관[semicircular canal], 둥근주머니[saccule], 그리고 타원주머니[utricle] 안의 속림프 흐름[endolymph flow]의 방향 변화를 감지하는데 중요한 역할을 하는 섬모세포가 소실된다. 하지의 진동감각이 감소되어 하지의 관절과 피부로부터오는 몸감각 피드백이 줄어들게 된다. 또한 심혈관계와 호흡기계에서도 나이 관련 변화가 나타난다. 심장과 심장세포에서 구조적인 변화가 초래되고 심장근육에서 탄력조직, 지방 및 교원질[collagen]이 늘어남으로 인해 심장이 다소 뻣뻣해지며 심실의 순응성[copmpliance]이 감소된다. 또한 나이에 따라 흉벽의 순응성과 탄성이 소실되고 폐포 표면적[alveolar surface area]이 감소된다. 이러한 심혈관계 및 호흡기계의 변화는 노인들, 특히 PD 환자들의 유산소 능력을 감소시키는 중요한 요인으로 작용한다(Canning 등 1997).

PD 환자들에게서 항상 움직임 장애가 나타난다. Iansek 등(1995)에 따르면, 바닥핵은 움직임에 대한 의식적인 조절 혹은 시각 안내 없이도 잘 학습된 움직임 절차가 부드럽고 효율적으로 실행되도록 하는데 중요한 역할을 한다. 바닥핵은 움직임의 속도와 크기를 발생되어야 할 움직임 정도에 맞게 조절하는 역할을 한다(Houk 등 1995). PD 환자들이 반복적 혹은 복잡한 동작을 수행할 때 종종 움직임의 크기와 속도가 축소되며, 순차적인 동작이 진행됨에 따라 동작의 크기와 속도가 점진적으로 감소된다. 또한 바닥핵은 빠른 보행을 느린 보행으로 바꾸거나 혹은 직선 보행을 걸으면서 회전하는 움직임으로 변화시키는 것과 같이 한 형태의 움직임을 다른 형태로 전환시키는데 중요한 역할을 하는 것으로 나타났다. 그러므로 바닥핵의 기능이 손상되면 움직임에 대한 에너지 효율성이 떨어지거나 움직임 자체가 과제 수행에 잘 들어맞지 않는다고 하더라도 실행되는 움직임은 종종 고정된 형태로 이루어진다. 예를 들어, 빨리 걸어야 함에도 불구하고 걸음폭은 좁아지게 되며(Bagley 등, 1991; Morris 등, 1999), 시끄러운 환경에서 효과적인 의사소통을 위하여 크게 말하여야 함에도 불구하고 성량voice volume은 매우 심하게 감소될 수 있다. 질환이 보다 진행된 PD 환자들은 보행하는 동안 몸을 돌아설 때 전형적으로 틀에 박힌듯한 전체적인en bloc 움직임 형태를 보이지만(Yekutiel 등 1991), 신체 움직임 능력이 좋은 사람들은 몸을 돌리는 정도에 따라 분절적인 협응 움직임을 보인다(Huxham 등 2003). 이와 같이, PD 환자들의 움직임 장애는 운동 반응에 대한 유연성 부족, 필요한 움직임에 맞게 실제 움직임을 실행시키는 능력 부족, 그리고 다양한 움직임 수행의 부족 등으로 특징된다. 낙상 위험성이 증가되고 움직임 효율성이 떨어질 정도로 느리게 수행되는 것이 제한된 움직임 반응 때문이라는 것에 대해서는 논란의 여지가 있다.

연구논쟁 중의 하나는 PD 환자들의 움직임 장애가 손상된 고유감각 기전으로 인한 것인지에 대한 것이다. 임상적으로 정적 고유감각 검사를 위하여 관절 각도를 특정 각도에 맞추도록 하거나, 혹은 동적 검사를 위하여 한쪽의 지절을 움직이고 다른 쪽 지절이 이를 따라 하게 할 수 있는데, PD 환자들은 이러한 검사를 이상 없이 잘 수행한다. 그럼에도 불구하고, 환자들은 지절에 주어지는 부하에 대한 민감도가 감소되는데 이는 하지의 폄근 활동에 영향을 미치게 될 것이다(Dietz와 Colombo 1998). 또한 보행과 같은 활동을 수행하는데 있어서 다른 환경 체계를 맞추기 위하여 고유감각 및 시각 정보를 통합해야 하는데 이런 경우에 많은 어려움이 따른다(Almeida 등 2003). 바닥핵은 목표점을 향한 움직임이 잘 조절될 수 있도록 고유감각과 시각 입력정보를 통합시키는데 중요한 역할을 한다. 이러한 가설은 Almeida 등(2003)의 연구에 의해 부분적으로 지지되고 있다. 이들은 PD 환자들이 휠체어를 타고(다리로부터 오는 고유감각을 통제한 것임) 혹은 걸어서(고유감각은 사용되었음) 어두운 곳에서 특정 지역으로 가야 할 때 환자들은 이를 대조군의 대상자들보다 정확히 수행하지 못하는 경향을 보였다고 하였다. 이와 같이, 이 단계에서 PD 환자들이 고유감각 정보에 대한 중추 통합central integration의 문제를 갖는다는 생각은 고려되지 않았다. 균형과 자세 조절에 대한손상은 대개 질환이 보다 진행된 만성 단계에서 나타나며, 자세 반응의 모든 부분에 영향을 미치게 된다. 뻣뻣함의 정도가 심해짐에 따라 선행자세 적응이 충분히 일어나지 못하여 그 효율성이 떨어지게 된다(Bloem 1994). 이것은 빠르게 진행되는 집중적인 움직임이 요구될 때 더욱 두드러지게 나타난다. 자세 적응은 종종 유연하지 못하게 나타나며, 움직임 형태를 변화시키는 여러 문제로 인하여 움직임을 바꾸거나 혹은 움직임 동요perturbation가 발생될 때 적절한 반응을 보이지 못하게 된다(Chong 등 2000). 환자들을 움직임 판 위에 세워 놓고 움직임 동요에 대한 반응을 살펴보면 PD 환자들은 안정성이 감소되거나 혹은 불안정성이 증가되는 것을 볼 수 있다(Bloem 등, 1996). 또한 수의적인 자세 반응의 진폭amplitude과 잠복기latency가 감소된다(Bloem 1994). 마지막으로, 예기치 않은 움직임 동요가 발생하였을 때 환자들은 정확한 보행 반응을 나타내는데 어려움이 있다. 이것은 반응의 진폭이 감소되는 것과 함께 반응 시간이 느려지는 것으로 인해 나타나는 것이다. 서 있거나 혹은 걷는 동안 균형이 흐트러졌을 때 병변이 보다 진행된 PD 환자들은 보행 반응의 문제 때문에 낙상의 위험성이 증가된다.

2 일상생활동작에서의 제한

질환이 진행되는 초기 단계에서 PD의 많은 증상은 약물치료를 통해 조절될 수 있으며, 이로 인하여 일상의 자조활동self-care, 일, 가족 및 여가활동을 계속할 수 있게 된다. 보다 진행된 단계에서는 운동, 인지 및 의사소통 장애로 인하여 일상생활활동을 수행하는데 큰 문제가 야기될 수 있다. 환자들은 옷 입기, 몸 치장하기, 청소 및 음식 준비와 같은 집안일 하기, 그리고 정원일 가꾸기 등의 과제를 수행하는 속도가 질환이 있기 전보다 더 느려질 것이며, 더 많은 노력이 필요할 것이다. 말하기, 목소리 내기, 삼키기 및 얼굴표정 짓기에서 나타나는 문제는 말하기와 먹기 및 물 마시기 등의 기능적인 활동에 영향을 미칠 것이며, 쇼핑하기, 은행일 보기 및 다른 사람들과 대화하기와 같은 지역사회 활동에 대한 문제를 가져올 것이다.

글씨 쓰기는 PD 환자들을 대상으로 광범위하게 연구되어 온 기능적 활동 중의 하나이다. 환자의 약 20%는 글씨를 계속 써나갈 때 글자 크기가 점점 작아지고 더 느려지는 작은 글자증micrographia을 보인다. PD 환자들이 구부러진 글자를 쓸 때 순차적으로 써내려가면서 글자 획의 크기가 점차 작아지며, 결국엔 매우 작은 글자 형태를 보이게 된다(Oliveira 등 1997). 줄 쳐진 노트를 주거나 혹은 글자 획을 크게 쓰도록 말해주면 일시적으로 글자를 크게 쓴다(Morris 2000). 그러나 전화 메시지 혹은 말하기와 같은 두 번째 과제로 관심을 바꾸면 작은글자증은 다시 나타난다(Morris 2000).

최근 PD의 장애와 관련된 문헌에서 다루고 있는 또 다른 주제는 PD 환자들이 여러 과제로 이루어진 활동들을 수행하는데 어려움을 갖는다는 것이다. 여러 과제를 수행할 때 환자들은 동시에 혹은 순차적으로 하나 이상의 움직임 과제와 인지 과제에 주의 집중하여야 한다. 우리 연구팀은 PD 환자들이 동시에 하나 이상의 과제를 수행할 때 일차 과제이든, 이차 과제이든, 혹은 둘 다든 간에 과제 수행도가 나빠졌다는 결과를 보여주는 실험을 시행하였다(Bond와 Morris 2000, Morris 등 1996b, O'Shea 등 2002). 일차 과제 혹은 이차 과제를 수행할 때 질환이 있기 전보다 더 느려지고 더 많은 오류를 범하게 되는 것은 주의 집중이 더 많이 필요하고 올바른 방법으로 과제를 수행하는데 더 많은 안내와 동기유발이 필요하기 때문이다. 주의 집중한다는 것은 정보를 선택하고 이를 적절히 수용하기 위하여 꼭 필요한 것이며 생각의 중점을 취하고 이를 전환시키며, 생각을 유지하고 구분하는데 있어서 필수적인 단계이다(Brauer와 Morris 2004). Brauer와 Morris(2004)는 PD 환자들이 주의attention를 선택하고 구분하며 전환시키는데 특별한 어려움이 있으며, 이들은 오랜 기간 동안 단순한 생각에만 주의 집중할 수 있다고 지적하였다. O'Shea 등(2002)의 연구는 이러한 결과와 유사하게 나타났다. 이들은 이차 움직임 과제(한쪽 주머니에서 다른 쪽 주머니로 동전 옮기기)를 수행할 때 혹은 이차 인지 과제(순서대로 손가락을 구부리기)를 수행할 때 PD 환자들의 활보장stride length과 보행속도가 매우 느려지거나 많은 오류가 나타났다고 하였다. 그림 10-1~10-3에서 보여지는 것처럼, 움직임 과제이든 인지 과제이든 간에 과제 형태보다는 이차 과제 수행 자체가 보행을 악화시키는 더 큰 요인으로 고려될 수 있다. Bloem 등(2001a, 2001b)은 PD 환자들에게서 나타나는 여러 과제 수행에 대한 문제가 수행된 과제의 수와 각 과제의 난이도로 인하여 나타나는 것이라고 하였다.

[그림 10-1]

편안하게(자유롭게) 걸을 때, 이중 움직임 과제(동전)를 수행하면서 걸을 때, 그리고 이중 인지 과제(손가락)를 수행하면서 걸을 때 보여지는 평균(표준오차) 활보장stride length. (O'Shea 등, 2002와 미국물리치료사 협회의 허락을 받았음)

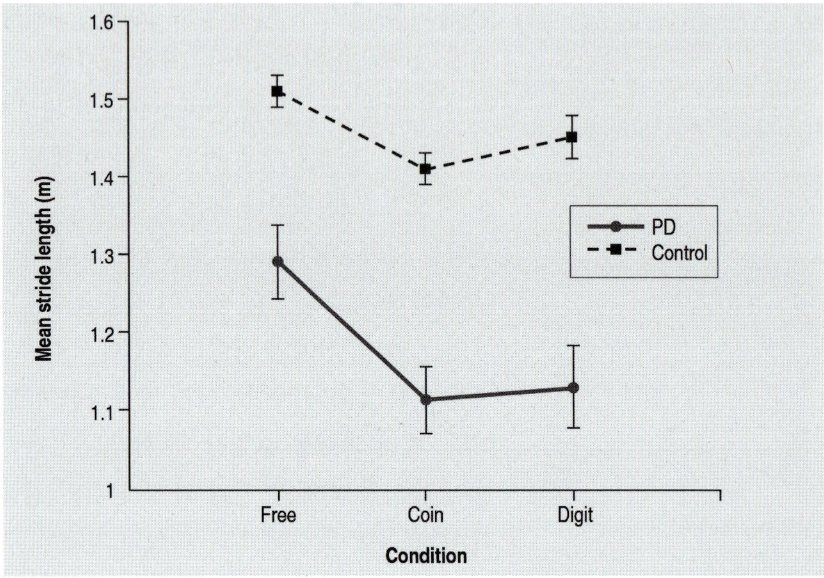

[그림 10-2]

편안하게(자유롭게) 걸을 때, 이중 움직임 과제(동전)를 수행하면서 걸을 때, 그리고 이중 인지 과제(손가락)를 수행하면서 걸을 때 보여지는 평균(표준오차) 보행속도. (O'Shea 등, 2002와 미국물리치료사 협회의 허락을 받았음)

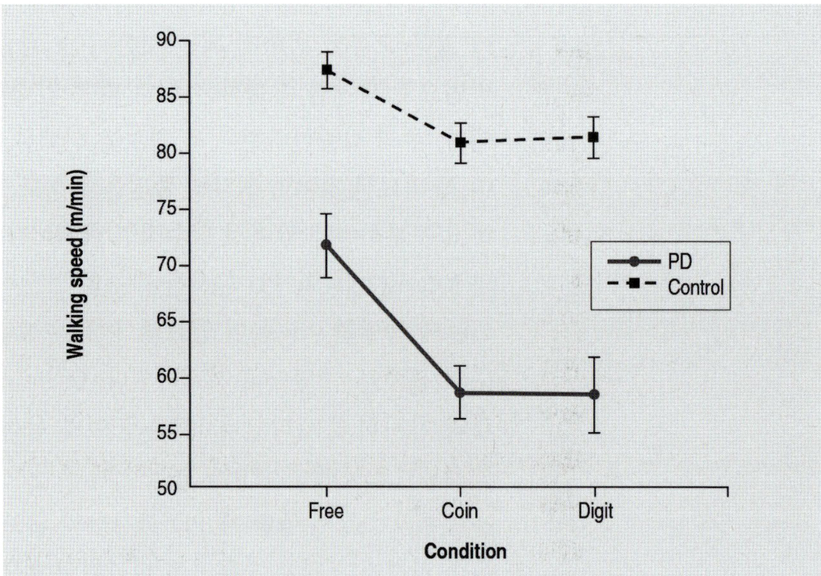

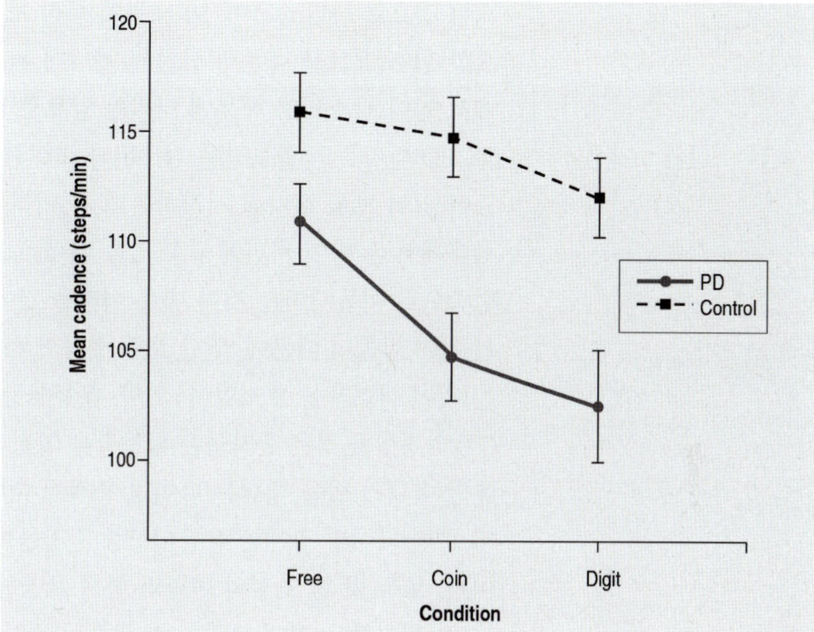

[그림 10-3]
편안하게(자유롭게) 걸을 때, 이중 움직임 과제(동전)를 수행하면서 걸을 때, 그리고 이중 인지 과제(손가락)를 수행하면서 걸을 때 보여지는 평균(표준오차) 걸음수cadence.(O'Shea 등, 2002와 미국물리치료사 협회의 허락을 받았음)

이들의 연구는 경증~중간 정도의 몇몇 PD 환자들이 걷기 및 말하기와 같이 상대적으로 간단한 이중 과제에 대해서는 적절히 대처할 수 있는 반면, 걷기, 돌기, 바닥에 떨어져 있는 물건 집기 그리고 순차적으로 장애물 가로질러가기 혹은 이러한 것들을 함께 시행하게 되는 경우 대조군의 대상자들보다 움직임 속도가 더 느려지며, 주저하는 정도가 더 많아진다는 것을 보여준다. 과제 수행에 있어서 이러한 어려움은 이차 과제가 복잡해질수록 더욱 두드러지게 나타난다.

보행 기능장애는 PD의 두드러진 특징 중의 하나이다. PD 환자들은 지역사회 보행, 계단 오르기, 장애물 극복하기 그리고 돌기 등의 움직임에 대한 문제를 갖게 되지만, 대개의 실험 연구는 실험실 상황에서 직선 보행에 대한 보행 조절 장애에 대한 것을 보고하였다. 직선 보행에 대한 연구에서 대부분의 PD 환자들은 짧은 보장, 비대칭적인 팔 흔들림, 보행 움직임 형태의 다양성이 부족한 것과 동시에 운동감소증hypokinesia을 갖는 것으로 나타났다(Morris 등 1994b, 1996a, 1998). 3차원 움직임의 운동학적 분석kinematic analysis에 근거된 연구에 의하면, 하지, 몸통 그리고 팔에서 움직임 범위가 비대칭적으로 이루어지며, 모든 관절에서 움직임 크기가 축소되는 것으로 나타났다(Morris 등 1999, Munneke 등 2003). 또한 동력 분석kinetic analysis에서 엉덩관절과 발목관절의 힘이 비정상적으로 작게 생성되는 것으로 나타났으며, 이 때문에 특히 보행 시 밀기 단계push-off에서 필요한 힘 모멘트를 충분히 만들지 못하게 된다(Morris 등 1999). 밀기 단계에서 힘이 감소되기 때문에 다리를 앞으로 내는 운동량이 줄어들게 되므로, PD 환자들의 활보장은 감소된다. PD 환자들의 1/5 정도는 운동불능증이 있어 보행 절차를 시작하는데 큰 어려움을 겪게 된다. 특히 서 있는 상태에서 두 발이 지면에 닿고 있을 때 첫 보행을 시작하기 위하여 체중을 한쪽으로 이동시키는 것이 매우 어려울 것이다. 움직임 형태를 전환시키는 것이 힘들기 때문에, 일단 보행 절차가 시작되면 환자들은 보행을 끝내는 것에 어려움을 호소할 수 있다. 운동불능증 혹은 종종 꼼짝할 수 없는freezing 경험을 겪은 환자들은 활보장을 일정하게 유지하는 것에 대한 문제뿐만 아니라 발을 내딛는 타이밍 조절에 대한 문제를 갖게 될 것이다. 또한 보행 타이밍 장애는 운동이상증 환자들에게서도 뚜렷이 나타나며, 타이밍, 보폭 및 힘 조절의 변화와 함께 산만한 발걸음 형태를 보이게 된다.

PD 환자들은 거의 대부분 보행하는 동안 돌기turning 능력에 대한 문제를 갖는다. 움직임 방해물을 유연하게 극복하는 것이 어려워지며(Bloem 등 2001c, Giladi 등 1992) 종종 넘어지게 된다. PD 환자들의 낙상은 거의 대부분 돌기 동작과 관련된다(Bloem 등 2001c, Stack과 Ashburn 1999). 이전에 설명한 것처럼, 움직임은 느려지며, 돌기 동작은 종종 전체적으로 일어난다(Bloem 등 2001c, Stack과 Ashburn 1999, Yekutiel 등 1991). 최근의 연구에서는 걷는 동안 팔 움직임이 감소되는 것을 몸통의 회전 움직임이 줄어드는 것과 관련이 있는 것으로 보고하고 있으며, 이것이 낙상을 예측할 수 있는 요소라고 설명하고 있다(Wood 등 2002). 정상적인 돌기는 머리 및 몸통의 복잡한 연합작용, 그리고 새로운 경로로 신체를 측면 이동lateral translation시키는 것을 통해 이루어질 것이다(Patla 등 1999). PD 환자들에서 나타나는 질병 특유의 움직임 범위의 감소로 인해 돌기 동작 시 몸통이 뻣뻣하게 보일 것이다. 경증에서 중간 정도로 진행된 PD 환자들[Hoehn과 Yahr(1967)에서 설명된 상태 II-III]은 몸통의 양쪽 회전(좌우 회전)과 측면 이동(돌기)의 최고 속도가 같은 연령대의 대조군 대상자들에 비해 더 낮게 나타난다(Munneke 2003). 돌기 동작에서 나타나는 관절과 지절의 각 변화는 각 변화를 가져오는 동력학 혹은 모멘트 및 힘으로 설명될 수 있다. 직선 보행에 대한 시상면 분석에서, PD 환자들은 밀기 단계 동안 발목의 힘이 더 낮게 발생되는 것으로 나타났다. 돌기 동작은 모서리를 돌아서 새로운 경로로 신체의 질량중심을 이끄는 내외측 힘mediolateral force을 크게 변화시키는 것과 더불어 시상면에서 밀기 힘을 감소시키면서 움직임 양을 적절히 조절하여야 정상적으로 이루어진다(Patla 등 1999). PD 환자들의 돌기 동작에 대한 동력학적 분석이 많이 진행되지는 않았지만, 직선 보행에서 나타난 보고(Koozekani 등 1987, Morris 등 199a, 2001)를 통해 돌기 능력에 미치는 영향을 예측할 수 있을 것이다. 돌기 동작을 더 어렵게 만드는 요인 중의 하나는 움직임 형태를 바꾸는 것에 대한 어려움일 것이다(Chong 등 2000). 특히 돌기 동작이 빠르게 진행될 때 더욱 그러하다. 환자들이 균형 유지와 같이 가장 중요한 요소에 대해 우선순위를 정하는 것에 어려움이 있기 때문에, PD 환자들의 움직임 장애는 두 가지 혹은 여러 가지 과제를 동시에 수행할 때 더 안 좋게 나타난다(Bloem 등 2001a, 2001b).

PD 환자들에게서 나타나는 말하기와 목소리 장애는 구음장애dysarthric impairment로 분류된다. PD와 관계된 구음장애는 운동저하 형태로 나타나며, 일반적으로 말하기, 목소리 내기 및 호흡근육의 운동저하증과 경직rigidity으로 인하여 발생되는 것이다(Darley 등 1969). PD에서 목소리 장애는 성대 주름vocal fold이 불완전하게 닫히거나 인두 및 호흡 근육에 경직이 나타날 경우에 발생된다. 최근에는 PD 환자들의 말하기와 목소리장애가 학습된 움직임 절차에 대한 중추의 계획 및 조절 장애와 관련된다고 보고되고 있다(Sapir 등 2001). 또한 일부 PD 환자들에게서 보여지는 우울증과 신경인지장애가 PD 환자들의 말하기 및 목소리 장애와 관련될 수 있는 것으로 설명되고 있다(Rao 등 1992, Sapir 등 2001). 구음장애는 심한 PD에서 더 많이 나타나며(Holmes 등 2000), 말하기 및 목소리 장애의 발생률은 70~90%가량으로 보고되고 있다(Logemann 등 1978). 말하기 장애의 주요한 특징은 부정확한 발음, 부적절한 침묵, 느리게 말하기 혹은 지나치게 빨리 말하기(짧고 급하게 말하기) 등이다(Hartelius 등 1993, Logemann 등 1978). 환자들에게서 일반적으로 나타나는 목소리 장애는 작은 말소리, 단일 어조로 말하기(음절에 악센트를 주지 않음) 및 단일 억양으로 말하기, 말하기 동안 잦은 호흡, 거칠고 부자연스러운 목소리(즉, 쉰 목소리)를 일정하게 유지하는 것 등이다(Darley 등 1969, Holmes 등 2000, Johnson과 Pring 1990).

또한 표정감소증hypomimia('파킨슨 얼굴'이라는 용어로도 설명됨)은 일반적으로 나타나며, 의지적이고 감정적인 표현에 사용되는 얼굴 근육의 움직임 감소와 관련된다. PD 환자들은 얼굴 표정근을 사용하여 감정을 표현하는 것에 문제가 있을 수 있지만, 얼굴표정으로 전해지는 감정을 지각하는 데에는 아무런 문제를 갖지 않는다(Borod 등 1990). PD 환자들에 대한 표정감소증이 질환의 중증도와 비례해서 발생되긴 하지만 이에 대한 발생률이 정확히 어느 정도인지는 잘 알려져 있지 않다. 표정 근육에서 나타나는 운동감소증과 경직이 표정감소증에 영향을 미칠 것이다.

또한 연하장애dysphagia 혹은 삼킴장애도 PD가 진행됨에 따라 더 악화된다. PD 환자의 연하장애 증상의 발생률은 약 46%인 것으로 보고되고 있다(Bushmann 등, 1989). 비정상적인 음식물덩어리bolus 생성, 연하구강 단계의 움직임 장애, 사레 걸림aspiration, 그리고 식도 운동 장애oesophageal dysmotility 등의 증상이 PD 환자들에게 일반적으로 나타난다(Bushmann 등 1989, Nagaya 등 1998). 파킨슨 삼킴장애는 대개 삼킴 관련 근육의 경직과 운동감소증으로 인하여 발생되며, 또한 삼킴 기전의 감각 요소에 대한 바닥핵의 영향으로 인하여 나타나기도 한다(Robbins 등 1969).

3 사회적 역할의 참여 제한

PD가 진행됨에 따라, 움직임 장애로 인해 발생되는 활동제한 때문에 업무, 가족생활, 지역사회 생활, 교육 및 여가활동과 같은 사회적 역할을 수행하는데 많은 문제가 야기될 것이다. 특히, 운동감소증, 운동불능증, 운동이상증, 구음장애, 연하장애 그리고 표정감소증으로 인하여 생활과 관련된 다양한 상황에 참여하는 것이 어려울 것이다. 이 같은 장애는 잠재적으로 사회적인 접촉을 축소시킬 것이며 고용 기회를 줄어들게 하고 여가활동에 참여할 수 있는 기회를 감소시킬 것이다(Baatile 등 2000, Damiano 등 1999, GPDS 2002, Trend 등 2002). 또한 연하장애는 종종 체중 감소와 관련되고, 식사할 때마다 많은 불안감을 가져오며, 약물 섭취와 자아의식에 대한 문제를 일으킬 수 있다. 이같이 다양한 활동에 참여하지 못하게 됨으로써 건강 관련 삶의 질에 심각한 문제가 발생될 수 있으며, 이로 인하여 개인과 사회에 심각한 비용부담을 초래하게 될 것이다(Rubenstein 등 2001).

4 장애의 치료

PD의 원인이 아직까지 명확히 밝혀지지 않았기 때문에 현재의 치료는 질환으로 인한 증상을 조절하는 형태로 적용되고 있다. 레보도파levodopa와 항-PD 약물은 초기 단계에서 운동감소증, 떨림tremor 및 경직을 치료하는데 매우 효과적으로 사용될 수 있다. 사회적 역할에 지속적으로 참여하도록 유도하면서 신체 활동을 촉진시키는 건강 관련 치료를 함께 시행하는 것이 PD 환자들의 움직임 및 기능장애를 감소시키는 가장 좋은 방법일 것이다(Morris 2000). 질환이 진행됨에 따라 약물치료의 효능이 감소되며, 약효가 떨어지기 시작하면서 움직임 장애가 나타나는 시기에 환자들은 떨림과 경직증rigidity의 문제가 나타날 수 있다. 질환이 진행된 단계에서는 자세 불안정성과 신체의 뻣뻣함, 그리고 움직임이 느려짐으로 인하여 자주 넘어지게 된다. 파킨슨 질환의 증상을 조절하기 위하여 사용되는 약물은 자세 불안정성에 대한 효과를 보이지는 않는다. 이 단계에서는 균형을 유지하고 낙상을 예방하는 방법을 교육하는 물리치료가 대단히 중요하다. PD 진단 후 여러 해가 지나고 나면 지속적으로 약물치료를 시행한다고 하더라도 운동이상증이 나타날 수 있다. 운동이상증에 있어서 약물치료와 물리치료의 효과는 오래 지속되지 않으며, 몇몇 방법 중의 하나로 수술적인 방법이 고려되고 있다. 체계적인 문헌 고찰(Morris 등 2001, Polgar 등 2003)에서는, 수술적인 방법을 통해 자세 안정성을 크게 호전시킬 수는 없지만 때때로 창백핵절단술pallidotomy, 심부 뇌 자극deep brain stimulation 혹은 신경재건술reconstructive neurosurgery이 운동이상증을 감소시키는데 효과적일 수 있다고 하였다.

최근 코크란위원회Cochrane collaboration는 PD 환자들의 치료 결과를 보고하는 무작위 대조군 임상 연구randomized controlled clinical trials, RCT에 대한 체계적 고찰연구systemic review(Deane 등 2001a~d)를 발표하였다. Deane 등(2002)의 연구에서는 637명의 PD 환자들에 대한 물리치료, 작업치료 및 언어치료의 효과를 보고하는 23개의 무작위 연구의 결과를 비판적으로 평가하고 있다. 치료적인 증거가 불충분하여 치료효과를 명확히 제시하면서 특정 치료 방법으로 추천하기는 어려울 수 있겠지만, 이것이 치료효과가 없다고 해석되는 것은 아니다. 이전의 연구에서는 연구방법론에 대한 문제가 치료 효과에 대한 면이 강조되면서 크게 부각되지 않았을 것이다. 이 단원의 나머지 부분에서는 무작위 대조군 임상 연구만을 고려하기보다는 다양한 설계의 연구에 대한 것을 다룰 것이다. 문헌 대부분은 운동성에 대한 전통적인 운동 치료 혹은 움직임 전략 훈련의 효과에 집중되어 있다. 언어치료에 대한 논문은 많지 않으며, 몇몇 논문은 장애, 활동 제한 및 참여 제약을 최소화시키기 위한 여러 분야의 통합치료multidisciplinary approach효과를 보고하고 있다.

운동치료

PD 환자들의 장애에 대한 운동치료를 효과를 평가하기 위하여 많은 연구가 진행되었다(Banks와 Caird 1989, Doshay 1964, Dunne 등 1987, Formisano 등 1992, Hurwitz 1989, Kamsma 등 1995, Levine 2000, Scandalis 등 2001, Szekely 등 1982, Toole 등 2000, Viliani 등 1999). 그러나 이 연구의 결과는 다소 모호하였으며, 무작위 대조군 연구는 거의 없었다. Palmer 등(1986)은 PD 환자들에 대해서 가라데 훈련과 스트레칭 운동의 효과를 비교하였다. Deane 등(2002)에 의해 설명된 것처럼, 두 집단으로 무작위 할당하여 12주 36시간 동안 외래환자 치료를 시행하였다. 치료 전과 후에 환자 치료에 대해 알지 못하는 평가자가 PD 움직임 평가(보행, 팔 떨림, 경직성, 수행도 및 뒤침supination과 엎침pronation 비율)와 함께 파악력grip strength, 운동 협응, 그리고 속도를 평가하였다. 측정된 데이터는 처리된 대로 분석법intention-to-treat basis으로 분석되었다. 개념적으로 다른 두 치료방법이 매우 유사한 치료 효과를 보였기 때문에, 이것이 치료의 특정 요소에 의해 나타난 것이라기보다는 속임약 효과placebo, 약물치료 혹은 다른 비특이적 치료 효과로 인해 나타난 것으로 여겨질 수 있다. 그렇지만 어느 치료방법이 더 효과적인지 결론 내리기는 어렵다.

Hurwitz(1989)는 PD 환자들의 보행을 향상시키기 위하여 움직임을 시행한 후 전체적으로 신체 관절운동범위를 평가하는 대조군 연구를 시행하였다. 환자들은 치료사 감독하에 8개월에 걸쳐 16시간 동안 가정운동 프로그램을 수행한 집단 혹은 운동 없이 가정방문만 시행한 집단으로 무작위 할당되었다. 치료 중재 전과 후에 기억력, 구역질nausea, 실금incontinence 그리고 경직도를 평가하였다. 평가자들이 연구 목적을 알고 있었기 때문에 이들이 특정 치료방법이 다른 방법보다 더 효과적이라고 믿고 있었다면 평가에 있어서 무의식적으로 증상을 누락시킬 가능성이 있다(Deane 등 2002). 그렇지만 저자들은 8개월 치료 후에 53개 항목 중 5개 항목에서 유의한 변화가 있었다고 보고하였다.

최근에, Bridgewater와 Sharpe(1997)는 PD 초기 단계에서 시행된 몸

통 근육 훈련의 효과를 연구하였다. 대상자들은 12주 동안 일주일에 3회 운동을 시행한 집단 혹은 3주마다 한 번씩 관심분야 토론에 참여한 집단으로 교대 할당되었다. 평가자가 연구에 대한 정보를 전혀 알지 못하는 상태에서 치료 전, 치료 중재가 종료된 직후, 그리고 종료 4주 후에 몸통 굽힘근, 폄근과 돌림근의 관절운동범위, 회전력torque과 속도를 근력계dynamometer를 사용하여 측정하였다. 저항에 대한 등척성 회전력 생성과 속도는 비슷한 정도로 두 집단에서 모두 향상되었으며, 관절운동범위에서 두 집단 간 차이는 나타나지는 않았다. 호손Hawthorne 효과가 이러한 결과에 영향을 미쳤을 가능성은 배제될 수 없다. 또한 몸통 근력 훈련은 저항 강도를 점진적으로 높이면서 시행되지 않으므로 근력강화의 가능성을 적정수준으로 맞추는 것이 어려울 것이다.

Schenkman 등(1998)은 척추 유연성 운동의 효과를 연구하였다. 대상자들은 성별에 따라 구분된 후 10~13주에 걸쳐 30시간 동안 외래 치료를 받은 실험군 혹은 치료를 받지 않은 상태로 향후 치료를 위한 대기자 명단에 올려진 대조군으로 무작위 할당되었다. 평가자들이 대상자들의 치료 할당에 대한 것을 모르는 상태에서 기능적 뻗기 검사functional reach test와 기능적 몸통 회전의 수행 정도를 치료 전과 후에 측정하였다. 기능적 뻗기에서만 유의한 차이가 나왔지만 그 차이가 작았기(0.85cm) 때문에 이러한 결과가 임상적 유의성을 갖는지에 대해서는 의심의 여지가 있다.

운동치료로 확연히 구분할 수는 없지만, 운동 수행에 대한 신경근 촉진법과 Bobath 훈련의 효과에 대해서는 Cerri 등(1994)과 Homann 등(1998)에 의해 평가되었다. Cerri 등(1994)은 자세, 경직도 및 의식적인 움직임 조절에 대한 신경근 촉진법의 효과를 연구한 반면, Homann 등(1998)은 자세와 보행에 대한 보바스Bobath 훈련의 효과를 연구하였다. 이 두 방법은 비정상적인 근긴장도를 억제하고 더욱 정상적인 움직임 형태를 촉진시키기 위한 핸들링 기법을 사용한다. Cerri 등(1994)은 치료 후 이전부터 증상 조절을 위하여 섭취해오던 레보도파levodopa의 양을 줄일 수 있었다고 보고하였다. Homann 등(1998)은 신경근 촉진법을 사용한 집단에서는 몸통의 증상이 향상되었으나 대조군에서는 여전히 좋지 않았다고 하였다. 신장운동, 근력강화운동, 관절운동범위 운동, 가라데, 보바스 및 신경근촉진법과 같은 전통적인 치료 방법은 보편적으로 사용되고 있음에도 불구하고, PD 환자의 장애를 치료하는데 있어서 과학적인 증거를 강하게 제시해주고 있지는 않다. PD는 바닥핵의 기능장애로 인하여 운동 계획 및 실행에 대해 장애가 발생되는 질환이다(Marsden 1994). 운동치료와 여러 대체

치료가 PD의 이러한 중추성 문제에 항상 직접적으로 지향되어 적용되지 않는 것 때문에 과학적인 치료 증거를 제시하는데 어려움이 있을 것이다.

움직임 전략

많은 건강 관련 전문가들은 현재 더욱 빠르고 쉽게 움직이는 방법을 PD 환자들에게 교육하기 위하여 임상적으로 움직임 재활치료 전략strategy을 사용하고 있다(Schenkman 등 1989, 1998). 이러한 맥락에서 '전략'이라는 것은 원하는 방식으로 움직이기 위하여 결함이 있는 신경회로를 보완하는데 사용되는 방법으로 이해될 수 있다. 예를 들어, 움직임을 조절하기 위하여 PD 환자들이 의식적으로 집중하도록 유도하거나, 혹은 움직임을 적절히 안내할 수 있도록 시각, 청각 혹은 고유감각 자극('암시')을 사용하는 것이 이에 해당한다. 다른 움직임 전략의 목적은 일련의 움직임을 향상시키고, 동시과제 수행을 피하며, 작은 단위로 움직임을 세분하는 것이다(Morris, 2000). 최근에 Abbruzzese와 Berardelli(2003)는 PD 환자의 운동 수행에 대한 외부암시external cue 효과와 관계된 문헌을 평가하였다. 관련 연구(즉, Lewis 등 2000, McIntosh 등 1997, Scandalis 등 2001, Stefaniwsky와 Bilowit 1973, Waterston 등 1993)가 많지는 않았지만, 장애에 대한 움직임 전략 훈련의 효과를 평가하는 몇몇 무작위 대조군 연구가 있었다.

PD 환자들의 보행 운동감소증과 운동불능증을 보완하기 위한 시각 암시(visual cue)의 효과에 대해서는 Kompoliti 등(2000)에 의해 연구되었다. 대상자들은 무작위 순서로 세 조건[혼자서 걷기, 역개조 지팡이modified inverted stick를 사용하여 걷기, 시각 레이저빔 지팡이를 사용하여 걷기]하에서 60ft(18.2m) 트랙을 걸었다. 환자들에게 역개조 지팡이를 사용하여 멈추는 방법을 교육하였으며, 발걸음을 길게 뗄 수 있도록 레이저빔이 발 앞에 비춰지게 하는 방법을 가르쳐주었다. 이 연구의 설명력이 다소 낮았기 때문에 명확한 결론을 이끌어내는 것이 어렵긴 하지만, 세 조건 사이에 보행 시간 혹은 꼼짝 못할 것 같이 느끼는 경험의 빈도에서 유의한 차이가 없는 것으로 나타났다.

PD 환자들의 보행 운동감소증과 운동불능증을 향상시키기 위한 청각 암시visual cue의 효과에 대해서는 Thaut 등(2000)에 의해 연구되었다. 대상자들은 율동적인 청각 자극을 받은 집단, 본인이 편안하게 느낄 정도의 보행속도로 훈련받은 집단, 혹은 훈련을 받지 않은 집단으로 무작위 할당되었다. Deane 등(2002)의 지적에 따라, 대상자들은 모두 3주 동안 10.5 시간의 외래치료를 받았다. 율동적 청각 자극을 받은 환자들은 박자가 점진적으로 빨라지는 음악을 들으면서 매일 30분씩 걸었다. 대상자가 편안하게 느낄 정도의 보행속도로 훈련받은 집단의 환자들은 매주 30분씩 정상적인 속도 그리고 빠른 속도로 걸었다. 치료 전과 후에 보행속도, 걸음수, 보폭 그리고 다리근육의 근전도 분석을 시행하였다. 율동적 청각 자극으로 훈련받은 환자들은 다른 집단의 환자들보다 보행속도, 걸음길이, 활보장 그리고 앞정강이근과 안쪽넓은근vastus medialis의 근전도 형태가 더 많이 향상되었다. 아무런 훈련도 받지 않은 환자들은 오히려 보행속도가 감소하였다.

Mohr 등(1996)은 PD 환자들에 있어서 시각 암시 훈련이 일반적인 치료 방법보다 더 많은 효과가 있었다고 보고하였다. 일반적인 치료방법은 암시 없이 시행되는 호흡운동과 신체 운동, 이완운동 그리고 질환 관련 문제에 대한 토론으로 구성되었다. 주요 치료('행동치료')는 떨림을 감소시키기 위한 점진적인 근육 이완, 외부 암시와 내부 명령을 사용한 움직임 훈련, 그리고 역할 수행을 적용하고 스트레스 감소에 목표를 둔 사회적 상호작용 훈련을 포함하였다. 임상심리치료사가 이 치료를 수행하였지만 이런 형태의 치료는 작업치료사와 물리치료사들도 시행할 수 있을 것이다. 연구의 결과는 모든 변수의 측정에서 암시 치료를 받은 집단이 더 좋은 것으로 나타났다. 최근에 Miyai 등(2000)은 체중지지 트레드밀 보행과 일반적인 물리치료의 효과를 비교하는 연구를 시행하였다. PD 환자들은 일반적인 신체조절 운동, 관절운동범위 운동, ADL 훈련 그리고 보행훈련 등을 포함하는 4주 동안 일반적인 물리치료 집단, 혹은 일반적인 물리치료 후 약 20%가량의 체중을 지지받은 상태에서 트레드밀 보행훈련을 받은 집단으로 무작위 할당되었다. 보행 지구력과 보행 속도는 치료 전과 후에 평가되었으며, 10m를 걸은 후 걸음수를 측정하였다. 저자들은 로센탈Rosenthal 효과가 다시 나타나긴 하였지만 트레드밀 훈련을 시행한 집단에서 보행 속도와 활보장이 유의하게 향상되었다고 보고하였다.

언어와 연하기능의 치료

언어 장애에 대한 치료에는 행동치료, 보조도구 사용, 약물치료 및 수술적인 방법이 포함된다. 파킨슨 구음장애의 치료에 있어서 의학적 관리 및 수술적 처치는 어느 정도 한계점이 있으며, 특히 질환의 만성화 단계에서는 더욱 그러하다. PD 환자들의 구음장애에 대한 비의학적 치료로 시각 되먹임을 주거나 주지 않은 상태에서 시행하는 운율 운동prosodic exercise (Johnson과 Pring 1990, Scott와 Caird 1983), 호흡치료(Ramig 등 1995), 리 실버맨 보이스 치료 Lee Silvermann Voice Therapy, LSVT(Ramig 등 2001) 그리고 목소리 생성 및 명료성 운동 voice production and intelligibility exercise(Robertson 등 1984) 등이 여러 몇몇 문헌에서 보고되고 있다. 모든 연구에서 PD 환자들의 구음장애에 대한 긍정적인 효과가 보고되었다. 그러나 이러한 연구는 대상자 수가 매우 적었거나, 대상자를 무작위 할당하지 않았거나, 혹은 비치료 대조군을 설정하지 않아서 상호 비교를 하지 못하였던 것과 같은 제한점을 가지고 있다. 그러므로 코크란 Cochrane 공동연구 고찰 집단에서 최근 치료적 증거를 종합하여 발표하였음에도(자세한 내용은 Deane 등 2002를 참고하라) PD 환자들의 구음장애 치료를 위한 가장 좋은 치료방법에 대해서는 아직까지 결론을 내리지 못하고 있다.

레보도파는 장애가 덜 심한 PD 환자들의 연하 속도를 향상시키는 것으로 밝혀졌다. 비약물치료가 질환의 만성 단계에서 연하장애의 치료에 효과적이지만 이를 위한 연구는 단 두 개만이 이루어졌다. El-Sharkawi 등(1998)은 LSVT가 8명의 PD 환자들의 연하장애에 대해 긍정적인 효과를 보였다고 하였다. 그러나 연구 디자인에 있어서 대조군을 설정하지 않았고 무작위 할당을 시행하지 않았기 때문에 PD 환자의 연하장애에 대한 이 치료접근법의 효율성은 의심의 여지가 있다.

Marks 등(2000)의 무작위 대조군 연구에서는 생성된 타액의 양을 감소시키기 위하여 특정 말하기 및 언어치료(연하에 대한 암시를 주기 위하여 박절기 브로치 metronome brooch 사용의 효율성을 평가하였다. 침흘림 비율척도 drooling rating scale를 사용하여 침흘림 정도를 평가한 결과, 대상자들은 치료 전 점수와 같은 연령대의 대조군 대상자들에 비하여 침흘림의 정도가 더욱 감소한 것으로 나타났다. 파킨슨 환자들의 표정감소증 hypomimia에 대한 약물치료는 효과적이지 않으며, 이것은 장애가 심할 경우에 더욱 그러하다. 비의학적인 접근법이 안면 표정을 향상시킬 가능성이 있음에도 불구하고 이와 관계된 연구는 단지 하나만 발견되었다. Katisikitis와 Polowsky(1996)는 무작위 대조군 연구를 통해 솔을 이용한 근육 자극 brushing, 근육에 대한 얼음 자극 icing, 그리고 빨대 불기를 통한 근육 자극 등과 같은 기법의 효과를 연구하였다. 치료 집단은 한 측정(입 벌리기)에서 유의한 향상을 보였으나, 안면 표정에 관계된 항목의 Webster 점수는 유의한 차이가 없는 것으로 나타났다.

파킨슨 환자들의 구음장애, 연하장애 및 표정감소증의 치료에 대한 움직임 전략의 이론적인 근거는 명확하지만 치료 효과에 대한 연구는 거의 없다. LSVT의 일정 부분은 움직임 전략으로 설명될 수 있을 것이다. LSVT는 목소리 크기, 성대 협응 및 감각 지각을 증가시켜 말하기와 연하작용을 향상시키기 위하여 고안된 치료방법으로 매우 집중적인 노력이 필요한 치료(주 4회, 1개월 16회기)이다. 목소리 크기를 높이는 것은 성대 모으기vocal adduction, '생각하면서 큰소리 내기', 그리고 호흡 능력의 향상을 통해 이루어질 수 있다(Ramig 등 1995, 2001). 연하 능력 향상을 위한 LSVT 연구가 하나 있지만, 이 연구는 단지 초록으로 볼 수 있을 뿐이며 연하 향상과 관계된 기전에 대해서는 설명하고 있지 않다(El-Sharkawi 등, 1998).

5 활동제한의 치료

몇몇 연구는 통합 파킨슨병 평가 척도United Parkinson's Disease Rating Scale, 웹스터 척도Webster Scale, 호엔 야르 척도Hoehn and Yahr Scale, 노스웨스턴 대학 장애 척도Northwestern University Disability Scale, 그리고 콜럼비아 대학 장애 척도Columbia University Disability Scale와 같은 평가도구를 사용하여 활동 제한에 대한 건강 관련 치료 방법의 효과를 연구하였다.

운동치료

앞에서 설명된 것처럼 Hurwitz(1989)와 Miyai 등(2000)의 연구에서 운동치료가 기능 활동에 긍정적인 효과를 갖는 것으로 나타났지만 이 두 연구의 외적 타당성은 명확하지 않다. 예를 들어, Hurwitz의 연구에서 관절운동범위 운동을 시행하였던 실험군의 대상자들은 빨기와 먹기에서는 향상이 있는 것으로 나타났으나, 파킨슨 가정평가 도구Parkinson's Home Assessment Tool의 다른 항목에서는 유의한 차이가 있는 것으로 나타나지 않았다. Palmer 등(1986), Bridgewater와 Sharpe(1997) 그리고 Schenkman 등(1998)은 운동치료가 신체 활동에 효과적이지 않다고 보고하였다. Schenkman 등(1998)은 척추 유연성 운동 프로그램이 누운 자세에서 앉는데supine-to-sit 걸리는 시간에 영향을 미치지는 않았다고 하였다. Bridgewater와 Sharpe(1997)는 몸통 근육강화운동 프로그램을 시행한 후 웹스터 장애평가(Webster Disability Rating, 1997), NUDS 혹은 인간활동프로파일Human Activity Profile을 통한 측정에서 특별한 활동 변화를 발견하지 못하였다고 하였다.

Cerri 등(1994)과 Homann 등(1998)은 기능활동에 대한 물리치료의 효과를 평가하기 위하여 웹스터 척도Webster Scale과 통합파킨슨평가척도Unified Parkinson's Disease Rating Scale, UPDRS을 사용하였다. 이 두 연구에서 사용된 치료에 대한 기본적인 가정은 수동적인 비기능적 치료가 일상생활동작에도 영향을 미칠 것이라는 것이다. 현재 PD 환자들의 움직임 장애의 치료에 신경촉진법이 효과적이라는 과학적인 증거는 없다. 또한 전통적인 운동치료를 통해 PD 환자들의 장기 활동 장애를 예방할 수 있다는 증거도 없다. 운동치료 후 나타난 단기 효과는 일단 정상적인 활동이 시작된 이후에는 지속되지 않는 경우가 많기 때문에 논쟁의 여지가 많으며, 이러한 효과는 단지 근육뼈대계 및 심호흡계의 일시적인 변화로 인하여 주어지는 것으로 여겨지고 있다.

움직임 전략

활동제한에 대한 움직임 전략의 효과를 평가하기 위하여 시도된 많은 실험 연구(즉, Bagley 등 1991, Ball 1967, Behrman 등 1998, Crossley 1986, Dam 등 1996, Doshay 1964, Dunne 등 1987, Eni 1988, Koseoglu 등 1997, Krasilovsky와 Gianutsos 1991, McIntosh 등 1997, Pedersen 등 1990, Stefaniwsky와 Bilowit 1973, Sunvisson 등 1997, Weissenborn 1993)이 있긴 하지만 RCT 연구 디자인을 사용한 것은 거의 없었다. Marchese 등(2000)은 기능적 활동을 향상시키기 위한 시각과 청각 암시의 효과를 연구하였다. 대상자들은 거짓-무작위 숫자 목록pseudo-random number list에 따라 '암시' 훈련 집단과 '비암시' 집단으로 무작위 할당되었다. 모든 대상자는 6주 동안 외래를 통해 훈련받았다. '암시' 훈련 집단에게는 시각 및 청각 암시를 포함하는 전략 훈련 프로그램을 적용하였다. '비암시' 훈련 집단에게도 이와 유사한 프로그램을 적용하였으나 '암시'를 주지는 않았다. 치료 전, 치료 후, 그리고 치료 종료 후 6주에 UPDRS의 ADL과 운동 영역을 평가하였다. 치료 직후에는 두 집단 모두에서 유의한 향상이 있었으나 치료 후 6주 평가에서는 '암시' 집단만 유의한 향상을 보였다. 암시 치료 집단에서 증상향상이 있었으며, 이러한 향상이 임상적인 유의성을 고려하기에 충분한 것으로 나타났다. Deane 등(2002)의 지적에서처럼, 암시를 포함하는 치료가 치료 효율성을 향상시킬 수 있다는 증거는 상당히 제한적이다.

활동 제한에 대한 작업치료의 효과를 평가한 몇몇 무작위 대조군 연구가 있다. 초록에 충분한 설명이 있진 않았지만 Homann 등(1998)은 보행과 자세안정성에 대한 PNF와 보바스의 비교 연구를 시행하였다. Fiorani

등(1997)은 20명의 PD 외래 환자들을 대상으로 1개월 동안 주당 12시간씩 작업치료를 시행하여 그 효과를 평가하였다. 치료에는 수공예, 그림 그리기, 바구니 세공, 민요 부르기, 춤추기 그리고 공놀이 등이 포함되었다. 치료 결과는 긍정적인 것으로 나타났지만, 임상적인 유의성을 말하기에는 치료에 대한 평균 향상률이 너무 작았다. 이와 대조적으로 64명의 환자를 대상으로 시행한 Gauthier 등(1987)의 연구에서는 5주 동안 주당 20시간씩 적용된 작업치료를 통해 환자들의 움직임 개시가 수월해지고 움직임 속도가 향상된 것으로 나타났다. 치료에는 거울을 이용한 시각 자극 사용, 특정 움직임 형태 흉내내기, 그리고 청각 암시(율동적 박자에 맞추어 움직이기)가 포함되었다. 대상자들은 연구가 진행되는 동안 계속적으로 물리치료를 받았다. 이 두 연구에서 눈가림blinding 절차, 누락된 데이터 처리 방법 혹은 의도-치료 분석intention-to-treat analyses에 대한 설명은 나와 있지 않았다. 작업치료가 PD 환자들에게 매우 유용한 것은 사실이지만, 작업치료의 긍정적인 효과를 설명하는 과학적인 증거는 부족한 실정이다.

6 참여 제약의 치료

장애 및 활동 제한에 대한 물리치료의 효과를 비교하는 연구가 점차적으로 나오고 있긴 하지만 사회적 역할 참여에 대한 여러 치료 방법의 효과를 탐구한 연구는 거의 없었다(Baatile 등 2000, Chandler와 Plant 1999). 대개 질환이 진행된 PD 환자들은 주로 가정생활, 직장 업무, 교육, 여가 및 지역사회 생활에서 많은 제한을 받는 것으로 나타났다. 비록 건강과 장애의 범위에서 치료의 장기 효과에 대해서는 확실히 말할 수는 없지만, 적절한 시기에 언어치료사, 작업치료사 그리고 물리치료사의 도움이 받게 되면 참여 제약의 정도를 완화시 킬 수도 있다(Baatile 등 2000, Chandler와 Plant 1999, Damiano 등 1999). 또한 치료는 사회적 참여, 삶의 질 그리고 남편, 부인, 자녀 및 친한 친구들과 같은 보호자의 행복 정도를 향상시켜 줄 수 있으므로, 치료를 통해 어느 정도의 좋은 효과를 가져 올 수 있는지에 대한 대조군 연구가 꾸준히 시행되어야 한다(GPDS, 2002; Montgomery 등, 1994).

7 다분야 재활접근

PD에서 나타나는 움직임 장애에 대한 치료로서 여러 분야에 걸친 접근법의 효과에 대해서는 몇몇 RCT 연구를 통해 설명되었다. 초기 연구에서 Gibberd 등(1981)은 PD 환자들을 대상으로 PNF, 보바스 및 페토Peto 치료법과 같은 신경촉진치료에 근거를 둔 외래 환자 다분야 재활치료의 효과를 위약placebo 치료(적외선 방사, 테이블 게임 및 수공예)와 비교하였다. 물리치료는 회전, 균형, 보행, 관절운동범위, 가속보행festination 및 경직을 향상시키려는 목적으로 시행되었다. 작업치료의 목적은 먹기, 옷 입기 및 요리하기와 같은 일상생활동작 수행 능력을 향상시키는 것이었다. 언어치료의 목적은 명확히 설명되지 않았다. 어떠한 변수에서도 유의한 변화는 보이지 않았다. 또한 이 연구를 통해 다분야 접근법이 특정 치료 하나만을 적용했을 때보다 더 효과적이라는 직접적인 증거를 얻을 수는 없었다.

Comella 등(1994)은 비치료 집단과의 비교를 통해 PD 환자를 위한 집중적인 전통 운동프로그램의 효과를 연구하였다. 전통적으로 시행되는 운동프로그램은 물리치료사와 작업치료사에 의해 시행되었다. 프로그램은 관절운동범위, 지구력, 균형, 보행 및 소동작 기민성fine motor dexterity을 향상시키기 위한 반복 운동으로 구성되었다. 집중적인 운동을 시행한 후 UPDRS의 하위 운동항목에서 향상이 있는 것으로 나타났지만 운동 과제의 수행 시간은 향상되지 않은 것으로 나타났다. 또한 UPDRS 점수는 환자들이 정상적인 생활을 시작하였을 때 치료 전의 점수로 돌아왔다. 다시 말해, 다분야 접근법이 특정 치료 하나만을 적용했을 때보다 더 효과적이라는 직접적인 증거를 찾을 수는 없었다.

Patti 등(1996)은 중점적으로 치료를 시행한 환자군과 치료를 시행하지 않은 환자군의 비교를 통해 입원환자에 대한 다분야 접근법의 효과를 평가하였다. 물리치료에는 청각 암시, 율동적 반복 움직임 그리고 보행 및 균형 향상 운동 등이 포함되었다. 작업 치료는 보상 전략 교육, 보조도구 제공, 그리고 퇴원 가정 방문으로 구성되었다. 언어치료 동안 환자들은 언어와 연하능력 향상 전략에 대한 조언을 들었다. 각 환자에 맞게 집중적으로 시행된 입원환자에 대한 다분야 재활 프로그램은 일 년에 두 번 시행되었으며, 많은 PD 환자들의 증상이 향상되 었다. 또한 치료 후 호전된 증상은 5개월 동안 안정적으로 유지되었다.

최근에 Trend 등(2002)은 PD 환자들과 보호자들을 대상으로 치료 전과 후 평가를 통하여 다분야 재활접근의 효과를 연구하였다. 인지 장애가 없는 100명의 PD 환자들이 보호자와 함께 6주 동안 주 1회의 낮-병원 치료 프로그램day-hospital therapy에 참여하였다. 치료 후 보행, 운동성, 언어, 우울도 및 건강 관련 삶의 질이 향상된 것으로 나타났다. 더 많이 진행된 환자들이 더 큰 향상을 보였다. 이 연구에 이어서 순차적으로 진행된 114명의 환자들에 대한 무작위 대조군 연구에서는 집중적인 다분야 재활접근이 몇몇 환자들에게 운동성을 향상시킬 수 있었지만, 치료 종료 후 6개월 동안 삶의 질, 장애 정도 그리고 보호자의 만족도가 지속적으로 감소된 것으로 나타났다(Wade 등, 2003). 어떤 치료가 가장 좋은 치료인지를 결정하기 위하여 다양한 치료 방법에 대한 연구들이 계속적으로 진행되어야 할 것이다.

8 결론

PD와 같이 후천적으로 나타나는 점진적인 신경학적 병변은 환자, 가족 및 사회에 많은 영향을 미치게 된다. PD가 진행됨에 따라 나타나는 움직임, 인지 그리고 자율신경 기능에 대한 점진적인 장애로 인하여 환자들은 기능적인 일상생활활동과 사회적 역할수행에 많은 제한을 받게 될 것이다. 결과적으로 이것은 환자 스스로와 주변 사람들의 건강과 행복에 많은 영향을 미치게 된다. 가족들의 부양 부담은 매우 클 것이며, 이는 특히 질환의 나중 단계에서 부동immobility, 낙상, 이동의 어려움locomotor freezing, 작은글자증micrographia, 그리고 연하 장애가 일반적으로 나타나게 될 때 더욱 그럴 것이다. 또한 PD 환자들에서 나타나는 경제적인 문제는 매우 심각하다(Rubenstein 등 2001). 물리치료, 언어치료 및 작업치료를 통해 질환을 완치시킬 수는 없지만, 이러한 치료가 신체 활동, 움직임 그리고 환자의 기능을 더 높은 수준으로 더 오랫동안 유지되게 할 수 있다는 실험적 증거가 있다. 여러 분야에 걸친 팀 치료 환경은 환자의 회복을 최적화시키는데 이점이 있지만 이에 대한 임상 대조군 연구가 더 많이 이루어져야 할 것이다.

9 감사의 글

이 장에서 설명된 장애와 활동 제한에 대한 부분은 "후천성, 점진적 신경질환과 평생 지속되는 발달장애 환자들의 치료 결과Therapy Outcomes for Adults with Acquired, Progressive, Neurological Conditions and Lifelong Developmental Disabilities" 보고서의 파킨슨 질환 단원으로부터 인용되었다. 이 보고서는 La Trobe 대학교의 보건과학 학부 소속의 M Morris, A Perry와 S Duckett(2003)에 의해 작성 되었으며, 멜버른Mebourne의 대민 업무 빅토리안Victorian 정부 부서가 이를 출판하였다. 몇몇 부분은 호주 라트로브La Trobe 대학교 물리치료 학교의 V Jayalath(2002)의 학위 논문으로부터 저자의 허락하에 인용되었다.

참고문헌

Abbruzzese G, Berardelli A 2003 Sensorimotor integration in movement disorders. Movement Disorders 18(3):231-240.

Alexander G E, Crutcher M D 1990 Functional architecture of basal ganglia circuits: neural substrates of parallel processing. Trends in Neuroscience 13:266-271.

Almeida Q J, Frank J S, Jenkins M et al 2003 Relative contributions of visual and proprioceptive inputs during locomotion towards a target in Parkinson's disease. In: Proceedings International Society for Postural and Gait Research XVIth conference, Sydney, Australia.

Baatile J, Langbein W E, Weaver F et al 2000 Effect of exercise on perceived quality of life of individuals with Parkinson's disease. Journal of Rehabilitation Research and Development 37(5):529-534.

Bagley S, Kelly B, Tunnicliffe N et al 1991 The effect of visual cues on the gait of independently mobile Parkinson disease patients. Physiotherapy 77(6):415-420.

Ball J M 1967 Demonstration of the traditional approach in the treatment of a patient with parkinsonism. American Journal of Physical Medicine 46:1034-1036.

Banks M A, Caird F 1 1989 Physiotherapy benefits patients with Parkinson's disease. Clinical Rehabilitation 3(1):11-16.

Behrman A L, Teitelbaum P, Cauraugh J H 1998 Verbal instructional sets to normalise the temporal and spatial gait variables in Parkinson's disease. Journal of Neurology, Neurosurgery and Psychiatry 65:580-582.

Behrman A L, Cauraugh J H, Light K E 2000 Practice as an intervention to improve speeded motor performance and motor learning in Parkinson's disease. Journal of Neurological Science 174(2):127-136.

Bloem B R 1994 Postural reflexes in Parkinson's disease. PhD dissertation. Cip-Gegevens Koninklijke, The Hague.

Bloem B R, Beckley D J, van Dijk J G 1993 Pathophysiology of balance impairment in Parkinson's disease. Focus on Parkinson's Disease.

Bloem B R, Beckley D J, van Dijk J G et al 1996 Influence of dopaminergic medication on automatic postural responses and balance impairments in Parkinson's disease. Movement Disorders 11(50):509-521.

Bloem B R, van Vugt J P, Beckley D J 2001a Postural instability and falls in Parkinson's disease. In: Ruzicka E, Hallet M, Jankovic J (eds) Gait disorders. Lippincott, Williams and Wilkins, Philadelphia, pp 209-223.

Bloem B R et al 2001b The multiple tasks test. Strategies in Parkinson's disease. Experimental Brain Research 137(3-4):478-486.

Bloem B R et al 2001c Prospective assessment of falls in Parkinson's disease. Journal of Neurology 248(11):950-958.

Bond J M, Morris M 2000 Goal-directed secondary motor tasks: their effects on gait in subjects with Parkinson disease. Archives of Physical Medicine and Rehabilitation 81(1):110-116.

Borod J C, Welkowitz J, Alpert M et al 1990 Parameters of emotional processing in neuropsychiatric disorders: conceptual issues and a battery of tests. Journal of Communication Disorders 23:247-271.

Brauer S, Morris M E 2004 Dual task interference in older people. In: Morris M E, Schoo A (eds) Optimizing physical activity and exercise in older people. Elsevier, London, pp 267-287.

Bridgewater K J, Sharpe M H 1996 Aerobic exercise and early Parkinson's disease. Journal of Neurologic Rehabilitation 10(4):233-241.

Bridgewater K J, Sharpe M H 1997 Trunk muscle training and early Parkinson's disease. Physiotherapy Theory and Practice 13(2):139-153.

Bridgewater K J, Sharpe M H 1998 Trunk muscle performance in early Parkinson's disease. Physical Therapy 78(6):566-576.

Burleigh-Jacobs A, Horak F B, Nutt J G et al (1997) Step initiation in Parkinson's disease: influence of levodopa and external sensory triggers. Movement Disorders 2:206-215.

Bushmann M, Dobmyer S, Leeker L et al 1989 Swallowing abnormalities and their response to treatment in Parkinson's disease. Neurology 39:1309-1314.

Canning C G, Alison J A, Allen N E et al 1997 Parkinson's disease: an investigation of exercise capacity, respiratory function, and gait. Archives of Physical Medicine and Rehabilitation 78(2): 199-207.

Cerri C, Arosio A, Biella AM et al 1994 Physical exercise therapy of Parkinson's. Movement Disorders 9 (Suppl 1):68.

Chandler C, Plant R 1999 A targeted physiotherapy service for people with Parkinson's disease from diagnosis to end stage: a pilot study. In: Percival R, Hobson P (eds) Parkinson's disease: Studies in psychological and social care. BPS Books, Leicester, pp 256-269.

Chong R K, Horak F, Woollacott M 2000 Parkinson's disease impairs the ability to change set quickly. Journal of the Neurological Sciences 175:57-70.

Cornelia C L, Stebbins G T, Brown-Toms N et al 1994 Physical therapy and Parkinson's disease: a controlled clinical trial. Neurology 44(31):376-378.

Crossley S M 1986 Intensive physiotherapy for Parkinson's disease in a holiday environment. Physiotherapy 72(8):383-384.

Dam M, Tonin P, Casson S et al 1996 Effects of conventional and sensory-enhanced physiotherapy on disability of Parkinson's disease patients. Advanced Neurology 69:551-555.

Damiano A M, Snyder C, Strausser B et al 1999 A review of health-related quality-of-life concepts and measures for Parkinson's disease. Quality of Life Research 8:235-243.

Darley F L, Aronson A E, Brown J R 1969 Differential diagnostic patterns of dysarthria. Journal of Speech and Hearing Research 12:246-269.

Deane K H, Jones D, Ellis-Hill C et al 2001a A comparison of physiotherapy techniques for patients with Parkinson's disease. Cochrane Database Syst Rev 1CD002815.

Deane K H, Ellis-Hill C, Clarke C E et al 2001b Occupational therapy for Parkinson's disease. Cochrane Database Syst Rev 1CD002813.

Deane K H, Whurr R, Clarke C E et al 2001c Speech and language therapy techniques for dysarthria in Parkinson's disease. Cochrane Database Syst Rev 2CD002812.

Deane K H, Whurr R, Clarke C E et al 200Id A comparison of speech and language therapy techniques for patients with Parkinson's disease. Cochrane Database Syst Rev 2CD002814.

Deane K H O, Ellis-Hill C, Jones D et al 2002 Systematic review of paramedical therapies for Parkinson's disease. Movement Disorders 17:984-991.

Dietz V, Colombo G 1998 Influence of body load on the gait pattern in Parkinson's disease. Movement Disorders 13(2):255-261.

Dodd K, Taylor N, Bradley S 2004 Strength training for older people. In: Morris M E, Schoo A (eds) Optimising physical activity and exercise in older people. Elsevier, London, pp 125-157.

Doshay L J 1964 Method and value of physiotherapy in Parkinson's disease. New England Journal of Medicine 266:465-480.

Dunne J W, Hankey G J, Edis R H 1987 Parkinsonism: upturned walking stick as an aid to locomotion. Archives of Physical Medicine and Rehabilitation 68(6):380-381.

El-Sharkawi A, Ramig L, Logeman J et al 1998 Voice treatment (LSVT) and swallowing in Parkinson's disease. Movement Disorders 13 (Suppl. 2):121.

Eni G O 1988 Gait improvement in Parkinsonism: the use of rhythmic music. International Journal of Rehabilitation Research 11(3):272-274.

Fiorani C, Mari F, Bartolini M et al 1997 Occupational therapy increases ADL score and quality of life in Parkinson's disease. Movement Disorders 12 (Suppl. 1):135.

Formisano R, Pratesi L, Modarelli F T et al 1992 Rehabilitation and Parkinson's disease. Scandinavian Journal of Rehabilitation Medicine 24(3):157-160.

Gauthier L, Dalziel S, Gauthier S 1987 The benefits of group occupational therapy for patients with Parkinson's disease. The American Journal of Occupational Therapy 41(6):360-365.

Gibberd F B, Page N G, Spencer K M et al 1981 Controlled trial of physiotherapy and occupational therapy for Parkinson's disease. British Medical Journal Clinical Research Edition 282(6271):1196.

Giladi N et al 1992 Motor blocks in Parkinson's disease. Neurology 42(2):333-339.

Giladi N, Kao R, Fahn, S 1997 Freezing phenomenon in patients with parkinsonian syndromes. Movement Disorders 12:302-305.

GPDS (The global Parkinson's disease survey steering committee) 2001 Factors impacting on quality of life in Parkinson's disease: results from an international survey. Movement Disorders 17(1):60-67.

Haapaniemi T H, Pursiainen V, Korpelainen J J et al 2001 Ambulatwy ECG and analysis of heart rate variability in Parkinson's disease. Journal of Neurology, Neurosurgery and Psychiatry 70(3):305-310.

Hartelius L, Svensson P, Bubach A 1993 Clinical assessment of dysarthria: performance on dysarthria test by normal adult subjects and by individuals with Parkinson's disease or with multiple sclerosis. Scandinavian Journal of Logopedics and Phoniatrics 18:131-141.

Hely M A et al 1999 The Sydney multicentre study of Parkinson's disease: progression and mortality at 10 years. Journal of Neurology, Neurosurgery and Psychiatry 67(3):300-307.

Hoehn M M, Yahr M 1967 Parkinsonism: onset, progression, and mortality. Neurology 17:427-442.

Holmes R J, Oates J M, Phyland D J et al 2000 Voice characteristics in the progression of Parkinson's disease. International Journal of Language and Communication Disorders 35:407-418.

Homann C N, Crevenna H, Kojnig B et al 1998 Can physiotherapy improve axial symptoms in parkinsonian patients? Movement Disorders 13 (Suppl 2):234.

Houk J C, Davis J L, Beiser D G 1995 Models of information processing in the basal ganglia. The MIT Press, London.

Hurwitz A 1989 The benefit of a home exercise regimen for ambulatory Parkinson's disease patients. Journal of Neuroscience Nursing 21(3):180-184.

Huxham F et al 2003 Trunk position relative to the inside foot during online turns: the effect of turn magnitude. In: Proceedings ISPGR, 2003, Sydney, Australia.

Iansek R et al 1995 Interaction of the basal ganglia and supplementary motor area in the elaboration of movement. In: Glencross B, Piek J (eds) Motor control and sensorimotor integration. Elsevier Science, Amsterdam, pp 49-60.

Iansek R, Bradshaw J, Phillips J et al 1997 Review article: the functions of the basal ganglia and the paradox of stereotaxic surgery in Parkinson's disease. Brain 117:1613-1615.

Johnson J A, Pring T R 1990 Speech therapy in Parkinson disease: a review and further data. British Journal of Disorders of Communication 25:183-194.

Kamsma Y P T, Brouwer W H, Lakke J 1995 Training of compensational strategies for impaired gross motor skills in Parkinson's disease. Physiotherapy Theory and Practice 11(4):209-229.

Katsikitis M, Pilowsky I 1997 A controlled study of facial mobility treatment in Parkinson's disease. Journal of Psychosomatic Research 40:4387-4396.

Kinsman R 1986 Conductive education for the patient with Parkinson's disease. Physiotherapy 72(8).

Kompoliti K, Goetz C G, Leurgans S et al 2000 On freezing in Parkinson's disease: resistance to visual cue walking devices. Movement Disorders 15(2):309-312.

Koozekanani S 1987 Ground reaction forces during ambulation in parkinsonism: pilot study. Archives of Physical Medicine and Rehabilitation 68(1):28-30.

Koseoglu F, Inan L, Ozel S et al 1997 The effects of a pulmonary rehabilitation program on pulmonary function tests and exercise tolerance in patients with Parkinson's disease. Functional Neurology 12(6):319-325.

Krasilovsky G, Gianutsos J 1991 Effect of video feedback on the performance of a weight shifting controlled tracking task in subjects with parkinsonism and neurologically intact individuals. Experimental Neurology 113(2):192-201.

Levine S 2000 A strenuous exercise program benefits patients with mild to moderate Parkinson's disease. Clinical Exercise Physiology 2(1):43-48.

Lewis G N, Byblow W D, Walt S E 2000 Stride length regulation in Parkinson's disease: the use of extrinsic, visual cues. Brain 123(10):2077-2090.

Logemann J A, Fisher H B, Boshes B et al 1978 Frequency and concurrence of vocal tract dysfunctions in the speech of a large sample of Parkinson patients. Journal of Speech and Hearing Disorders 43:47-57.

Lynch N A, Metter E J 1999 Muscle quality: age-associated differences between arm and leg muscle groups. Journal of Applied Physiology 86(1): 188-194.

McIntosh G C, Brown S H, Rice R R et al 1997 Rhythmic auditory-motor facilitation of gait patterns in patients with Parkinson's disease. Journal of Neurology, Neurosurgery and Psychiatry 62(1):22-26.

Marchese R, Diverio M, Zucchi Fetal 2000 The role of sensory cues in the rehabilitation of parkinsonian patients: a comparison of two physical therapy protocols. Movement Disorders 15(5):879-883.

Marks L, Turner K, O'Sullivan J et al 2001 Drooling in Parkinson's disease: a novel speech and language therapy intervention. International Journal of Language & Communication Disorders 36 (Suppl. 2001):282-287.

Marsden C D 1994 Parkinson's disease. Journal of Neurology, Neurosurgery and Psychiatry 57:672-681.

Miyai I, Fujimoto Y, Ueda Y et al 2000 Treadmill training with body weight support: its effect on Parkinson's disease. Archives of Physical Medicine and Rehabilitation 81(7):849-852.

Mohr B, Muller V, Mattes R et al 1996 Behavioural treatment of Parkinson's disease leads to improvement of motor skills and to tremor reduction. Behaviour Therapy 27:235-255.

Montgomery E B Jr, Lieberman A, Singh G, Fries J F 1994 Patient education and health promotion can be effective in Parkinson's disease: a randomized controlled trial. PROPATH Advisory Board. American Journal of Medicine 97(5):429-435.

Morris M E 2000 Movement disorders in people with Parkinson's disease: a model for physical therapy. Physical Therapy 80(6):578-597.

Morris M E, Iansek R, Matyas T A et al 1994a Ability to modulate walking cadence remains intact in Parkinson's disease. Journal of Neurology, Neurosurgery and Psychiatry 57(12):1532-1534.

Morris M E, Iansek R, Matyas T A et al 1994b The pathogenesis of gait hypokinesia in Parkinson's disease. Brain 117(5):1169-1181.

Morris M E, Iansek R, Matyas T A et al 1996a Stride length regulation in Parkinson's disease: normalization strategies and underlying mechanisms. Brain 119(2):551-568.

Morris M E, Iansek R, Matyas T A 1997 Gait disorders in Parkinson's disease: a framework for physical therapy practice. Neurology Report 21(4):125-131.

Morris M E, McGinely J, Huxham F 1999 Kinetic, kinematic and spatiotemporal constraints of gait in Parkinson disease. Human Movement Science 18:461-483.

Morris M E et al 2001 The biomechanics and motor control of gait in Parkinson disease. Clinical Biomechanics 16(6):459-470.

Munneke M 2003 Quantification of trunk movements during turning in Parkinson's disease. In: International Society for Postural and Gait Research XVIth Conference, 2003, Sydney.

Nagaya M, Kachi T, Yamada T et al 1998 Videofluorographic study of swallowing in Parkinson's disease. Dysphagia 13:95-100.

Nieuwboer A, Feys P, De Weerdt W et al 1997 Clinical problem solving. Is using a cue the clue to the treatment of freezing in Parkinson's disease? Physiotherapy Research International 2(3):125-134.

Nigg B, Fisher V, Allinger T et al 1992 Range of motion of the foot as a function of age. Foot and Ankle 13:336-343.

Oliveira R M, Gurd J M, Nixon P 1997 Micrographia in Parkinson's disease: the effect of providing external cues. Journal of Neurology, Neurosurgery and Psychiatry 63:429-433.

O'Shea S, Morris M E, Iansek R 2002 Dual task interference during gait in people with Parkinson disease: effects of motor versus cognitive secondary tasks. Physical Therapy 82:888-897.

Palmer S S, Mortimer J A, Webster D D et al 1986 Exercise therapy for Parkinson's disease. Archives of Physical Medicine and Rehabilitation 67(10):741-745.

Patla A E, Prentice S D, Robinson C et al 1991 Visual control of locomotion: strategies for changing direction and for going over obstacles. Journal of Experimental Psychology, Human Perception and Performance 17(3):603-634.

Patla A E, Adkin A, Ballard T 1999 Online steering: coordination and control of body center of mass, head and body reorientation. Experimental Brain Research 129(4):629-634.

Patti F, Reggio A, Nicoletti F et al 1996 Effects of rehabilitation therapy on Parkinson's disability and functional independence. Journal of Neurologic Rehabilitation 10(4):223-231.

Pedersen S W, Oberg B, Insulander A et al 1990 Group training in parkinsonism: quantitative measurements of treatment. Scandinavian Journal of Rehabilitation Medicine 22(4):207-211.

Polgar S, Morris M E, Reilly S et al 2003 Reconstructive surgery for Parkinson's disease: a systematic review and preliminary meta-analysis. Brain Research Bulletin 60:1-24.

Ramig L, Countryman S, Thompson IL et al 1995 A comparison of two forms of intensive speech treatment for Parkinson disease. Journal of Speech and Hearing Research 38:1232-1251.

Ramig L, Sapir S, Fox C et al 2001 Changes in vocal loudness following intensive voice treatment(LSVT) in individuals with Parkinson's disease: a comparison with untreated patients and normal age-matched controls. Movement Disorders 16:79-83.

Rao S M, Huber S J, Bomstein R A 1992 Emotional changes with multiple sclerosis and Parkinson's disease. Journal of Consulting and Clinical Psychology 60:369-378.

Robbins J A, Logemann J A, Kirshner H S 1986 Swallowing and speech production in Parkinson's disease. Annals of Neurology 19:283-287.

Robertson S J, Thompson F 1984 Speech therapy in Parkinson's disease; a study of the long-term effects of intensive treatment. British Journal of Disorders of Communication 23:213-224.

Rubenstein L M, DeLeo A, Chrischilles E A 2001 Economic and health-related quality of life considerations of new therapies in Parkinson's disease. Pharmacoeconomics 19(7):729-752.

Sapir S, Pawlas A A, Ramig L O et al 2001 Voice and speech abnormalities in Parkinsonian disease: relation to severity of motor impairment, duration of disease, medication, depression, gender and age. Journal of Medical Speech Language Pathology 9:213-226.

Scandalis T A, Bosak A, Berliner J C et al 2001 Resistance training and gait function in patients with Parkinson's disease. American Journal of Physical Medicine and Rehabilitation 80(1):38-43.

Schenkman M, Donovan J, Tsubota J et al 1989 Management of individuals with Parkinson's disease: rationale and case studies. Physical Therapy 69(11):944-955.

Schenkman M, Cutson T M, Kuchibhatla M et al 1998 Exercise to improve spinal flexibility and function for people with Parkinson's disease: a randomized, controlled trial. Journal of the American Geriatrics Society 46(10):1207-1216.

Scott S, Caird F I 1983 Speech therapy for Parkinson's disease. Journal of Neurology, Neurosurgery and Psychiatry 46:140-144.

Stack E, Ashburn A 1999 Fall events described by people with Parkinson's disease: implications for clinical interviewing and the research agenda. Physiotherapy Research International 4(3):190-200.

Stallibrass C 1997 An evaluation of the Alexander Technique for the management of disability in Parkinson's disease - a preliminary study. Clinical Rehabilitation 11(1):8-12.

Stefaniwsky L, Bilowit D S 1973 Parkinsonism: facilitation of motion by sensory stimulation. Archives of Physical Medicine and Rehabilitation 266:75-90.

Sunvisson H, Lokk J, Ericson K et al 1997 Changes in motor performance in persons with Parkinson's disease after exercise in a mountain area. Journal of Neuroscience Nursing 29(4):255-260.

Szekely B C, Kosanovich N N, Sheppard W 1982 Adjunctive treatment in Parkinson's disease: physical therapy and comprehensive group therapy. Rehabilitation Literature 43:72-76.

Szili-Torok T et al 2001 Depressed baroreflex sensitivity in patients with Alzheimer's and Parkinson's disease. Neurobiology of Aging 22(3):435-438.

Thaut M H, McIntosh G C, Rice R R et al 1996 Rhythmic auditory stimulation in gait training for Parkinson's disease patients. Movement Disorders 11(2):193-200.

Toole T, Hirsch M A, Forkink A et al 2000 The effects of a balance and strength training program on equilibrium in Parkinsonism: a preliminary study. Neurorehabilitation 14(3):165-174.

Trend P, Kaye J, Gage H et al 2002 Short-term effectiveness of intensive multi-disciplinary rehabilitation for people with Parkinson's disease and their carers. Clinical Rehabilitation 16:717-725.

Viliani T, Pasquetti P, Magnolfi S et al 1999 Effects of physical training on straightening-up processes in patients with Parkinson's disease. Disability and Rehabilitation 21(2):68-73.

Wade D T, Gage H, Owen C et al 2003 Multidisciplinary rehabilitation for people with Parkinson's disease: a randomised controlled study. Journal of Neurology, Neurosurgery and Psychiatry 74:18-162.

Waterston J A, Hawken M B, Tanyeri S 1993 Influence of sensory manipulation on postural control in Parkinson's disease. Journal of Neurology, Neurosurgery and Psychiatry 56:1276-1281.

Weissenbom S 1993 The effect of using a two-step verbal cue to a visual target above eye level on the Parkinsonian gait: a case study. Physiotherapy 79(1):26-31.

Wood B H 2002 Incidence and prediction of falls in Parkinson's disease: a prospective multidisciplinary study. Journal of Neurology, Neurosurgery and Psychiatry 72(6):721-725.

World Health Organization 2001 International classification of functioning disability and health. WHO, Geneva.

Worringham C J, Stelmach G E 1990 Practice effects on the pre-programming of discrete movements in Parkinson's disease. Journal of Neurology, Neurosurgery and Psychiatry 53(8):702-704.

Yekutiel M, Pinhasov A, Shahar G et al 1991 A clinical trial of the re-education of movement in patients with Parkinson's disease. Clinical Rehabilitation 5(3):207-214.

찾아보기

한글

▶ 영어

▶ 기타

신경계 재활

– 과제지향치료접근법 이론편

| 발행일 2025년 9월 1일 초판 1쇄 발행
| 지은이 Kathryn Refshauge · Louise Ada · Elizabeth Ellis
| 옮긴이 오덕원 · 김종만 · 이문규 · 최경욱
| 발행인 박 종 성
| 발행처 사이플러스 Science plus
| 주 소 (우) 07202 서울특별시 영등포구 양평로 30길 14
세종앤까뮤스퀘어 1106호
| 전 화 02-332-6171
| 팩 스 02-332-6185
| 등 록 2005.10.20. 제2022-000100호

| ISBN 979-11-88731-87-9 93510 값 35,000원